老年健康九九百科

主　编　王增光　刘晓强　罗兰兰

副主编　王　毅　何　庆　宋　嘉　马　晴

　　　　李　昕　曹晓沧　徐延敏　程　晨

天津出版传媒集团

天津科学技术出版社

图书在版编目(CIP)数据

老年健康九九百科 / 王增光, 刘晓强, 罗兰兰主编. -- 天津 : 天津科学技术出版社, 2020.9

ISBN 978-7-5576-8679-6

Ⅰ. ①老… Ⅱ. ①王… ②刘… ③罗… Ⅲ. ①老年人-保健-基本知识 Ⅳ. ①R161.7

中国版本图书馆 CIP 数据核字(2020)第 174635 号

老年健康九九百科

LAONIAN JIANKANG JIUJIU BAIKE

责任编辑：胡艳杰

插图设计：李　松　韩　澎

出　　版：天津出版传媒集团 / 天津科学技术出版社

地　　址：天津市西康路 35 号

邮　　编：300051

电　　话：(022) 23332695

网　　址：www.tjkjcbs.com.cn

发　　行：新华书店经销

印　　刷：天津午阳印刷股份有限公司

开本 710×1000　1/16　印张 27.25　插页 2　字数 300 000

2020 年 9 月第 1 版第 1 次印刷

定价：88.00 元

场景：社区居委会老年活动室　人物：智能健康机器人志愿者“玖玖”　社区居委会刘主任　社区卫生服务站王医生　部分社区居民

小玖：大家好！我是新一代智能健康机器人志愿者，我的名字叫玖玖，大家常叫我“小玖”。别看我个子不大，但我知道的老年健康知识很多，希望能成为大家的好朋友！

社区居委会刘主任：欢迎小玖加入咱社区志愿服务的行列，实现健康中国，我们人人有责。社区就是我们的大家庭，希望大家都能健健康康、快快乐乐的生活。小玖解答不了的，我们还可以连线天津医科大学总医院等各大医院的专家们，他们有着丰富的临床经验，可以帮大家答疑解惑。大家有什么想要咨询的问题，可以开始啦！

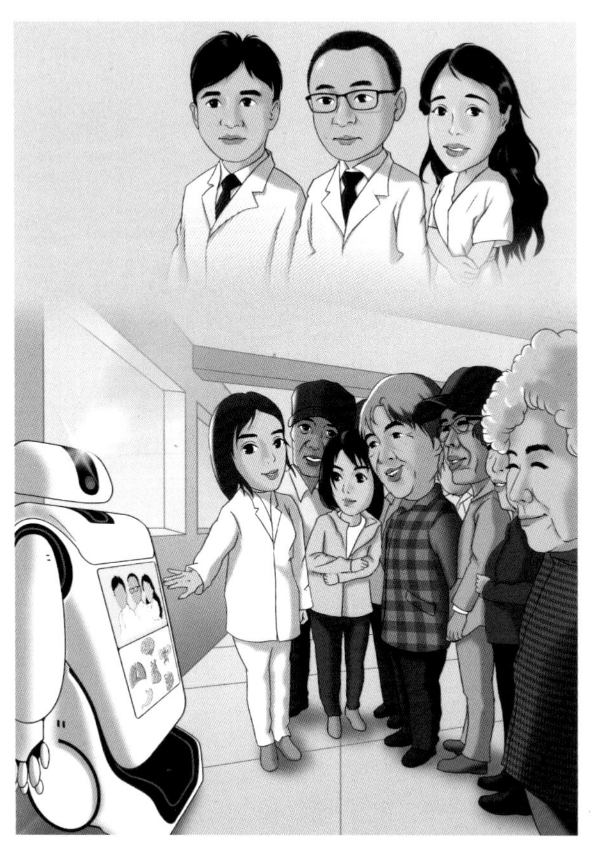

编委会名单

（按姓氏笔画排序）

序　一

医学科普的难点在于，一边要通俗，这样老百姓才易于接受；一边要专业，这样才能让科普值得信赖。

本书的设计首先让我眼前一亮：用生动的机器人志愿者“玖玖”穿针引线，将老年群体关心的问题串联起来，既充满科技感，又能做到知识严谨。书里通过一段段“亲身经历”引出老年人的担心和困惑，让老年人感同身受，读得下去。书中医生们的介绍形象生动，比如把“黑质”比作加工厂，“多巴胺”就是产品，工厂被破坏了，自然产品减少，产品失衡就出现了“帕金森病”的症状。

本书的内容让老年人也能轻松理解自身疾病的机制，我很赞同。

另外，要做好的医学科普，业务一定要精通。然而所谓隔行如隔山，一个专家很难把其他专科的疾病解释清楚，老年群体又往往存在多种合并症，于是本书邀请了多学科领域的专家共同参与，成为纸面上的“多学科会诊”，涵盖了老年群体所关心的各个系统的问题。

最后，愿这本书能够成为大众居家的老年疾病“百科全书”，帮助老年人及其家庭乐观从容地面对疾病。

中国工程院院士

北京大学第一医院

郭应禄　教授

序　二

中国已经迈入老龄化社会，据统计，2019年我国60岁及以上老年人口规模已超2.53亿。如此庞大的老年人群体，其躯体健康以及心理健康，都需要我们医疗从业者给予更广泛的关注。老年人群中慢性病高发，并发症常见，本身诊疗难度高，同时，我们还需要了解他们特定的心理和情感需求。

要促进和维持老年群体健康，有诸多阻碍：一方面，老年人本身知识接受能力差，需要耐心、细致的沟通；另一方面，普通医生工作中难以有足够的时间进行解答，或者医生所讲的东西专业性太强，老年人难以理解。因此，把专业知识“送到家”，送到老年人手中，送到普通大众手中，让老年人获得自我理解，获得家庭、社区甚至社会普遍的支持，尤为重要。

本书就对此做出了尝试，将老年人关心的问题拆解成大爷大娘们一个一个的困惑，让机器人志愿者玖玖、社区的刘主任，以及天津医科大学总医院的各位专家们，深入浅出地答疑解惑。这本书不仅是医生的一部“宝典”，也是各个层面的老年群体的健康支持“宝典”。

期待本书编者的努力能让大众对促进老年人健康更加重视起来，因为这不仅是医生和老年人的事，更是家庭、社区乃至社会的事。

中国医师协会副会长

中华医学会第七届神经外科学会主任委员

天津医科大学总医院党委书记

张建宁　教授

目　录

第一章　神经内外科疾病

脑出血

毕大姐：小玖，2 号楼的班奶奶前天在遛弯的时候突然右腿不能动了，说话也不利索了，赶紧打“120”送到医院急诊，说是脑中风，脑子里出血了，都住到监护室了！原来只知道脑梗死，谁知脑出血也这么严重啊？

社区居委会刘主任：听着够吓人的！正好有健康机器人小玖在，听听小玖给咱们讲解一下脑出血的常识吧！

小玖：好的，输入关键词“脑出血”，嘀嘀嘀，调取数据——

脑出血是一种严重的脑血管疾病，由于各种原因造成脑血管破裂，血液流到了脑组织里或脑组织之间。

常见的有高血压脑出血、蛛网膜下隙出血、脑血管畸形出血等，可造成相应位置的脑损伤，导致神经功能障碍，如偏瘫、失语、视物重影、肢体抽搐等；出血量较多时，会有严重的颅内高压表现，比如剧烈头痛、喷射样呕吐等，严重的可造成昏迷，甚至死亡。

所以说，脑出血是临床最常见的危重症之一。最多发生的是高血压脑出血，患者往往患有高血压等基础疾病，如果血压控制不理想，在劳累、情绪激动等情况下就可能发病。

社区居委会刘主任：小玖，那如何判断患者得的是脑梗死，还是脑出血呢？

小玖：刘主任，您给小玖我出了一道难题呀。这当然需要有经验的医生结合病情和头部 CT、核磁共振的结果来确定，但是有一些常识还是需要大家了解的。

在发病早期，少量的脑出血和一般脑梗死的症状可以是相同或者相近的。但当出血量较多的时候，脑出血颅内高压的表现往往进展很快，患者在早期就会出现呕吐等症状，意识下降也较快，测量血压往往较高，有时高压会超过180mmHg。由于病情较重，很多脑出血的患者住院后会进入重症监护室治疗，严重的还要进行开颅手术。

毕大姐：既然高血压脑出血发病时这么严重，那能预防吗？平常我们该注意些什么呢？

小玖：小玖给您连线天津医科大学总医院神经外科的王增光主任，请他具体讲一讲吧。

王增光主任：毕大姐，您好。高血压脑出血，顾名思义高血压就是此病的基础。绝大多数患者有长期的高血压病史，且控制不理想；有的人不相信自己有高血压，或者吃降压药的时候不能坚持，“三天打鱼，两天晒网”；还有很多患者同时伴有高血糖、高血脂等代谢异常的情况，这些因素综合起来就构成了动脉硬化的基础。日复一日，年复一年，随着年龄的增长，动脉硬化也在加重。当严重动脉硬化遭遇劳累、情绪激动等诱发因素时，脑血管的不良事件就出现了。这其中发生脑梗死和脑出血的概率是均等的，无论是哪一种脑血管病，都可能导致严重的神经功能障碍、昏迷，甚至危及生命。因此改变不良的生活习惯，控制好血压、血糖、血脂等，按照医生的要求坚持吃药，才能最大限度地降低脑血管病的发病风险。

毕大姐：王主任，那要是遇到了疑似脑出血的病人，我们该怎么办呢？

王主任：一旦在家中或者公共场所发现有人出现一侧肢体无力，或者同时有言语含混，特别是很快出现意识不清，伴有剧烈呕吐，那一定要尽快拨打“120”，及时送到医院，然后照头部 CT 就可以帮助我们明确病情了。现在很多大的医院都建立了脑卒中中心，可以更加快捷地进行诊断治疗，所以用最快的速度将患者送到医院，就可能挽救其生命。渡过脑出血的急性危险期之后，如果情况允许，患者要尽快进行康复治疗。抓住康复的黄金期，患者才会恢复得更好，少留后遗症。

社区居委会刘主任：谢谢王主任的讲解，这样我们心里就有底了，以后遇到这种情况就不慌了。

脑梗死

钱阿姨：早上醒来我发现老伴儿口角歪斜，刷牙时右手拿不住牙刷，是不是“脑中风”了？需要吃点儿什么药？还是到医院去看看？

社区居委会刘主任：钱阿姨，您先别慌！正好有健康机器人小玖在咱们社区，让它给咱们出出主意吧！

小玖：好的。从您目前描述的症状上看，很可能是急性脑血管病，也叫“卒中”。先不要急着自己吃药，应该尽早到医院就诊，很多大医院的急诊科设有脑卒中专科诊室，可以快速地诊治。

首先确定是否为脑卒中，然后还要区分是缺血性的，还是出血性的。缺血性脑卒中，也就是急性脑梗死，它是由各种原因所致的脑供血障碍，造成脑组织缺血缺氧性病变坏死，患者会出现相应的神经功能障碍，比如偏瘫、失语和口角歪斜等。脑梗死包括脑血栓形成、脑栓塞和腔隙性脑梗死等类型。其中脑血栓形成是最常见的，如果能及时到医院且病情允许，可以进行溶栓或取栓治疗。因此，及时到医院看病是关键，一定要抢时间。

钱阿姨：老伴儿的症状已经发现 6 个小时了，您看还能溶栓吗？如果不能溶栓，是不是就没有好的治疗方法了？后期还能恢复吗？

小玖：一般溶栓的最佳时间是 4.5 小时以内，但即使过了溶栓的时间窗，适当的药物治疗仍然可以改善脑供血、保护脑细胞，避免病情的进一步恶化，促进神经功能的恢复。另外，及早进行康复训练也有助于减轻残疾程度，维持和提高患者的日常生活能力。所以，您一定要尽快带着老伴儿去医院，不能耽误！

钱阿姨：谢谢小玖，儿子已经打了“120”，应该很快就到了。

陈大爷：小玖，我去年也得了脑梗死，吃了半年的药，也没觉得有什么变化，因为担心药吃多了有副作用，就自己把药停了，今年突发左半身麻木，到医院一检查，说核磁共振发现又有新发的脑梗死。这个脑梗死怎么这么容易复发，药是不是不能停呀？

小玖：脑梗死的复发率很高，因此，一定要注意做好预防。对于既往有过脑梗死的病人，二级预防的主要措施包括控制危险因素和抗栓治疗。脑梗死的危险因素很多，但大部分是可以控制的，比如高血压、糖尿病、高脂血症、睡眠呼吸疾病、肥胖、吸烟、饮酒、活动少等。所以，健康的生活方式和对慢性疾病的坚持治疗是预防脑梗死复发的关键手段。另外，绝大多数病人应该坚持服用抗血小板药物。刘大爷，您一定要记得定期去医院复查，遵从医生的医嘱服用药物啊。

陈大爷老伴儿：小玖，我前几天陪着他去医院复查，自己也做了头部CT，报告上写着“脑白质稀疏”和“腔隙灶”，这表示有什么问题吗？我平时也没什么特别的不舒服，就是觉得反应比以前慢了。

小玖：嗯……这个问题有点儿复杂，我给您连线天津医科大学总医院神经外科的王增光主任，请他具体解答一下吧。

王增光主任：头CT或核磁共振发现的“脑白质稀疏”，在老年人中非常常见，它是一种老年化的标志，比如90岁以上的老人几乎100%都会出现脑白质改变。“腔隙灶”是小灶性的陈旧脑梗死，也就是以往的梗死在脑中留下的小“瘢痕”。这两种情况都提示患者有脑小血管病的可能。脑小血管病是临床常见的一类与年龄相关的脑血管疾病，即脑内的小动脉、微动脉、毛细血管、微静脉和小静脉出现了问题。脑小血管病不仅会引起脑梗死或脑出血，还会增加患者认知障碍、抑郁和死亡的风险。临床上通常隐匿起病，有些人可以表现为记忆力下降、反应速度变慢、处理复杂事务的能力下降、小便控制障碍、行走变慢和焦虑抑郁等。因此，对于有以上症状的老年人，如果发现“脑白质稀疏”或“腔隙灶”，还是应该引起重视的，所以您最好还是到医院找医生进一步检查，尤其是脑血管方面的。

陈大爷老伴儿：谢谢王主任，我一定抽空去医院检查一下。

慢性硬膜下血肿

周大哥：小玖，我父亲今年83岁了，平时身体挺硬朗的，上个月不小心摔了一下，当时到医院急诊看病，拍了头部CT，医生说没什么事，可是最近两天左腿没劲，还尿床，今天又去了医院，复查了CT，医生说颅内有慢性渗血，已经有60多毫升了，得住院，这可怎么办啊？

小玖：您不要着急，请把老人的片子在我的屏幕上扫一下。

……嘀嘀嘀，扫描完成，调取数据——

这个病叫慢性硬膜下血肿，好发于老年人，这是由于老年人的脑组织有不同程度的萎缩，颅内出现了较大的空间，所以受到轻微外伤时颅内的血管容易受到牵拉破裂而发生慢性渗血。很多人往往在刚受外伤的时候查 CT 没有急性出血，但是此后由于颅内渗血逐渐增多，达到一定量之后就会出现相应的神经功能障碍，比如肢体无力、走路不稳、言语含混、小便失禁，甚至昏迷，有时候还会有精神症状，出现幻视、幻听。这些情况往往是在急性脑外伤后 3 周至 3 个月内发生，跟您父亲的症状刚好吻合。

周大哥：是这样啊！那需要住院吗？需要手术吗？真担心老人年纪大了，扛不住手术啊！

小玖：慢性硬膜下血肿，如果出血量较多，就会有脑疝的风险，会危及生命。医生会根据病情做出判断，给您是否需要住院的合适建议。当然患者在必要时也有进行钻孔引流手术治疗的可能，个别患者还要采取开颅手术的方法。钻孔手术一般采取局麻的方式，需要患者的配合，对于高龄患者，身体的基础情况非常重要，比如心肺功能等。对于不能耐受手术、不能配合手术，或者患者本人及家属不愿意手术的情况，也有了一种新的治疗方式，就是应用“激素+他汀”两种口服药物，经过合理的治疗，也可以帮助很多患者转危为安。因此，只要患者听从医生的建议，积极治疗，治愈慢性硬膜下血肿的机会还是很大的。

下面我们连线天津医科大学总医院神经外科的王毅主任，给您更进一步的诊疗意见。

王毅主任：老人的 CT 片子，我已经看了，考虑左侧额颞顶枕慢性硬膜下血肿，出血量为 60～70 毫升。由于大脑中线结构移位，有脑疝的风险，所以建议老人住院查头颅核磁共振以进一步评估，而且有手术的可能。如果老人的心肺功能不好，或者不能配合手术，也可以先尝试保守治疗。这期间的病情变化需要医护人员和家属一同密切观察，有不少老人通过药物治疗缓解了症状，促进了血肿吸收。

周大哥：好的，谢谢您！听了专家的话，我们家属就有信心了，我马上去给老人办住院手续。

脑肿瘤

孙阿姨：小玖，之前一直听说脑肿瘤需要开颅做手术，感觉好可怕啊！这不，前不久我们亲家得了脑膜瘤，手术挺顺利的，出院半个多月了，现在自己都能去买菜了，真是太神奇了。我是个“医盲”，当初闺女说她公公要做开颅手术，可把我吓坏了！

小玖：孙阿姨，那您就听小玖说说吧！

其实发生在颅内的肿瘤分为几大类，第一种为生长在脑实质外的脑膜瘤，多数是良性的，生长部位不同，症状体征也不同；第二种为生长在鞍区的垂体瘤，常引起内分泌功能紊乱、视野缺损，还有可能出现头痛；第三种为生长在脑实质内的肿瘤最常见的是神经上皮来源肿瘤，也就是大家常说的胶质瘤；胶质瘤按照世界卫生组织（WHO）的分级可分为4个等级：I级是良性肿瘤，IV级是恶性肿瘤，也就是说级别越高，恶性度越高；第四种是生长在颅神经鞘膜上的肿瘤，叫作神经鞘瘤，最常见的是听神经瘤，多数是良性，但会造成所涉及的神经功能损伤，比如听力下降或丧失等；第五种是身体其他部位的恶性肿瘤，播散到脑组织的叫作转移瘤，往往引起严重的颅内水肿，颅高压表现明显；第六种是有全身性疾病在颅内的表现，比如血液系统的恶性淋巴瘤在颅内生长，这就需要全身的系统治疗了。

社区居委会刘主任：这么一说，我都听明白了，脑肿瘤不都是恶性的，真没必要“谈瘤色变”！

小玖：我们请王毅主任根据孙阿姨亲家的具体病情分析一下吧！

王毅主任：孙阿姨，您好！您的亲家刚好就是我的病人。他有一个发生在左侧顶叶部位的颅内脑外的占位性病变，术前的MRI（核磁共振）检查考虑脑膜瘤，直径约5cm。由于肿瘤压迫了控制肢体运动的功能区，因此患者右侧肢体无力，只能通过手术来解决问题了。当时，我们制订了详细的手术计划，手术也很顺利，完整切除了肿瘤，保护了相应部位的脑组织。患者术后没有出现癫痫，肢体肌力很快得到恢复。病理结果证实是脑膜瘤，但是局部细胞增生活跃，需要定期复查，有一小部分人会有复发的可能。这些在您亲家出院的时候，我都跟您的女儿女婿详细地讲过了，不必害怕。随着医学技术的发展，很多肿瘤的诊断技术和治疗水平都较前些年有了明显的提高，作为主治医生我会为他做好随访的。

孙阿姨：王主任，真是太感谢您了！也非常感谢社区志愿者小玖，为我们答疑解惑，还能连线专家！

蛛网膜下隙出血

韩大妈：刘主任，刚才我妹夫打电话过来说，我妹妹今天早晨排便时突然喊头疼，后来四肢又抽起来了，家里人赶紧把她送到医院看急诊。大夫让她做了头部 CT，说是蛛网膜下隙出血，很危险，要马上住院，说还得做手术，这是什么病啊，这么吓人！

社区居委会刘主任：韩大妈，您先别急！正好有健康机器人小玖在咱们社区，问问它什么是蛛网膜下隙出血吧！

小玖：好的，输入关键词“蛛网膜下隙出血”，嘀嘀嘀，调取数据——

颅内血管破裂，血液流入蛛网膜下隙，称为蛛网膜下隙出血。它可以分为以下两种。

①创伤性蛛网膜下隙出血：顾名思义，是由外伤引起的；

②原发性蛛网膜下隙出血：为脑底和脑表面血管病变，如颅内动脉瘤、脑血管畸形、高血压脑动脉硬化所致的动脉

瘤等破裂，血液流入蛛网膜下隙出血导致，它占急性脑卒中的10%左右，年发生率为（1.9～5.4）/10万。如果患者有突发的或炸裂样的头疼，喷射样呕吐、肢体抽搐、昏迷等要考虑有没有蛛网膜下隙出血。这种病死亡率非常高，危害非常大，一般第一次出血的死亡率大约是30%，第二次出血将约有70%的患者死亡，是非常可怕的一种疾病。

社区居委会刘主任：小玖，哪些人容易得这个病啊？

小玖：目前考虑原发性蛛网膜下隙出血有以下几个高危因素，比如抽烟、酗酒、高血压、服用可卡因类、肥胖、长期口服避孕药等。

韩大妈：动脉瘤是肿瘤吗？这个病能预防或提早发现吗？一旦发现怎么治呢？

小玖：这样，小玖给您连线天津医科大学总医院神经外科的王永利主任，请他具体讲一讲吧。

王永利主任：您好，首先动脉瘤不是肿瘤，它是动脉壁结构破损后出现的鼓包，类似车胎的沙眼，像吹气球一样越吹越大，越吹越薄，最后破裂出血。血管畸形是先天血管发育异常，同样存在类似动脉瘤的结构。部分动脉瘤患者有一侧眼眶或者眼球后疼痛，伴有恶心或头晕。如有这种情况，我们建议患者立即就诊，做脑血管检查、CT 或核磁血管成像，以发现潜在的出血风险。目前在某些发达国家，对于一定年龄以上的人群，常规进行脑血管检查，可以筛查出大量未出血病例，均能得到积极治疗。一旦患者发生急性出血，应该马上就医，行脑血管检查（包括 CT 和核磁血管成像，有的还需做全脑血管造影检查）明确出血原因。目前治疗出血灶，如动脉瘤、血管畸形多采用开颅手术治疗或血管内介入手术治疗两种方法。

韩大妈：王主任，这两种治疗方法哪种好呢？

王主任：两种方法各有利弊。打个比方，简单来说，修补血管就像补车胎，开颅手术相当于从外面补，介入手术相当于从内部补，目的是修复薄弱点，恢复血管牢固性。具体来说，开颅手术是在直视下完成的，对术中出血控制较好，但是手术有创伤性，存在术后感染、伤口不好愈合的问题。另外，部分位置处于深部的动脉瘤，手术难以到达。而介入手术使用弹簧圈栓塞的方法，对几乎所有位置的动脉瘤均可治疗，同时创伤小。但是对于部分体积大的动脉瘤需使用支架辅助等方法，操作较复杂，手术费用也较高。具体采用哪种方法，需要根据患者年龄、体质、血管成像检查结果来综合考虑决定。

对于未出血的动脉瘤，主要考虑手术的难度风险和患者的意愿。对于已出血的动脉瘤，如果患者的症状较轻，身体条件好，手术难度小，多考虑开颅手术。如果患者的症状重，手术难度大，或手术难以完成，患者高龄或体质差，多采用介入手术的方法。但无论采取哪种治疗方式，患者在手术后都必须定期复查以了解是否有动脉瘤复发或新发。

韩大妈：谢谢王主任的讲解，这下我的心里就有底了。

颈动脉和颅内动脉狭窄

柴大爷：刘主任，我前几天遛早时突然右眼看不清东西了，过了一小会儿就没事了。后来又发生过一次，我来问问小玖，这是怎么回事啊？需要吃什么药吗？

社区居委会刘主任：柴大爷，这个可真得重视，正好小玖在，让它给咱们讲讲吧！

小玖：好的，柴大爷。从您目前描述的症状来看，应该是短暂性大脑缺血性发作，俗称 TIA，是局灶性脑缺血导致突发短暂性、可逆性症状，发作通常持续数分钟。如果有以下情况要及时就医：①一只眼突然出现一过性眼前发黑，或看东西不清楚，或白色闪烁，或重影，持续数分钟可恢复。②半边肢体轻度无力或麻木。③突然说话不利索。④突然晕或站不稳，一过性吞咽困难、饮水呛咳、语言不清或声音嘶哑。⑤短暂性完全健忘，表现为记忆力全部丧失。⑥突然发生意识丧失摔倒。这些情况往往是由颈动脉、椎动脉或颅内血管狭窄引起的。发生 TIA 后 5 年内有 25%～40%的患者会发生完全性梗塞，而且 TIA 病史越长，发生脑梗死的机会越大。所以出现这种情况，就应该积极就医，并进行相关检查。

柴大爷：小玖，那该怎么查呢？

小玖：我给您连线天津医科大学总医院神经外科的王永利主任，请他具体讲一讲吧。

王永利主任：柴大爷，出现这种情况更像是身体给出的警告，说明血管出现问题了，血管壁出现斑块了。打个比方说，血管就类似水管，用久了，管壁都是水锈，水流明显小了，脑细胞就像田里的苗，水不够，苗就会旱死。所以出现上述情况应该尽快做血管方面的检查，同时查血糖、血脂、半胱氨酸等。颈动脉初筛可采用颈动脉超声，或“头+颈”的 CT 血管成像（CTA）检查，如发现存在血管狭窄，血管狭窄程度＜70%，可先进行正规药物治疗，如抗血小板聚集药物（如阿司匹林、氢氯吡格雷）+他汀类药物；如果系统服药后，患者仍有发作；或者狭窄程度＞70%，则建议外科治疗。

柴大爷：王主任，您说的外科治疗是什么啊？

王主任：就是说，颈动脉狭窄可行颈动脉内膜剥脱术或支架植入治疗；颅内动脉狭窄和椎动脉狭窄可采用支架植入治疗。剥脱及支架治疗均安全有效，远期效果良好。具体术式可根据患者情况及意愿决定。

颈动脉内膜剥脱术在直视下完成，可以将血管壁上的硬化斑块完全剥除，恢复血管结构。但手术需要全麻，有创伤性，存在术后感染、伤口不好愈合的问题。另外，部分位置较高的斑块，手术难以完全剥脱。通过介入手术将支架植入，对几乎所有动脉狭窄均可治疗，手术在局麻下完成，创伤小，但是术后硬化斑块仍存在血管内。支架是将血管内腔恢复至原直径，术后需服用较长时间抗血小板聚集药物，有潜在出血风险。临床上，一般如果血管狭窄局限，位置低，手术难度小，患者身体条件好，多考虑剥脱手术治疗。如果斑块长度长，位置高，手术难以剥脱完全，患者高龄或体质差，多采用介入手术方法治疗。无论采取何种治疗方式，患者在术后均需严格控制高血压、糖尿病、高脂血症、体重，戒烟、酒等，同时应该坚持服用抗血小板药物。患者要定期去医院复查，遵从医生的医嘱。

柴大爷：谢谢王主任，也谢谢小玖，我马上去医院检查一下。

帕金森病

宁大爷：小玖，我今年 68 岁了，我从上个月开始出现右手颤动，什么都不干时也动得厉害，不受自己控制，活动时能稍好一点儿。去医院看，大夫说我这可能是帕金森病，听说咱这小区老谢就得了这个病，我昨天特意去问了问老谢，他早些年刚开始时也是像我现在这个样子，你能给我讲讲这帕金森病是怎么回事吗？

小玖：帕金森病是一种常见的神经功能障碍疾病，主要影响中老年人，多在60岁以后发病。其症状表现为静止时手、头或嘴不自主地抖动，肌肉僵直，运动缓慢以及姿势平衡障碍等，简单说就是“慢、抖、僵”这几个主要症状。患者大多有面部表情改变，也就是“面具样脸”，讲话慢、音调低、音色单调，流涎，躯体呈俯曲姿势，逐渐丧失正常工作和生活能力。宁大爷，根据您的这些症状，考虑得帕金森病的可能性比较大。

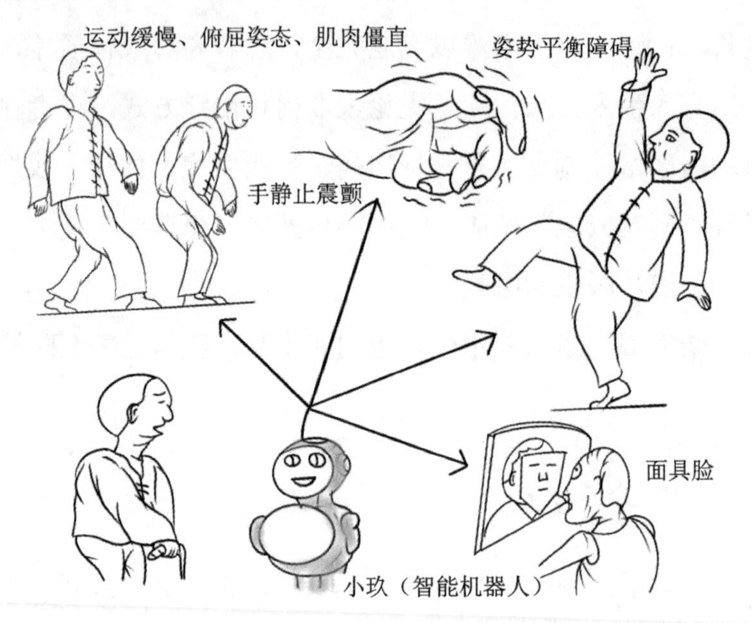

宁大爷：小玖，这好好的怎么就抖起来了，这个帕金森病是怎么得的呢？别的大爷怎么就没事呢？

小玖：您老别着急，我给您连线天津医科大学总医院神经外科的王增光主任，请他给您具体解答一下吧。

王增光主任：宁大爷，您好。帕金森病的病变部位在人脑的中脑部位，中脑这里有一个叫“黑质”的地方，它像加工厂一样产生“多巴胺”，并且把多巴胺运送到一个叫“纹状体”的地方，对大脑的运动功能进行协调控制。如果加工厂遭到毁坏，那么脑内的多巴胺就会减少，脑内另一个部位“苍白球”产生的“乙酰胆碱”就会异常活跃。多巴胺和乙酰胆碱这两种神经递质的关系失衡，就会出现帕金森病的运动障碍症状。

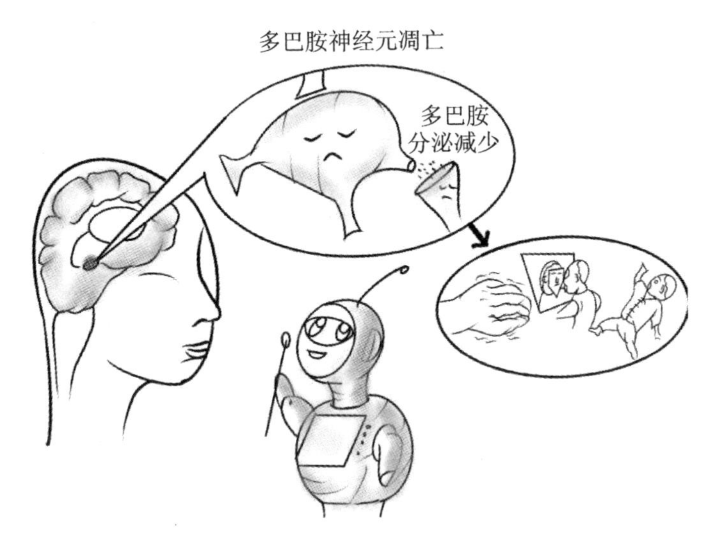

宁大爷：有手抖的症状是不是代表一定就得了帕金森病呢，之前去医院，大夫说还得好好检查一下，排除一下别的病，你说会不会是别的病呢？

王主任：宁大爷，您说得很对，临床上震颤最常见的是特发性震颤和帕金森病震颤，二者是有区别的。特发性震颤只有抖动这一个症状，而且患者不是一直在抖，只是在做动作，比如端杯子、拿筷子夹菜的时候才会抖。患者越紧张，激动的时候抖动越明显，安静不动的时候不会抖，并且少量饮酒可减轻抖动症状，因此，我们也称之为“良性震颤”。而帕金森病特征性的抖动属于“静止性震颤”，抖是在安静的时候较明显，做动作的时候反而不明显。

宁大爷：这个帕金森病是不是除了抖动之外还有别的症状，现在老谢自己活动都困难，说话也不利索了。主任您看我会不会也像老谢那样啥也干不了，走路说话都费劲呢？

王主任：流行病学研究数据显示，几乎所有的帕金森病患者在出现运动症状的同时，均会伴有不同程度、不同类型的非运动症状。常见的包括：抑郁、记忆障碍等神经精神症状，以及便秘、夜尿增多等自主神经功能障碍，睡眠障碍，感觉障碍等。不仅运动症状影响患者的工作和生活能力，非运动症状也会降低患者的生活质量。随着病程的进展，患者的运动症状和非运动症状逐渐加重，常出现严重的并发症，包括药物疗效减退、“开关”现象、异动症等。到疾病后期，患者常因平衡障碍、跌倒、冻结步态、吞咽困难和语言障碍等，导致生活无法自理，甚至长期卧床，生活质量严重下降。

宁大爷：您说这个病能治愈吗，是不是到后来都是这样，什么都干不了，活动、说话都不行了呢？有好的治疗方法吗？

王主任：目前还没有办法治愈帕金森病，但通过合理的综合治疗可以控制症状，延缓病情发展，多数患者至少在起病的最初几年能够正常地生活和工作，甚至几十年都能生活自理。治疗主要有药物治疗与外科治疗。常用的药物有多巴胺受体激动剂、单胺氧化酶 B 抑制剂、抗胆碱能药物、促多巴释放剂。帕金森病的外科治疗包括神经核团毁损术、脑深部电刺激术（也叫作脑起搏器、DBS）等。其中药物治疗是帕金森病最主要的治疗手段，患者在服药过程中要记住以下几点：①坚持使用小剂量达到满意疗效；②近期和远期疗效并重；③兼顾疗效和潜在不良反应；④避免突然撤药；⑤遵循个体化用药原则。这样我们才能延缓疾病进展，提高患者生活质量。

宁大爷：主任，您看看我这得了这个病，以后的生活该注意什么呢？

王主任：您一定要注意做好安全防护，在日常生活中防跌倒。穿柔软、宽松的棉布衣服；配备高位坐厕、高脚椅、手杖、床铺护栏、室内或走道扶手等必要的辅助设施，选用高度适宜的床，生活日用品要固定放置于伸手可及的地方，等等。照顾者要协助卧床患者在床上大小便，定时翻身拍背，注意做好骨突处保护和皮肤护理工作。患者应树立信心，早期可以参与各种形式的活动，如散步、太极拳、床旁体操等，注意保持身体和各关节的活动强度。要有计划、有目的地锻炼，如在起步困难和步行时突然僵住不能动了，要学会放松，尽量跨大步伐；向前走时脚要抬高、双臂要摆动、目视前方不要目视地面等。同时，我们对疾病有了基本的认识，要积极调整好心态，以积极的心态面对疾病、面对生活。

宁大爷：谢谢主任，我一定按照您说的去做。

癫痫

鲁大爷：我老伴儿去年得了脑肿瘤，在总医院做了手术，手术后恢复挺好的，但是昨天晚上突然四肢抽搐，口吐白沫，怎么叫也叫不醒，吓得我赶紧打“120”去了医院。大夫说这是癫痫发作，小玖你跟我说说这癫痫到底是怎么回事呢？

小玖：好的，输入关键词“癫痫”，嘀嘀嘀，调取数据——

癫痫是一种常见病和多发病，又被称为“羊角风”或“羊癫风”。它是大脑神经元突发性异常放电，导致短暂的大脑功能障碍的一种慢性疾病。引起癫痫的原因多种多样，其临床表现也有很大差别，可以表现为运动、感觉、意识、行为等的障碍。典型的大发作是四肢抽搐，口吐白沫，双眼凝视，口角歪斜，伴有意识障碍。癫痫发作具有短暂发作性、刻板性、重复性的特点；可以有或者没有先兆，常常有自发缓解的倾向。

王增光主任：小玖说得非常好，我再补充一点。近年来随着我国人口老龄化进程的加快，脑血管病和神经系统退行性疾病发病率增加，老年人群中的癫痫发病率已呈上升趋势。老年癫痫的常见病因包括：脑外伤、脑炎、脑膜炎、脑脓肿、颅内肿瘤、脑血管病等。脑血管病又包括高血压脑病、脑血管畸形、动脉瘤、脑梗死和脑出血等。频繁的癫痫发作不仅会引起脑损伤，还会严重威胁患者的身心健康，影响其正常的生活。

鲁大爷：王主任，我们去医院看病，大夫说这次发病之后可能还会再犯，要想搞清具体情况，得做一个脑电图，您说这个癫痫怎么诊断呢？真的还会再犯吗？

王主任：鲁大爷，癫痫诊断主要依靠完整的病史。此外，还需结合脑电图、影像及神经科查体等进一步判断癫痫和癫痫综合征类型，从而选择合理的抗癫痫药物。脑电图检查对诊断癫痫有很大帮助。但是在不发作的时候，大约20%的患者的脑电图是正常的；因此为了明确病因或确定癫痫病灶，必要时医生会安排患者停药3～5天后再做脑电图检查。如果怀疑患者有脑部疾患，应做脑CT或者核磁共振检查。您老伴儿是脑肿瘤手术后出现的抽搐发作，根据您的描述再结合病史，考虑还是癫痫的可能性大。为了明确诊断，应该做一个脑电图。

鲁大爷：隔壁小李家的孩子也得了癫痫，说一辈子吃药，你说我老伴儿是不是也得一直吃药啊？每周都得去开药挺麻烦的，这个药以后能停吗？

王主任：您先别着急，我给您解释一下。癫痫患者一定要到正规医院的癫痫专科门诊就诊，进行系统、全面的检查和治疗，不可盲目服药。坚持药物治疗十分重要，抗癫痫药必须长期、不间断、定时、按量服用，直至发作完全控制后，仍需要服用2～4年，方可逐渐减药。如果经过系统治疗，3～4年内没有再发作、脑部没有器质性病灶、脑电图也没有癫痫波活动了，则可以在医生的指导下逐渐减药，甚至停药。减药停药的过程一般用1年时间完成，除了因为药物产生严重副作用外，减药的过程应该逐渐进行。通常一次只减一种药，减一种抗痫药需要经过3～6个月。所以，绝不能私自停药、减药，一定要听医生的话。

鲁大爷：王主任，您说我老伴儿平时用药该注意些什么，都说“是药三分毒”，这以后天天吃药，她的身体受得了吗？

王主任：老年人由于身体功能的变化，通常对抗癫痫药物比较敏感，所以应尽可能地缓慢加量，维持较低的有效治疗剂量就可以了。老年患者如果合并慢性病，比如高血压、糖尿病、心脏病、高脂血症等，常常需要同时服用其他药物，应该特别注意这些药物与抗癫痫药物之间的相互影响。很多老年患者，尤其是绝经后的女性，容易出现骨质疏松，要尽可能避免使用有肝酶诱导作用的抗癫痫药物，并适量补充维生素 D 和钙剂。

鲁大爷：王主任，我还想问一下，我老伴儿以后要是再犯病，我该怎么办？她这次抽得很厉害，真是吓坏我了！

王主任：有些癫痫患者发作前是有先兆的，如果感到不舒服要及时告知身边人。有条件的要及时将患者扶到床上，如果来不及就顺势让其躺下，防止意识突然丧失而摔伤。然后迅速移开周围的硬物、锐器，防止对身体的伤害。迅速松开患者衣领，使其头转向一侧，使分泌物及呕吐物从口腔排出，防止流入气管而引起呛咳、窒息。这时候不要灌药，不要去掐患者的人中，这样对患者毫无益处。不要在患者抽搐期间强制性按压四肢，过分用力会造成骨折和肌肉拉伤。癫痫发作一般在 5 分钟之内可以自行缓解，如果连续发作或者频繁发作，要迅速把患者送往医院治疗。如果患者和家属抱着“拖一拖”的侥幸心理，结果往往会延误病情，甚至造成严重后果。

鲁大爷：我老伴儿一直嘀咕，觉得自己和别人不一样了，也不愿意出来遛弯儿了，自己闷在家里，我们天天提心吊胆的。王主任，您说我这日子可咋过呀？

王主任：正是由于人们对癫痫的了解较少，不能正确、积极地面对，使得很多本来可以治愈的患者失去了良机。癫痫的反复发作常常会让患者丧失信心，不能坚持服药或者自行停药。一些虚假的、欺骗性的广告就乘虚而入，宣扬所谓的“包治”癫痫、“根治”癫痫，使患者和家属受骗上当，身心受到伤害。在抗癫痫治疗中要切忌“患病乱投医，医生乱用药”。大量临床研究表明，新诊断的癫痫患者如果接受规范、合理的药物治疗，70%～80%患者的发作是可以控制的，其中60%～70%的患者经2～5年的治疗是可以在医生指导下逐渐减药或停药的。随着新型抗癫痫药物的不断问世，手术治疗癫痫的不断发展，癫痫的治愈率也在不断提高。在积极抗癫痫治疗的同时，还要努力使患者的生活、工作和学习接近正常人。患者应该避免情绪激动和精神刺激，养成良好的生活习惯。不要过度劳累，不要食用过咸、过辣的食物，要戒除烟酒，适当参加体育锻炼，保证充足的睡眠。患者应该避免从事可能发生危险的工作与活动，比如攀高、登山、游泳、驾驶机动车等。但又不要过多限制患者的行动，智力正常者可照常参加学习和适宜的工作。所以鲁大爷，您平时要多开导老伴儿，鼓励其继续进行正常的日常活动和社会交往，这些对她都是有益无害的。

鲁大爷：谢谢王主任，听您这么一说，我就放心多了。

阿尔茨海默病

赵大爷：小玖，你说我这最近记性不好，有两次约好了跟老李下棋，彻底没想起来，让人家白白等了一上午。在家经常找不到老花镜，还总是重复问老伴儿晚上要吃什么。儿子说我是老年痴呆，让我去医院看看。我这样算有问题吗，是不是人老了都这样？

小玖：您这种情况确实需要引起重视，要警惕老年期认知功能障碍，比如老年人常患的阿尔茨海默病。阿尔茨海默病是一种隐匿起病，以进行性智能衰退为特征的神经系统退行性疾病，是导致中老年人认知功能障碍的最常见原因。刚开始的时候常常表现为记忆力下降，特别是对刚发生的事情遗忘，因为不太影响生活和日常活动，所以容易被自己和家人忽视。

赵大爷：除了爱忘事儿，阿尔茨海默病还有其他的表现吗？听说小区的陈大爷患了阿尔茨海默病，最近这段时间也不出来遛弯了。小玖，你给我们详细说说这病吧，好让大家心里有数。

小玖：好的，我给大家列举 10 个阿尔茨海默病常见的早期症状，如果有这些表现，就应该警惕了。

（1）记忆力减退。尤其以近事遗忘最突出，是早期最常见的症状。患者对当天发生的事不能记忆，不记得刚刚做过的事或说过的话，记不起来熟悉人的姓名，忘记约会，忘记贵重的物品放在何处。

（2）难以胜任熟悉的工作和日常家务。比如，患者不能完成穿衣服的次序、做饭菜的步骤。

（3）语言障碍。比如经常忘记简单词语或以不常用的词语来代替，说出来的话让人无法理解，叫不出日常物品的名字（如手表），口语量减少。

（4）计算力减退。经常算错账、付错钱。

（5）时间和地点定向障碍。忘记今天是星期几，记不清具体的年、月、日，在熟悉的地方也会迷路。

（6）视空间定向力障碍。穿外套时手伸不进袖子，迷路或不认家门，不能画简单的几何图形。

（7）判断力受损，抽象思维困难，理解力或合理安排事物的能力下降。痴呆患者反应迟钝，可能很难跟上他人交谈时的思路。

（8）情绪或行为的改变。痴呆患者的情绪可以变得极不稳定，较以往抑郁、淡漠或易激动、焦躁不安、注意力涣散。

（9）人格改变。痴呆患者的为人处事较病前不同，如怀疑家人偷窃自己的钱财或把一些不值钱的东西也藏起来。

（10）兴趣丧失。痴呆患者可能变得消极，缺乏主动性，长时间坐在电视机前消磨时日或终日昏昏欲睡，对以前的爱好也失去了兴趣。

赵大爷：知道了，那我明天就去医院看看，应该去看哪个科呢？需要做什么检查吗？

小玖：我给您连线一下天津医科大学总医院神经内科的张楠主任，具体的情况请他来说说吧。

张主任：可以到神经内科、精神科或老年科就诊。有的医院设有认知障碍的专病门诊，患者会得到更为专业、便捷的诊治。因为导致认知障碍的原因有很多种，阿尔茨海默病只是其中最为常见的一种疾病。专科医生会通过询问病史、查体、神经心理学评估、头部影像学检查，以及脑脊液化验或 PET 检查等做出诊断。与其他疾病一样，阿尔茨海默病也必须早期进行干预和治疗，越早治疗效果越好。早期治疗能延缓疾病的发展，改善患者的生活质量。

赵大爷的儿子小赵：张主任，这个病遗传吗？如果我爸被确诊是这个病，我将来也会得病？可以预防吗？

张主任：有很少一部分阿尔茨海默病是家族性的，绝大多数的阿尔茨海默病是散发性的，有家族史的子女患病的可能性只比没有家族史的人群稍高一点。阿尔茨海默病的危险因素包括年龄、基因、家族史、头部创伤、抑郁、低教育水平，以及心脑血管疾病的危险因素：比如中年期高血压、中年期肥胖、糖尿病和吸烟等。而体力活动、社交和教育被认为是可以延缓发病的保护性因素。因此，老年人在生活中要避免头部外伤，积极治疗高血压、糖尿病，控制体重，戒烟、限酒，这样可以在一定程度上预防或推迟阿尔茨海默病的发生。规律的有氧运动，如球类运动、慢跑、游泳和体操等，也是可以有效保护大脑、预防痴呆的手段。此外，老年人还应该多用脑，多接触新事物和学习新知识，维持适当的社交活动，多参与社区和家庭的集体活动。

小赵：还想请问一下张主任，如果得了阿尔茨海默病，有好的治疗方法吗？

张主任：目前还没有治愈阿尔茨海默病的方法，但是药物和物理治疗都可以在一定程度上改善患者的症状、延缓疾病的进展，使患者尽量处于轻度和中度的阶段，并减少精神行为症状的发生。现有的治疗药物主要包括胆碱酯酶抑制剂和 NMDA（N-甲基-D-天冬氨酸）受体拮抗剂等。另外，一些物理治疗的手段，如认知训练、经颅磁刺激、光照治疗等也对患者的功能恢复有促进作用。

赵大爷和儿子：谢谢张主任，听了您的解答，我们明白多了。

脑炎

小吴：张主任，我家老爷子前些天感冒了，这几天有点怪怪的，记性差，而且还在家里转来转去。前天开始间断出现头痛，今天中午觉得恶心和全身不舒服，刚刚在家测了体温，38.5℃。您说这是怎么了呀？

张主任：根据您描述的症状，考虑颅内感染的可能性比较大，也就是脑炎。脑炎的症状特异性不强，每个人的表现也有差异。发病前通常会有前驱的感染，如 1～2 周前有感冒或腹泻症状。发病后可能会出现发热，有些患者会出现头痛、恶心、呕吐等颅内压升高的症状。其他症状还包括：①认知障碍和精神症状，如记忆力下降、判断力下降和注意力不集中，有些患者还会出现幻觉、错觉、易激惹和行为异常；②部分患者会出现癫痫发作，如四肢抽搐等；③严重的患者会意识不清，出现嗜睡、昏睡或昏迷，甚至危及生命。脑炎是神经科的危重症，出现类似症状或怀疑为脑炎时，应及时到医院就诊，尽早给予有针对性的治疗。

小吴：那怎么才能确定是否患了脑炎，又有什么有针对性的治疗方法呢？

张主任：脑炎的诊断除了要充分了解患者的基本情况和病史外，还要做相关的辅助检查，比如头部核磁共振检查、脑电图检查和腰椎穿刺取脑脊液化验。如果确定为颅内感染，首先要明确病原体，常见的病原体包括细菌、病毒、真菌、结核和寄生虫等。针对不同的病原体，会选择相应的抗感染治疗。同时，还要进行对症支持治疗，比如降低颅内压、抗癫痫、保持呼吸道通畅等。此外，也有一些脑炎并不是感染造成的，而是体内产生了针对自身神经细胞的抗体，称之为自身免疫性脑炎。这类患者通常起病较缓慢，逐渐出现认知障碍、癫痫发作、自主神经症状等，治疗上主要以激素等免疫抑制或调节为主。不管何种类型的脑炎，及早治疗都会显著改善患者的预后，降低死亡的风险。

小吴：谢谢张主任，看来我要抓紧时间带着我父亲去医院了。

三叉神经痛

姜大妈：王医生，我前段时间总是右侧牙痛，结果将疼痛位置的牙齿逐个都拔除了仍没有效果，疼起来反倒是越来越重了，现在都不敢用力张嘴、刷牙和洗脸了，而且疼痛的位置比较固定，都在右侧下颌附近，疼痛的程度几乎是不能忍受，像电击和刀子切割一般，这是怎么回事啊？

社区卫生服务站王医生：姜大妈，根据您描述的这种症状，判断可能是右侧的三叉神经痛。

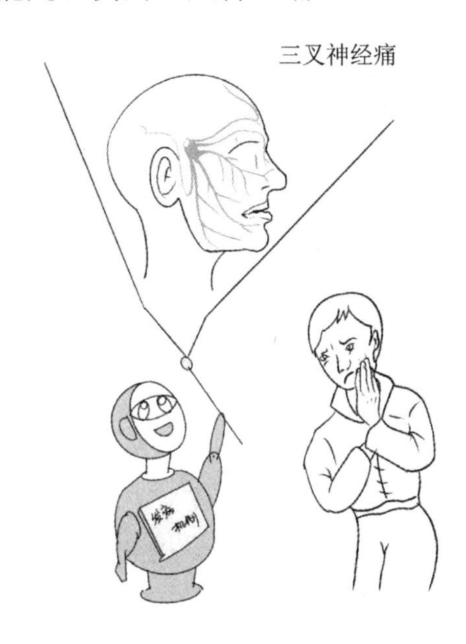

姜大妈：三叉神经是什么啊？它怎么会这么疼啊？

社区卫生服务站王医生：三叉神经是人的第五组颅神经，是颌面部的主要感觉神经，主要分为眼神经、上颌神经及下颌神经三个分支，分别负责传导额眶部、上颌及下颌部分的痛温觉等感受。如果三叉神经入颅之后受到挤压，则可能导致三叉神经分布区出现剧烈的疼痛，其疼痛程度被很多人描述为“天下第一痛”，所以您才会这么痛苦！。

姜大妈：三叉神经痛有什么特点呢？之前就听说有人得过这种病，发作起来可厉害了，但是我觉得怎么和牙疼有点儿像呢？

社区卫生服务站王医生：姜大妈，正好健康机器人小玖在，让他给咱们详细说说这个病吧，让大伙都能有个清楚的认识。

小玖：好的，我就给大家说说有关三叉神经痛的一些常识吧。三叉神经痛多发病于 40 岁以上人群，其中以中老年人为多，女性较多，右侧多见。疼痛由颌面部、上颌或下颌的某一点开始扩散到三叉神经某一支或多支，以第二支、第三支发病最常见，第一支者少见，疼痛范围不超过面部中线。三叉神经痛是如刀割、针刺或电击样剧烈难忍的疼痛，患者难以忍受。它的疼痛通常有以下一些特点和规律。

（1）发作常无预兆，每次疼痛发作时间持续数秒到 1～2 分钟骤停，初期发作次数较少，间歇期亦长，随病情发展，发作逐渐频繁，间歇期逐渐缩短，疼痛亦逐渐加重而剧烈。

（2）夜晚疼痛发作较少，间歇期无不适。

（3）可有一些诱发因素：包括说话、吃饭、洗脸、剃须、刷牙等均可诱发疼痛发作，患者因畏惧疼痛常常谨小慎微，甚至不敢洗脸、刷牙、进食，唯恐引起发作。

（4）疼痛可有扳机点，亦称“触发点”，常位于上唇、鼻翼、齿龈、口角、舌、眉等处，轻触或刺激扳机点可引起疼痛发作。

（5）患者疼痛时常常突然停止说话、进食等活动，疼痛侧面部可呈现痉挛，即“痛性痉挛”，皱眉咬牙、张口掩目，或用手掌用力揉搓颜面以致局部皮肤粗糙、增厚、毛发脱落、结膜充血、流泪及流涎。患者的表情呈精神紧张、焦虑状态。

姜大妈：哦，原来是这样，那我得去医院好好检查下，应该去看哪个科？需要做什么检查呢？

小玖：我给您连线一下天津医科大学总医院神经外科的权伟医生，具体的情况请他来给您详细介绍一下吧。

权医生：姜大妈，您可以到医院的神经外科就诊。三叉神经痛是神经外科的常见疾病之一，部分医院设有疼痛或者功能神经外科专业门诊，患者在相应专业门诊可以得到更为专业、准确的诊断及治疗。因为原发性三叉神经痛需要和一些疾病相鉴别，才能确诊。

姜大妈：权医生，这个三叉神经痛需要怎么鉴别啊？

权医生：三叉神经痛根据发病原因分为原发性（症状性）三叉神经痛和继发性三叉神经痛两大类，其中原发性三叉神经痛较常见。原发性三叉神经痛是指具有临床症状，但应用各种检查未发现与发病有关的器质性病变。继发性三叉神经痛除有临床症状，同时临床及影像学检查可发现器质性疾病如肿瘤、炎症、血管畸形等。继发性三叉神经痛通常没有扳机点，诱发因素不明显，疼痛常呈持续性，部分患者可发现原发性疾病的其他表现。专科门诊可以通过临床检查、病史、脑部 CT、核磁共振、鼻咽部活组织检查等做出诊断。

姜大妈：权医生，如果确诊了是原发性三叉神经痛，目前都有什么样的治疗方法？治疗效果如何？

权医生：原发性三叉神经痛的治疗包括药物治疗及手术治疗。

药物主要应用卡马西平，该药物对70%的患者止痛有效，但大约 1/3 的患者不能耐受其嗜睡、眩晕、消化道不适等副作用。开始每日 2 次，以后可每日 3 次。每日 0.2～0.6g，分 2～3 次服用，每日极限量为 1.2g。

手术治疗包括以下几种方法。

（1）三叉神经及半月神经节封闭术，该手术通过注射的药物直接作用于三叉神经，使之变性，造成传导阻滞，而得以止痛。常用的封闭药物是无水酒精和甘油。封闭操作简单但疗效不能持久，一般可维持半年左右，超过 1 年后复发概率较大。半月节封闭术操作相对较复杂，目前很少使用。

（2）经皮穿刺微球囊压迫术，该方法手术操作简单，通常可以在 10～30 分钟内完成手术，无须开颅，在 C 型臂 X 光机或 DSA（数字减影血管造景技术）影像支持下进行手术，手术创伤较小，但颜面部可出现不同程度的感觉减退，对于高龄及不耐受开颅手术患者较为适用。

（3）三叉神经微血管减压术：该手术是目前原发性三叉神经痛首选的手术治疗方式。如果经影像学检查确认三叉神经被血管压迫，那么压迫三叉神经产生疼痛的血管称之为“责任血管”。常见的责任血管有：①小脑上动脉（75%）；②小脑前下动脉（10%）；③基底动脉；④其他少见的责任血管还有小脑后下动脉等。责任血管可以是一支也可以是多支，既可以是动脉也可以是静脉。微血管减压术是患者全麻后，于患侧耳后、发际内纵行 4cm 的直切口，颅骨开孔，直径约 2cm，于显微镜下进入桥小脑角区，对三叉神经走行区进行探查，将所有可能产生压迫的血管、蛛网膜条索都进行松解，并将这些血管以 Teflon 垫片与神经根隔离，一旦责任血管被隔离，产生刺激的根源就消失了。绝大多数患者术后疼痛立即消失，并保留正常的面部感觉和功能，不影响生活质量。

姜大妈：权医生，听说吃药有副作用，我又害怕做手术，还有其他的止痛办法吗？

权医生：很多人都有您这种想法，我们神经外科的医生也一直在不停地研究新的方法为患者解除痛苦，比如我们医院功能神经外科领域的专家王增光主任。实际上三叉神经痛属于神经病理性疼痛的一种，神经病理性疼痛是一类由躯体感觉神经系统损伤或疾病而产生的疼痛，临床上表现为自发性疼痛、痛觉过敏、异常疼痛和感觉异常等特征，严重影响患者及其家属的正常生活。神经病理性疼痛的常见类型包括三叉神经痛、幻肢痛、糖尿病性神经痛、疱疹后神经痛、脊髓损伤后疼痛和脑卒中后疼痛等。王增光主任近年来研究了很多新技术来减轻患者的疼痛，比如通过精准定位的重复经颅刺激治疗，有效缓解了很多三叉神经痛、血管神经痛、腰腿痛、偏头痛、顽固痛等，使患者恢复了正常生活。不仅如此，对于各种原因引起的脑和脊髓损伤后神经功能恢复，以及偏瘫、抽搐、耳鸣、耳聋等也都有很好的效果。

姜大妈：这样啊，太好了，我一定去门诊看看。另外，三叉神经痛的日常护理还需要注意什么啊？

权医生：您平常一定要注意以下方面：饮食规律，咀嚼松软食物，避免刺激疼痛发生；吃饭漱口，说话，刷牙，洗脸动作宜轻柔，以免诱发扳机点而引起疼痛；少吃或者不吃刺激性的食物等；注意头、面部保暖，避免局部受冻、受潮，不用太冷、太热的水洗脸；保持情绪稳定，不宜激动，不宜疲劳熬夜，作息规律，保持充足睡眠及精神愉悦；适当参加体育运动，锻炼身体，增强体质等。

姜大妈：谢谢权医生，听了您的耐心讲解，我明白多了。

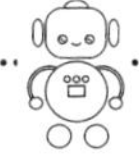

特别提示：

本文内容旨在普及老年人常见的神经内外科疾病的一些常识性、科普性知识。提高大家对相关疾病的认识，避免一些错误的理解，并提供一些相关的保健、诊疗建议。然而，每一位患者患有的每一种疾病都具有特殊性和复杂性，非专业的判断会存在一定的片面性。如果出现相应症状，应及时到正规医院，找专科医生寻求帮助，接受规范化、个体化的诊治，以免贻误病情。

本章编者：王增光、王毅、张楠、王永利、权伟、刘宇恒、于子洋、刘小备、李景、何岸琦

第二章　呼吸系统疾病

陈旧性肺结核

樊阿姨：小玖，每次做完胸部X线检查，医生总问我是否得过肺结核，X线报告上也说有陈旧性肺结核，可是我没印象自己得过肺结核，只记得曾经得过肺炎，什么是陈旧性肺结核啊？

小玖：好的，樊阿姨。输入关键词“肺结核”，嘀嘀嘀，调取数据——

结核病是由结核分枝杆菌感染引起的一种慢性传染性疾病，可以侵犯多个脏器，以肺结核最为常见。常规体检进行的胸部X线检查和CT检查经常会发现陈旧性肺结核病灶，它是指患者肺上出现的纤维化病变和钙化灶。实际上，肺钙化灶就是肺实质发生炎症后形成的“疤痕”，一般是由肺部感染引起的，最常见的原因就是肺结核感染。其实，我们每天呼吸的空气里都可能含有结核杆菌，因此感染结核杆菌也是很常见的。只不过大多数人在感染了结核杆菌以后，因为自身的抵抗力非常强，没有表现出症状，所以就形成了隐性感染。胸部X线发现肺部有钙化点，这就说明曾经感染过结核杆菌。只有少数人感染结核杆菌后，会发展成有传染性的活动性肺结核。肺结核患者经过治疗痊愈后，肺部也会留下钙化点。实际上，肺部钙化点是肺结核痊愈的表象之一。

樊阿姨：那么陈旧性肺结核会传染吗？

小玖：这个问题还是连线天津医科大学总医院呼吸科的李硕主任吧。

李主任：樊阿姨您好，您的这个问题是很多人都非常关心的。其实就像小玖说的，陈旧性肺结核是结核感染后留下的瘢痕，主要表现为钙化灶、纤维灶。患者不会有发热、盗汗、咳嗽、咳痰等结核中毒的症状，痰液中也找不到结核杆菌，所以陈旧性肺结核是没有传染性的，也不影响健康。肺结核已经被治愈了，但遗留的钙化灶、纤维灶不会再进一步消失，在复查胸部X线时，患者肺部的病灶也不会出现任何变化。这就好比手上的伤口，愈合以后留下的瘢痕不需要治疗一样，陈旧性肺结核的患者可以和正常人一样工作、生活。但是需要定期复查，尤其是出现明显的呼吸系统症状时，更应该及时做胸部影像学检查。如果发现病灶有进展，就可能具有传染性了，必须及时治疗。

樊阿姨：李主任，那我之前得过的陈旧性肺结核会复发吗？

李主任：陈旧性肺结核有复发的可能性，它是肺结核治疗后的一种转归，但是病灶里面不排除还残存有少量静止的结核菌，在患者抵抗力减弱的时候，会再次活动起来，从而导致结核病复发，这称作内源性复发。另外，陈旧性肺结核的患者，与正常人一样，也可能再次接触到外源性结核菌，导致结核菌感染，这被称作再感染性复发。

樊阿姨：那么陈旧性肺结核会恶变成肺癌吗？

李主任：一般情况下，肺部钙化灶发生恶变的概率非常低。少数瘢痕组织可以恶变为瘢痕癌，但其多发生于不稳定瘢痕，而结核瘢痕一般是不会引起癌变的。如果儿童时期感染过结核菌，往往会出现纵隔内淋巴结钙化，钙化的淋巴结有可能压迫临邻的气管，导致分泌物引流不畅；从而发生反复的肺部感染。如果钙化的肺门淋巴结增大了，还有可能被误诊为肺部肿瘤或转移瘤，这就需要做胸部 CT 检查来帮助鉴别淋巴结增大的原因了。

樊阿姨：谢谢李主任，听您讲完我就放心了。

肺结节

倪大爷：王大夫，我每年都参加退休职工的体检，今年做胸 CT 发现肺里有小结节影。拿到体检报告我一晚上没睡，都说抽烟容易得肺癌，自己抽了一辈子烟，家里人总劝我戒烟，这次真的有点后悔了，你看我到底是不是得肺癌了？

社区卫生服务站王医生：倪大爷，您不用紧张，现在查体发现肺部小结节影的人有很多，大部分都不是肺癌，但是需要定期复查。不过吸烟对呼吸系统危害极大，还是应该尽早戒烟。关于肺内小结节的情况，咱们一起请教一下小玖吧。

小玖：好的，输入关键词“肺内小结节”，嘀嘀嘀，调取数据——

肺结节分为良性结节和恶性结节，良性结节是感染肺炎、肺结核等痊愈后留下的瘢痕，也可能是良性肿瘤；恶性结节则包括肺癌、淋巴瘤、转移癌等。肺结节是良性还是恶性与多种因素相关，包括结节的数量、大小、形态、位置等；以及患者本人是否有患癌的高危因素，比如大量吸烟、家族肺癌史、职业暴露（例如石棉、铀等的职业长期接触）、其他肺部疾病史（慢性阻塞性肺病或肺纤维化）等。

倪大爷：小玖，那怎么判断我肺里的小结节是良性还是恶性的呢？

小玖：这您可难住我了，现在就给您连线天津医科大学总医院呼吸科的胡洁医生，请她具体讲一讲吧。

胡医生：倪大爷提的这个问题非常好，尽管现在肺癌发生率较高，但肺有小结节并不等于就得了肺癌。一般情况下，直径小于 1cm 的结节，癌变的可能性比较小。随着结节体积的增大，其恶性概率也随之增加。如果患者的年龄＞40 岁，有吸烟史，以前得过胸部肿瘤，而结节位于肺的上叶、周边有毛刺或者有磨玻璃密度样的特点，患癌的危险比较大，应该加强对这类结节的随访复查。总而言之，如果是体检发现肺部有小结节影，不要惊慌，因为它不一定是癌，通常大部分是良性的，即使是恶性结节，大多数也是极早期的癌症，经过及时正确的治疗，也是可以痊愈的，几乎不会影响生活质量和寿命。

倪大爷：胡医生，您讲得太好了。那发现肺内小结节影之后，需要多长时间复查 CT 呢？

胡医生：一般情况下，建议发现肺结节后 3～12 月复查胸部 CT，最好在同一家医院检查，以便于做图像对比。随访观察期一般为 5 年，如果 5 年后结节的大小、密度没有发生明显变化，也即为稳定结节，可以终止复查。考虑到频繁复查 CT 可能带来的辐射危害，不同患者复查的时间间隔需要结合个人的具体情况，由接诊的医生决定。对那些一时难以辨别性质的肺部小结节，每隔 3 个月、半年或 1 年复查一次以观察其变化，是至关重要的。复查应该优先选择无创伤的方式，比如胸部薄层 CT 平扫+三维重建、肿瘤标志物（癌胚抗原、神经烯醇化酶等）及肺癌自身抗体的检测等。对于靠近肺周边的小结节，PET（正电子发射计算机断层显像）检查可确定 95%的良、恶性。如果上述这些检查仍不能确定小结节的性质，部分患者可选择纤维支气管镜活检行病理检查。

于大妈：胡医生，我发现身边越来越多的人有肺结节了，是不是我们都要经常去查 CT 啊？

胡医生：于大妈，您说的这个问题的确存在。其实并不是有肺结节的人多了，而是由于检查手段的不断更新，很多之前没有被发现的肺结节，现在被检查出来了。目前很多体检由原来的检查 X 线胸片升级为检查低剂量胸部螺旋 CT。

由于胸部CT是断层扫描，并且具有比胸片高10倍的密度分辨率，所以能够轻易发现直径小于2mm的微小结节。我们并不推荐所有人群的常规体检都进行CT检查。因为做一次CT检查，人体吸收的辐射射线量比拍一次X光胸片吸收的辐射射线量要大得多。扫描释放的辐射可能会在短期内杀死白细胞，更可能会增加患癌症的机会。所以我们建议仅对于年龄＞40岁，有吸烟史，以前得过胸部肿瘤，具有患癌的高危因素的人群，推荐查体时进行低剂量胸部螺旋CT检查。对于已经发现肺部结节影的患者，我们建议定期复查胸部CT甚至胸部薄层CT平扫以判断结节的变化情况。

于大妈：胡医生，平常生活应该注意些什么，才能避免肺结节的发生呢？

胡医生：远离肺小结节应从生活细节做起。首先应该做到不吸烟，也要避免接触二手烟。其次，尽量避免接触粉尘和污染的空气，如遇到空气质量不好的情况，尽量减少户外活动，必须外出时建议佩戴口罩。如果职业需要，必须接触粉尘或有毒有害气体，则需要做好防护工作。烹饪时产生的油烟对气道的影响也不亚于吸烟，所以要尽量采取煮、蒸、炖的方法，避免油锅冒烟，使用抽油烟机。空气净化器对净化室内空气有一定的帮助，可以选择使用。另外，季节交替时要做好防寒保暖工作，适当增减衣物，减少呼吸道炎症的发生。总之，只要我们保持科学健康的生活方式，加强环保意识，从衣、食、住、行上保护好呼吸道，做到心情舒畅、合理饮食、坚持锻炼、戒烟戒酒，就能远离肺部结节，远离肺癌。

倪大爷：哎，我也想戒烟啊，但是年轻的时候戒了好几回都没成功，有人建议我去看医生，我有点儿不明白，医生还能帮助戒烟吗？

胡医生：倪大爷，您有戒烟的想法我们非常支持，而且也可以从医学的角度给您提供帮助。首先，戒烟的确需要看医生。因为吸烟成瘾是一种病——对，您没听错，吸烟成瘾是一种精神类疾病，在医学上称之为“烟草依赖”，又称尼古丁依赖，它是一种慢性、高复发性、成瘾性的疾病。烟草依赖是造成吸烟者持久吸烟并难以戒烟的重要原因，它可以表现在躯体依赖和心理依赖两方面。

躯体依赖就是吸烟者在停止吸烟或减少吸烟量后，出现一系列难以忍受的戒断症状，包括吸烟渴求、焦虑、抑郁、不安、头痛、唾液腺分泌增加、注意力不集中、睡眠障碍等。这些症状在停止吸烟后数小时开始出现，在最初 14 天内最强烈，之后逐渐减轻，直至消失。大多数戒断症状持续 1 个月左右，但部分人对吸烟的渴求会持续 1 年以上。

心理依赖又称精神依赖，俗称“心瘾”，表现为主观上强烈渴求吸烟。也就是说，烟草依赖者停止吸烟一定时间后，会追求再度吸烟，导致戒烟困难。因此，科学戒烟的方法，除了让吸烟者了解“吸烟有害健康、戒烟有益身体”外，还会评估吸烟者是否患有烟草依赖及其严重程度，同时会让戒烟者正确认识和克服戒烟后可能出现一系列不适症状。目前全国有很多大医院设立了戒烟门诊，只要吸烟者愿意戒烟，有经验的医生会从心理、生理上帮助他完成戒烟过程。

倪大爷：胡医生，真是太感谢您了！也非常感谢我们的志愿者小玖！这次连线真是太有意义了！

肺纹理增多

康奶奶：小玖，我是一名退休的小学教师，每年体检报告上都显示肺纹理增多，我一直很担心。我虽然不吸烟，但是老伴儿吸烟，会不会是因为二手烟吸多了，所以肺部出问题了？肺纹理增多是什么意思啊？

小玖：好的，输入关键词“肺纹理增多”，嘀嘀嘀，调取数据——

肺纹理是指在胸部X线检查中看到的自肺门向外呈放射状分布的树枝状影，它主要是由肺动脉和肺静脉组成的，其中以肺动脉分支显影更明显，支气管、淋巴管及少量间质组织也参与肺纹理的组成。在正位胸片上，肺纹理自肺门向肺野中外侧延伸，而且逐渐变细，到达肺野外围 1/3 的位置后几乎不能辨认。对于肺纹理增多，一般没有客观或者量化的标准来衡量，主要与被检查者自身的健康状况、设备因素以及诊断医生的个人经验有关。

康奶奶：正常人也会有肺纹理增多吗？

小玖：关于肺纹理增多更多的专业知识，还是请天津医科大学总医院呼吸科的李硕主任为大家解答一下吧。

李主任：康奶奶您好，现在很多人在进行肺部X线检查后会发现有肺纹理增多的情况，但是平时没有任何不舒服的症状。这在中老年人和身体肥胖的人群中比较多见。老年人出现肺纹理增多，一般是由于肺部间质比年轻人要丰富一些。而肥胖人群出现的肺纹理增多，通常属于一种假象，其实是由于皮下脂肪过多在X光下形成的一种特殊现象。一般来说，单纯的肺纹理增多而没有呼吸系统症状，是没有临床参考价值的，完全可以是生理性的、正常的。当然引起肺纹理增多的原因也可以是病理性的。

小玖：病理性的原因有哪些呢？

李主任：导致肺纹理增多最常见的原因是支气管炎，即支气管性肺纹理增多。通常在进行X光照射的时候，会发现患者的肺纹理粗细并不均匀，并且在中间还会夹杂着一些变形的纹理或者小蜂窝状的影像。这一般和患者有支气管扩张或慢性支气管炎等疾病有关。其次是由于血管影增粗导致的血管性肺纹理增多，一般发生在风心病或者先心病的患者身上。在进行X光照射的时候，会发现这些患者的肺纹理比较粗大，同时血管的走行路线也会发生异常性变化。最后一种是淋巴性肺纹理增多，多见于职业病尘肺以及癌性淋巴管炎的患者，这些患者在进行检查的时候，会发现肺纹理在两肺里面会呈现出特别细小的网状。

康奶奶：肺纹理增多能治好吗？

李主任：生理性肺纹理增多无须治疗。比如老年人因为肺间质丰富，胸片上会显示纹理增多，根本不用治疗。身体过胖导致的肺纹理增多，如果能有效地减轻体重，肺纹理增多就会得到改善。吸烟或者吸入过多粉尘、汽车尾气等导致的肺纹理增多，改变生活环境、尽早戒烟、避免吸入二手烟、适当锻炼是最好的缓解办法。所以一旦发现了肺纹理增多，不要慌张，要及时查明原因。如果是气管炎导致的，应该在医生指导下应用一些抗生素、化痰药以及支气管扩张剂之类的药物对症治疗，治愈气管炎后，肺纹理增多的情况就会得到有效的改善。多休息，对病情的缓解也是有帮助的；患者需要适度的锻炼，但是要注意避免剧烈运动，以免病情加重。

康奶奶：这下我明白了，一定按您说的做！

肺炎和呼吸衰竭

韩大爷：小玖，前几天晁大爷有点儿咳嗽，昨天就住进ICU了，据说是得了重症肺炎，听说还进行了气管插管，用上了呼吸机。怎么才咳嗽了几天就住进ICU了呢？这也太吓人了！

小玖：韩大爷，重症肺炎确实是一种很严重的疾病，需要在ICU进行系统治疗。

韩大爷：是不是一咳嗽就是肺炎？得了肺炎都会有哪些症状？

小玖：好的，请输入关键词“肺炎”，嘀嘀嘀，调取数据——

肺炎是指终末气道、肺泡和肺间质的炎症，可以由细菌、病毒、真菌、非典型病原体等致病微生物，以及放射线、吸入性异物等理化因素引起。咳嗽不一定就是肺炎，但肺炎一般会有咳嗽、咯痰、咳血、胸痛、呼吸困难等五大症状。重症肺炎除有以上症状外，还往往伴有意识障碍、呼吸困难、氧合指数下降、休克，甚至多脏器功能不全，往往容易出现呼吸衰竭。

韩大爷：那得了肺炎后需要注意些什么？

小玖：我给您连线天津医科大学总医院空港医院 ICU 的王双林主任，请他具体讲一讲吧。

王主任：肺炎的治疗除了抗感染和呼吸支持外，痰液的引流以及加强营养也非常重要。患者要主动咳嗽促进痰液的排出，并注意增加营养的摄入（例如维生素和蛋白质）来提高机体的免疫力。

韩大爷：王主任，听医生说晁大爷呼吸衰竭了，什么是呼吸衰竭啊？

王主任：呼吸衰竭是指各种原因引起的肺通气和/或换气功能严重障碍，以致不能进行有效的气体交换，导致缺氧伴（或不伴）二氧化碳潴留，从而引起一系列生理功能和代谢紊乱的临床综合征。呼吸衰竭常见的病因包括：气道阻塞、肺部病变、肺血管病变、胸廓病变、心脏疾病以及神经肌肉病变等。肺部重症感染、异物阻塞、肿瘤等都可以引起呼吸衰竭，尤其肺功能差合并基础肺部疾病的患者更容易发生；血管炎、肺栓塞、心脏疾病等会造成肺的通气及换气功能障碍，也可以出现呼吸衰竭；还有就是脑外伤、脑膜炎、重症肌无力或者服用镇静药物的患者，会出现呼吸肌无力，最终导致呼吸衰竭。

韩大爷：那呼吸衰竭可以预防吗？

小玖：我来教大家几个小妙招：①有长期吸烟习惯的老年人要尽早戒烟，根据肺功能情况规律吸入相应药物，降低气道阻力。②要多吃豆制品、梨、核桃等易消化的食物增强营养摄入量，避免吃辛辣、油腻的食物。③每天坚持做呼吸体操，增强呼吸肌的活动功能。④必要时可以在专业医师指导下使用体外膈肌起搏器，增强膈肌的活动功能。

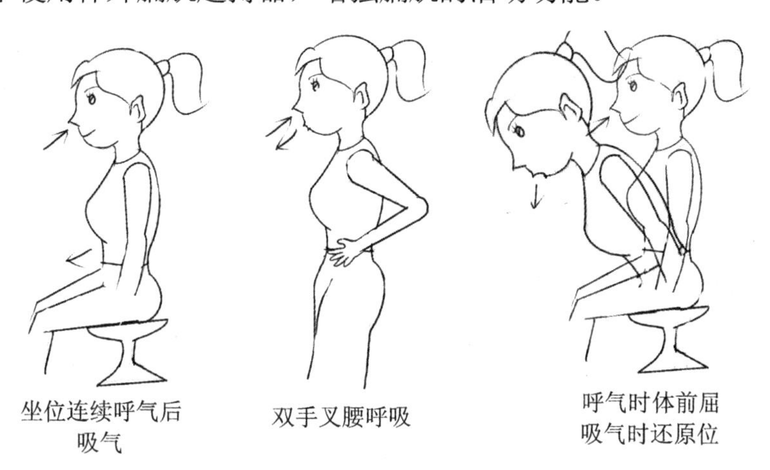

坐位连续呼气后吸气　　双手叉腰呼吸　　呼气时体前屈 吸气时还原位

流感和普通感冒

社区居委会刘主任：小玖，听说今年的流感特别严重。流感其实也是感冒，但为什么流行起来会这么严重？怎么知道是流感还是普通感冒呢？

小玖：好的，请输入关键词“感冒”，嘀嘀嘀，调取数据——

通常所说的感冒是指“普通感冒”，又称“伤风”。普通感冒是一种常见的急性上呼吸道病毒感染性疾病，多由鼻病毒、副流感病毒、呼吸道合胞病毒、埃可病毒、柯萨奇病毒、冠状病毒、腺病毒等引起。临床表现为鼻塞、喷嚏、流涕、发热、咳嗽、头痛等，多呈自限性。大多散发，冬、春季节多发，但不会出现大流行。流行性感冒简称“流感”，是冬季的一种常见多发病，是由于感染流行性感冒病毒（简称“流感病毒”）导致的一种发生在呼吸道的急性传染性疾病。不但可以累及上呼吸道，还可以累及下呼吸道。患上流感后通常会有发热（体温可以高达39～40℃）、怕冷、咳嗽、咽痛、头痛、肌肉酸痛以及疲劳乏力等症状，部分病人会出现腹痛、腹泻、恶心、呕吐等胃肠道症状。儿童、老年人、体质虚弱以及患有慢性病的人容易发生流感，并且容易导致多种并发症。

社区居委会刘主任：那是不是得了感冒就要吃消炎药呢？

小玖：通常咱们老百姓所说的消炎药就是指抗生素。其实，无论普通感冒还是流感，都是由病毒感染引起的，抗生素对其没有任何作用，只有在合并细菌感染的时候才需要用抗生素。应该根据病原菌选用敏感的抗菌药物，比如青霉素、头孢菌素、大环内酯类或氟喹诺酮类抗生素。但是因为抗生素的副作用，必须在专业医生的指导下才能使用。

社区居委会刘主任：那万一得了流感，需要注意什么呢？

王主任：需要到医院进行血常规、胸片、病原学检测等检查，其中病原学检测包括病毒核酸检测、流感病毒快速抗原检测、流感病毒分离培养、双份血清流感病毒特异性 IgG 抗体检测等，其中 1 种或者 1 种以上阳性就可以确诊。患上流感需要早期应用抗病毒药物（48 小时内），如奥司他韦、扎那米韦等，多饮水、多休息，密切监测并发症，如果并发呼吸衰竭等应及时住院治疗。而患上普通感冒，如果没有严重症状，可以不用药或者少用药，主要以休息、忌烟、多饮水、保持室内空气流通、防治继发细菌感染为原则。

社区居委会刘主任：那到了流感可能暴发的季节，我们该怎样预防流感呢？

王主任：冬季常常是流感的好发季节，要注意个人卫生，勤洗手，在公共场所要戴口罩。在家中经常开窗通风，保持空气流通，尽量少去人多拥挤、空气混浊的地方。保持充足的睡眠和休息，合理安排饮食，注意营养均衡。适当锻炼增强体质，提高机体的免疫功能。对于儿童和老年人来说，每年接种流感疫苗也是很重要的。

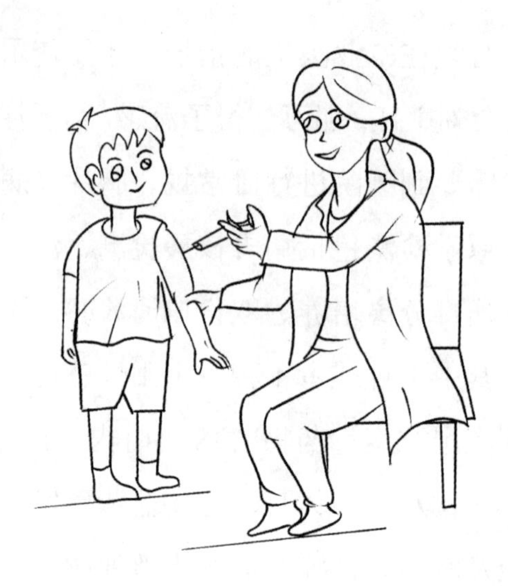

社区居委会刘主任：您说人多的地方容易传染流感，这是为什么呀？

王主任：这是因为流感主要靠空气飞沫传播，流感患者咳嗽、打喷嚏、说话时排出的分泌物和飞沫，都可以传染其他人。另外接触流感患者的呼吸道分泌物、体液以及被污染的物品也可能被感染。所以在人员密集的地方，经过上述途径感染流感病毒的概率就会增加。因此建议大家在流感高发的季节，减少去人员密集的地方，去的时候也尽量戴口罩、勤洗手。

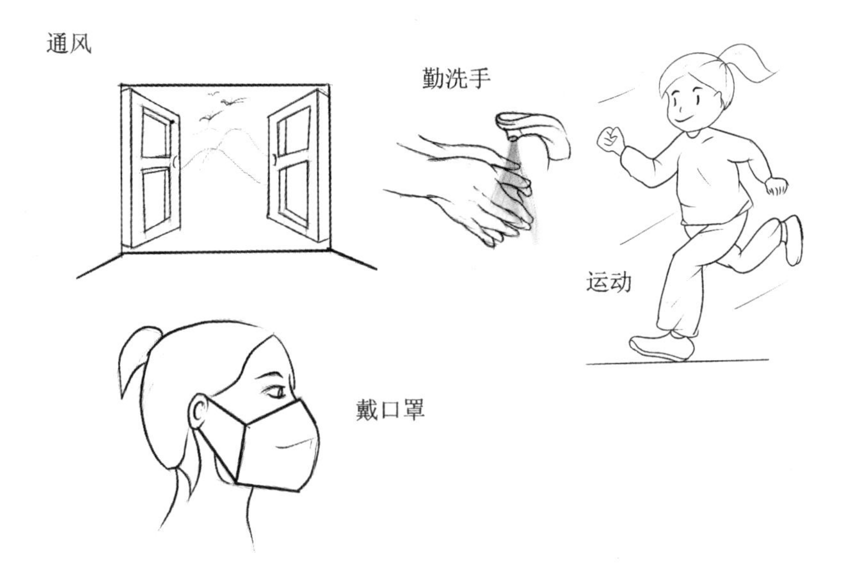

慢性咳嗽

最近社区里咳嗽的人特别多，居委会的刘主任就请小玖连线天津医科大学总医院呼吸科的李硕主任来为社区的居民做一次关于咳嗽的科普讲座。

李硕主任：小玖，今天考考你，对于呼吸科的常见就诊症状“咳嗽”，你给你了解多少？

小玖：好的，李主任。请输入关键词“咳嗽”，嘀嘀嘀，调取数据——

咳嗽是一种呼吸道常见症状，是由于气管、支气管黏膜或胸膜受炎症、异物、物理或化学性刺激引起的。表现先是声门关闭、呼吸肌收缩、肺内压升高，然后声门张开，肺内空气喷射而出，通常伴随声音。咳嗽是人体保护性反射动作，通过咳嗽可以清除呼吸道分泌物和异物。按照时间分为急性咳嗽（<3 周）、亚急性咳嗽（3～8 周）和慢性咳嗽（>8 周），按照性质分为干性咳嗽和湿性咳嗽。咳嗽的原因有以下几种。①感染：感冒、肺炎、支气管炎、肺脓肿、肺结核等；②物理因素：各种异物、鼻咽喉部分泌物、冷热空气、粉尘等；③化学性刺激；④过敏因素：烟雾、花粉、螨虫、宠物毛屑等；⑤肿瘤性疾病：肺癌、肺转移癌；⑥心血管疾病：心衰；⑦精神因素：如情绪激动、紧张不安、愤怒等；⑧药物：如 ACEI 类降压药。

咳嗽有利有弊，有利表现为防止异物进入呼吸道，清除呼吸道内异物和过多分泌物。不利为严重咳嗽，可以引起气胸、肋骨骨折、流产、尿失禁、咳血、伤口裂开等。

李主任：嗯，不错，小玖知道的真不少，刚才提到了慢性咳嗽，那就再给大家仔细说说什么是慢性咳嗽吧！

小玖：好的，主任。咳嗽时间超过 8 周属于慢性咳嗽，原因较多，根据胸部 X 线有无异常分为两类：一类是影像学有异常，如肺癌、肺结核、肺纤维化等；另一类是影像学无异常，以咳嗽为主要或唯一的表现，就是通常所说的不明原因咳嗽，占慢性咳嗽患者的 70%～95%。

李主任：小玖说得很好，下面就请天津医科大学总医院呼吸科的万南生医生再给大家详细讲解一下慢性咳嗽的病因？

万医生：慢性咳嗽在呼吸科门诊非常常见，病因有很多，常见的有：①咳嗽变异性哮喘（CVA），是慢性咳嗽最为常见的原因，表现为刺激性咳嗽，咳嗽比较剧烈，感冒、冷空气、灰尘、油烟等容易诱发或加重。咳嗽以夜间明显，通常为干咳，伴咽部痒痒的感觉，很多患者同时合并有过敏性鼻炎。②鼻后滴流综合征，又称上气道综合征：表现为咽喉部滴流感、口咽黏液附着、频繁清喉、咽痒不适，大多患者合并有鼻部疾病如鼻窦炎等。③嗜酸性粒细胞性支气管炎：一般表现为干咳，偶尔咯少许黏痰，可在白天或夜间咳嗽。部分患者对油烟、灰尘、异味或冷空气比较敏感，常为咳嗽的诱发因素。④胃-食管反流性咳嗽：因胃酸和其他胃内容物反流进入食管所导致的咳嗽，患者合并有食管胃部疾病，常常有反酸、畏灼热等症状。

社区居委会刘主任：谢谢万医生的讲解，今天的机会太难得了，看看大家还有什么关于慢性咳嗽的问题可以问问专家。

齐阿姨：万医生您好，我的儿子也是自从感冒后一直咳嗽，持续了 2 个多月，每天都会咳嗽，而且夜间咳嗽明显，没有什么痰。吃了很多止咳药和抗生素都没见好转。他还有过敏性鼻炎，一到换季的时候就发作。这回他去医院看病，大夫诊断为咳嗽变异性哮喘。我想问一下他并没有喘过啊？为什么医生诊断的是咳嗽变异性哮喘呢？

万医生：咳嗽变异性哮喘是一种特殊类型的支气管哮喘，咳嗽是唯一或主要的呼吸道症状。其主要临床表现为刺激性干咳，持续或反复发作超过 1 个月，常在夜间或清晨发作，但是痰很少。感冒、冷空气、灰尘、油烟、运动等容易诱发或加重咳嗽。患者没有感染征象，或抗感染治疗无效，应用支气管扩张剂可以缓解咳嗽症状。医生可以通过支气管舒张实验或激发实验、血清过敏源及 IgE、诱导痰细胞计数及呼出气一氧化氮等检查来明确诊断。咳嗽变异性哮喘的患者除了没有喘息症状之外，具备哮喘的全部特征，治疗原则也与哮喘相同，以吸入激素和支气管舒张剂为主，少数患者需要口服糖皮质激素和白三烯受体调节剂。由于它属于慢性疾病，患者需要长期的治疗和病情监测，治疗时间不应少于 8 周。

齐阿姨：咳嗽变异性哮喘就是哮喘吗？

万医生：咳嗽变异性哮喘是哮喘的一种特殊类型，咳嗽是其唯一或主要的临床表现，国内的研究数据显示其约占慢性咳嗽原因的三分之一。患者无明显喘息、气促等症状，但存在气道高反应性，就是支气管对外界刺激高度敏感。经过特殊的检查会发现支气管激发试验阳性，或 PEF（最大呼吸流量）平均变异率＞10%，或支气管舒张试验阳性，并且抗哮喘治疗有效。简单地说，咳嗽变异性哮喘可以理解为典型哮喘的早期阶段，如果不经过积极有效的治疗，很有可能在 3 年或更长时间以后发展成为典型的哮喘。

齐阿姨：为什么咳嗽变异性哮喘总是在晚上咳嗽明显呢？

万医生：我们之前说过咳嗽是呼吸道自我保护的反射性防御行为，这种复杂而协调的动作受呼吸中枢和传导神经的调控。调控咳嗽的传导神经是迷走神经，白天的时候迷走神经的兴奋性不是很高，所以白天的咳嗽不是很严重。而到了晚上，迷走神经的兴奋性会增加，可引起气道平滑肌收缩痉挛，使支气管管腔变形缩小，气道敏感性增加，再加上呼吸道分泌物的刺激，咳嗽就会变得更加剧烈和频繁。

齐阿姨：万医生，我儿子被诊断为咳嗽变异性哮喘后，用药效果挺好的，一个月后就自己停药了，可是没过一周，咳嗽就又复发，而且更重了，这是什么原因呢？

万医生：这是因为咳嗽变异性哮喘也是哮喘，它和哮喘的特点一样，哮喘以慢性气道炎症为特征，这种慢性炎症导致了气道高反应性的发生和发展。同时哮喘又是一种具有多基因遗传倾向的疾病，患者的过敏体质与外界环境的相互影响也是发病的重要因素，很多变应原和诱因会导致哮喘急性发作。控制药物中以“吸入性糖皮质激素+长效 β 受体激动剂”为主，主要起控制气道慢性炎症、降低气道炎症水平及气道高反应性的作用。治疗时间最少 3 个月，疗程不足就不能将炎症水平安全控制，哮喘就很容易复发。此外，一些过敏原暴露刺激或感染如上呼吸道感染后都可能诱发咳嗽再次出现。急性发作时可使用缓解类药物，包括速效吸入和短效口服 β 受体激动剂、全身性激素、吸入型抗胆碱能药物等，主要通过迅速解除支气管痉挛来缓解患者的哮喘症状。

齐阿姨：万医生，吸入剂含有激素会不会导致发胖？

万医生：吸入激素是治疗哮喘和慢阻肺等慢性气道疾病

最有效的药物，会不会引起发胖和吸入药物的剂量相关。吸入性糖皮质激素不同于口服或静脉注射激素，这种局部用药方式使药物直接作用于支气管，而进入全身血液的药物量微乎其微。所以在常规剂量范围内应用，对人体是安全的，也不会导致明显发胖。吸入激素的不良反应不大，可能会出现声音嘶哑、咽部刺激或口腔真菌感染。但只要在医生指导下，控制好用药剂量，掌握正确的吸入方法，吸药后及时漱口，就能明显降低局部不良反应的发生。所以不管是成人、儿童，还是孕妇，如果患有哮喘或慢性阻塞性肺病，并且经过病情评估需要使用吸入激素治疗的话，就不要犹豫，因为它的益处远大于害处。

齐阿姨：咳嗽变异性哮喘是不是需要一直用药啊？能治愈呢？

万医生：哮喘是一种可以治疗的疾病，但它具有异质性，大多和遗传、环境或接触过敏原相关，因此要完全治愈是不大可能的。哮喘治疗的目标是控制症状、预防未来发作的风险，即在不使用药物或者使用最小有效剂量药物治疗的基础上，能使患者活动不受限制，和正常人一样生活、学习和工作。早期发现，改善生活习惯和环境，坚持长期规律合理用药，哮喘是可以完全被控制的，控制良好的情况下可能几年甚至十几年不发作。除此之外，哮喘的自我管理也很重要，包括相关的健康教育（哮喘疾病知识、哮喘的预防和治疗、吸入装置的使用指导和培训、用药和随诊的依从性教育等）、哮喘自我管理工具 ACT 评分表、哮喘日记以及哮喘急性发作先兆的识别和处理等。

齐阿姨：万医生，我儿子有过敏性鼻炎，但我家有一只猫，已经养了很多年，可以继续养吗？

万医生：很多哮喘患者都属于过敏体质，同时合并过敏性鼻炎、荨麻疹等过敏性疾病。宠物的皮屑、分泌物等会增加空气中相应过敏原的含量，进而诱发哮喘等过敏性呼吸系统疾病。对螨虫、动物毛发过敏者，不建议饲养宠物，因为可能会诱发或加重哮喘，还有可能导致治疗过程中无法减药或停药。到医院进行过敏原检测可以对机体的过敏状态、过敏物质有进一步的了解。但是无论是否检测到动物毛发过敏，在疾病发作期间都应该尽量避免接触可疑的过敏原，以利于缓解咳嗽症状和防止复发。

齐阿姨：谢谢万医生的耐心解答，也谢谢李主任和小玖。对于慢性咳嗽我们真是学到不少知识，以后家人咳嗽时间长了，一定要去医院进行相关的检查，查明原因才能更好地治疗。

慢性阻塞性肺疾病

社区里的吉大爷和许大爷是多年的老同事，退休后老哥俩儿平日里没事就爱凑在一起下象棋，但都是烟不离手。最近随着天气逐渐变冷，两位大爷都病了，吉大爷总是咳嗽咳痰，有时还觉得胸闷，到医院呼吸科看病被诊断为慢性阻塞性肺病。许大爷不咳嗽，但是一上楼就喘，家人以为他的心脏出了问题，可是到心脏科做了检查被告知心脏正常，最后也被呼吸科医生确诊为慢性阻塞性肺病。两个人很奇怪为什么症状不同却被诊断为相同的疾病，治疗的药物也一样，今天一起来请教小玖了。

吉大爷：小玖，什么是慢性阻塞性肺疾病？

小玖：好的，请输入关键词“慢性阻塞性肺病”，嘀嘀嘀，调取数据——

慢性阻塞性肺病被简称为慢阻肺（Chronic Obstructive Pulmonary Disease，COPD），是以不完全可逆的气流受限为特征的一种破坏性的慢性肺部疾病，气流受限与肺对有害颗粒或气体的异常炎症反应有关，通常呈进行性发展。慢阻肺虽然是气道的疾病，但对全身系统的影响不容忽视，同时它又是可以预防和治疗的。

许大爷：慢阻肺的症状有哪些呢？

小玖：慢阻肺的主要症状包括慢性咳嗽、咳痰、喘息、胸闷、活动后气短或呼吸困难。随着病程的发展，上述症状会逐渐加重。通常晨间咳嗽明显，夜间有阵咳或排痰。一般为白色黏液或浆液性泡沫痰，偶可带血丝，清晨排痰较多，急性发作期痰量增多，可有脓性痰。气短或呼吸困难初期只在活动时出现，后逐渐加重，以致在日常活动甚至休息时也感到气短或呼吸困难，这是慢阻肺的标志性症状。确诊慢阻肺需要进行肺功能的检查，有少数患者并无咳嗽，仅在肺功能检查时才发现气流的不可逆性受限，在排除其他疾病后也可以诊断慢阻肺。当然，确诊慢阻肺之前都应该进行胸部 X 线或 CT 检查以除外引起气流受限的其他肺部疾病。

吉大爷：那为什么会得慢性阻塞性肺疾病？原因有哪些呢？

小玖：这个问题还是请天津医科大学总医院呼吸科的李硕主任来帮忙回答吧。

李主任：两位老人家好，小玖好，慢阻肺确实应该得到大家的重视。最新的流行病学调查数据显示，中国的慢阻肺人群已经接近 1 亿。慢阻肺最常见的原因是吸烟，由于男性吸烟的比例比女性高，所以大多数的患者是男性。此外，青少年由于过早吸烟、有网瘾、有氧运动减少、坐姿不正确影响肺部发育等原因，也使得他们逐渐成为慢阻肺的“后备军”。还有一个原因就是环境污染及职业接触，比如很多农村妇女虽然不吸烟，但是由于长年用生物燃料烧菜做饭，吸入的烟尘也会引发气道的慢性炎症；再比如工作中接触大量粉尘或有毒有害气体也会导致气道的慢性炎症。另外，如果反复发生气道疾病没有根治的话，容易导致气道重塑发生气流不可逆改变，也是导致慢阻肺的原因之一。

许大爷：李主任，慢阻肺和气管炎有什么区别？

李主任：慢阻肺与慢性支气管炎、肺气肿有着密切的关系。实际上，慢阻肺在病理上就表现为慢性支气管炎和肺气肿，但并非所有的慢性支气管炎和肺气肿患者都可被诊断为慢阻肺，它们可以被理解为这种慢性气道疾病发展的不同时期，它的发展通常从慢性支气管炎开始，在合并肺气肿后就容易发展成为慢阻肺。也有部分慢阻肺患者的慢性支气管炎症状并不明显，直接发展为肺气肿，而出现活动后呼吸困难。

吉大爷：如何预防慢阻肺呢？

李主任：慢阻肺是可以预防和治疗的疾病。戒烟是预防慢阻肺最重要也是最简单易行的措施，任何年龄或烟龄的人在戒烟后，都能有效地减缓肺功能下降和病情的发展速度。控制环境污染、加强职业防护措施，可以有效地减少有害气体或有害颗粒的吸入，减轻气道和肺的异常炎症反应，预防慢阻肺的发生。积极防治婴幼儿和儿童期的呼吸系统感染，可能有助于减少未来慢阻肺的发生。流感疫苗、肺炎链球菌疫苗等对防止慢阻肺患者反复感染可能有益。加强体育锻炼，增强体质，提高机体免疫力，也是重要的预防措施之一。另外，有慢阻肺高危因素的人群，应定期进行肺功能监测，以尽早发现慢阻肺并及时予以治疗。

许大爷：李主任，慢阻肺能治好吗？

李主任：慢阻肺是一种呼吸系统的慢性疾病，就像高血压一样，需要长期用药控制症状并且定期复查。慢阻肺的治疗包括早期干预、稳定期的治疗和急性加重期的治疗等几个方面。早期干预中最重要的措施是戒烟。稳定期则需要长期治疗，针对不同的病情，药物的选择也不同，患者应当去医院做全面检查评估病情，由医生制订对症治疗方案，并定期随访调整。

一般来说，首选吸入疗法，应用支气管扩张剂是最核心的治疗措施，药物直接作用于支气管黏膜，起效快，副作用小。其他措施还包括氧疗、呼吸康复和肺的手术治疗等。对于缺氧的患者，如果条件允许，建议应用家庭制氧机，每天坚持低流量（1～2L/min）吸氧。有呼吸衰竭同时合并二氧化碳潴留的患者可以在医生的指导下应用家庭用无创呼吸机治疗。有呼吸困难或运动活动受限的患者要进行呼吸康复治疗，包括采取健康生活方式、进行呼吸肌锻炼和体力锻炼。手术治疗是慢阻肺治疗的一大进展，包括肺大泡切除、肺减容和肺移植等。慢阻肺如果不及时治疗，随着病情的发展，患者会出现长时间的活动受限及呼吸困难进而导致生活质量明显下降，抑郁症发生明显增加。还会引起动脉高压、气胸、肺栓塞、慢性肺源性心脏病、呼吸衰竭、心脏衰竭等并发症，全身各个器官均有不同程度的损害。

吉大爷：我们老哥俩儿都得了慢阻肺，该怎样进行康复呢？

李主任：慢阻肺患者需要做好长期的自我管理，在医生指导下戒烟、接种流感和肺炎球菌疫苗、坚持长期规律用药、合理膳食、适量的康复训练、长期家庭氧疗等，这些措施均可有效减少急性加重和住院次数，维持病情稳定，提高生活质量。康复训练对锻炼呼吸肌力量、改善生活质量至关重要。慢阻肺康复训练的方法有很多，我交给您两位在家中最简单易行的方法吧。①缩唇呼吸：吸气后将嘴唇半闭（缩唇）慢慢呼出气体，类似于吹口哨的嘴型。呼气时腹部内陷，胸部向前倾，吸气与呼气的时间比例是 1：（2～3），呼出的气体以能吹动眼前 30cm 的蜡烛而不使火苗熄灭为宜。每天练习 2～4 次，每次 10～20 分钟，每分钟缩唇呼吸 7～8 次。这个方法可在气管支气管内产生压力差，防止细支气管由于失去放射牵引和胸内高压引起的塌陷。②腹式呼吸：患者取立位、平卧位或坐位，初学者以平卧位好掌握；两膝半曲，双手分别放于前胸和上腹部，用鼻缓慢吸气时，腹肌松弛，腹部手感向上抬起，胸部手在原位不动，抑制胸廓运动。每天坚持练习 2～4 次，每次 10 分钟左右。但是您二位一定注意，康复训练一定要在病情稳定期或者急性加重后的恢复期进行，在训练过程中应该量力而行、循序渐进、持之以恒，如果感到不适要及时与医生取得联系。吉大爷、许大爷：谢谢主任啦，我们一定坚持做康复锻炼。

睡眠呼吸暂停综合征

牛阿姨：小玖，我老伴儿晚上打呼噜声音太大了，吵得全家人都休息不好，有时还会出现突然间不喘气的情况，我特别担心。看病时医生说怀疑是睡眠呼吸暂停低通气综合征，需要做多导睡眠监测来确诊，你说打呼噜也是病吗？

小玖：好的，输入关键词“打鼾”，嘀嘀嘀，调取数据——

打鼾是一种常见的睡眠现象，是由于上呼吸道气流冲击咽黏膜边缘和黏膜表面的分泌物引起振动而产生的。大约有45%的成年人都会在睡觉时打鼾，只不过程度不同而已。单纯打鼾不伴有呼吸暂停并不影响身体健康，但如果打鼾同时伴有睡眠呼吸暂停就是一种病了，它会造成大脑缺氧，诱发各种心脑血管疾病，所以需要治疗。

牛阿姨：那什么是睡眠呼吸暂停呢？

小玖：输入关键词“睡眠呼吸暂停”，嘀嘀嘀，调取数据——

睡眠呼吸暂停是指睡眠期间呼吸暂时停止，是一种睡眠呼吸疾病。若在连续 7 个小时的睡眠中发生 30 次以上的呼吸暂停，每次气流中止 10 秒以上，或者平均每小时低通气次数（呼吸紊乱指数）超过 5 次，则可以诊断为睡眠呼吸暂停低通气综合征（OSAHS）。由于呼吸暂停可引起反复发作的夜间低氧和高碳酸血症，所以容易导致高血压、冠心病、糖尿病和脑血管意外等，甚至出现夜间猝死。患者白天嗜睡，容易发生各种事故。

牛阿姨：引起睡眠呼吸暂停的原因是什么呢？

小玖：这么专业的问题还是请天津医科大学总医院呼吸科的万南生医生为大家解答一下吧。

万医生：你好，睡眠呼吸暂停低通气综合征的发病机制是上气道的狭窄和阻塞，包括鼻中隔偏曲、扁桃体肥大、软腭过长、下颌弓狭窄、下颌后缩畸形、颞下颌关节强直等。此外，肥胖、上气道组织黏液性水肿，以及口咽或下咽部肿瘤等也均可引发此病。

牛阿姨：睡眠呼吸暂停会有什么严重后果？

万医生：睡眠呼吸暂停反复引起间歇性低氧血症，会给人体的大脑、心脏、肾脏等造成巨大的负担。后期可致脑卒中、心脏病、高血压等慢性病。有研究表明，超过40%的睡眠呼吸暂停患者合并高血压，发生脑卒中的风险会比正常人增高3倍，糖尿病的患病率也超过40%。当然，睡眠呼吸暂停最严重的并发症就是睡眠猝死，常常发生在身体疲倦、饮酒或者服用药物以后。这是由于患者在呼吸暂停的过程中，血氧水平下降太多，人体的应急机制失败了，没能将患者唤醒呼吸，患者随之陷入昏迷，失去意识，直至死亡。

牛阿姨：太可怕了，那患上了睡眠呼吸暂停该怎么治疗？

万医生：对于睡眠呼吸暂停的患者，需要通过多导睡眠监测评估疾病的严重程度。轻症者应鼓励减肥，多锻炼，提高身体素质，戒酒，避免长时间仰卧，尽量侧卧位睡眠。如果合并鼻塞鼻炎，可以应用糖皮质激素滴鼻，保证呼吸道通畅。如果因为咽部组织松弛、腭垂、扁桃体肥大导致呼吸道梗塞，可行手术治疗。对于中枢型睡眠呼吸暂停的患者，在积极治疗基础疾病的前提下，可应用呼吸兴奋药物提高呼吸中枢驱动力。对于重症睡眠呼吸暂停的患者，应该在专业医生的指导下应用无创机械通气呼吸机治疗。

牛阿姨：睡眠呼吸暂停能预防吗？

万医生：睡眠呼吸暂停是可以预防的。因为肥胖是导致睡眠呼吸暂停的重要危险因素之一，所以减肥对降低呼吸暂停指数，提高血氧饱和度，减少睡眠中断，改善呼吸暂停症状有肯定的效果。经常锻炼有助于减轻体重，增强肌肉力量，改善肺功能。注意饮食，忌食辛热之食，如韭菜、羊肉、八角茴香、丁香、胡椒等；对一些刺激性食物，如姜、葱、辣椒也应少食为好。患者如果有鼻腔阻塞性疾病应该及时治疗。睡眠采取侧卧位，具有防止舌后坠，减轻上气道塌陷阻塞的作用，可明显减轻打鼾、呼吸暂停及低通气。戒烟戒酒，因为吸烟会加重呼吸道症状，饮酒加重打鼾、夜间呼吸紊乱及低氧血症。睡前禁止服用镇静、安眠药物，这些药物会抑制呼吸，影响呼吸调节，降低上气道张力，降低机体对低氧、高碳酸血症的醒觉反应，所以睡前服用这些药物是非常危险的。

牛阿姨：好的，回家后我把您说的这些都告诉老伴儿。

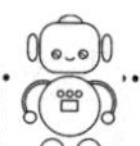

特别提示：

本文内容旨在普及有关呼吸系统常见疾病的一些常识性、科普性知识。提高大家对相关疾病的认识，避免一些错误的理解，并提供一些相关的保健、诊疗建议。然而，每一位患者患有的每一种疾病都具有特殊性和复杂性，非专业的判断会存在一定的片面性。如果出现相应症状，应及时到正规医院，找专科医生寻求帮助，接受规范化、个体化的诊治，以免贻误病情。

本章编者：李硕、王双林、万南生、胡洁

第三章　内分泌代谢疾病

内分泌代谢科看什么病

佟大姐：王医生，平常听好多人说内分泌紊乱、代谢紊乱，这是什么意思啊？出现这些问题时，应该在医院哪个科室看病呢？

社区卫生服务站王医生：您说的内分泌代谢紊乱其实包括很多疾病，当患病时应该去内分泌代谢科接受正规治疗。内分泌代谢科这个名字听起来很“高大上”，但很多病人都不太清楚这个科到底是看什么病的，也有的病人简单认为就是看糖尿病、甲亢的。今天刚好有健康机器人小玖来到咱们社区了，先来听听小玖给咱们讲解一下吧。

小玖：好的，输入关键词“内分泌代谢科”，嘀嘀嘀，调取数据——

内分泌代谢病科，主要诊治的疾病分为两大类：内分泌疾病与代谢疾病。这些疾病临床表现复杂多变，常常波及多个系统及器官。临床上的许多“疑难杂症”其实就是内分泌代谢性疾病，包括：糖尿病（2 型糖尿病、1 型糖尿病、妊娠糖尿病、其他特殊类型糖尿病）、糖尿病酮症酸中毒、糖尿病高渗状态、糖尿病足病、糖尿病周围神经病变、糖尿病伴感染、低血糖症、甲状腺功能亢进症（简称甲亢）、甲状腺能减退症（简称“甲减”）、亚急性甲状腺炎、垂体瘤、希汉氏综合征、高脂血症、肾上腺疾病、骨质疏松症、电解质紊乱（低钾血症等）、痛风、高尿酸血症等等。

王医生：小玖，当社区病人来就诊时，出现哪些临床表现，应该考虑为内分泌代谢科的疾病呢？

小玖：这您可难住我了，我现在就给您连线天津医科大学总医院内分泌代谢科的何庆主任，请他具体讲一讲吧。

何主任：王医生提的这个问题非常好，内分泌代谢科的病种其实很“多样化”，疾病的临床表现更是“各有特色”。当患者来到内分泌代谢科就诊时，我们专科医生经常面观患者的体貌及表情，仔细询问病史，详细体格检查，力求不放过蛛丝马迹，我们要从病情中抽丝剥茧，取其精要，最后等到诊断明确时，就是“拨开云雾见天明”的时刻。因此，临床上不能根据单一症状或几个表现就下诊断，而要全面综合分析。所以，我们内分泌代谢科医生的工作往往是很具有挑战性的。

王医生：何主任，您讲得太好了！那患者出现什么样的症状，我们应该建议他们去内分泌代谢科就诊呢？

何主任：当患者表现为“食欲旺盛，但体重下降，并伴有乏力、怕热、易出汗、易激动、突眼”等情况时，要考虑患甲亢的可能性；当患者有“乏力、记忆力减退、精神抑郁、反应迟钝、怕冷、心率缓慢、腹胀、便秘、嗜睡、月经过多、眼睑水肿、皮肤干燥”，要考虑患甲减的可能性；当患者表现为“食欲旺盛且容易饥饿，身体日渐消瘦，伴有口渴、多饮、多尿”，要考虑患糖尿病的可能性；还有患者表现为肥胖、高血压、高脂血症、生长发育迟缓、性腺发育减退、月经紊乱、闭经等情况，这时就需要来筛查多种内分泌代谢疾病。补充一点，因为内分泌代谢科疾病复杂多样，如果社区医生考虑存在内分泌代谢性疾病，还是建议患者及时到上级医院接受正规诊治，以免误诊漏诊。

佟大姐：何主任，不瞒您说，我正好有您说的上面的表现，最近总感觉口干、起夜次数多。别人看见我就说怎么瘦了这么多，我一直没在意，今天听您一讲，我得赶紧让王医生给我验验血糖，看有没有糖尿病的可能。

何主任：佟大姐，您有这样的意识很好，根据您的表现，确实得排查一下糖尿病的可能性。这样吧，我把内分泌代谢科常见疾病的相关表现归纳了一个表，大家可以看看，平时出现这些情况时应该提高警惕。今后我们也会经常通过科普讲座，或者和社区连线的形式，给大家答疑解惑。

王医生：何主任，真是太感谢您了！也非常感谢小玖！这次的活动真是太有意义了，希望以后还能多多连线答疑，使我们社区的老百姓早早获益。

内分泌代谢科常见疾病科普知识简表

内分泌代谢科常见疾病	主要临床表现
糖尿病	这是内分泌代谢科最多见且高发的疾病，主要表现为“三多一少”（多尿、多饮、多食、体重下降），累及全身多系统，如心脑血管疾病、肾脏病变、神经病变、眼部病变、糖尿病足、各个部位的感染等并发症
甲状腺疾病	包括所有和甲状腺相关的疾病。如：甲亢、甲减、甲状腺炎、甲状腺肿大及结节、甲状腺肿瘤等
骨代谢疾病	最常见的就是骨质疏松症，还包括其他不明原因的骨痛、骨折、骨骼畸形等
性腺疾病	女性闭经、月经紊乱、男性/女性更年期状态、男性乳腺发育、性腺及第二性征发育不良、性早熟、真假两性畸形、多毛、不孕不育、性功能障碍等
肥胖和消瘦	肥胖本身就是一种会导致多种危害的常见病，也可能是其他疾病的临床表现。消瘦一般与内分泌代谢紊乱有关，往往需要内分泌科医生细心鉴别
下丘脑垂体疾病	临床表现复杂多样，如贪食厌食、多尿、身材异常高大或身材矮小、颜面手足粗大变形、视力障碍、视野缺损、闭经等；包括垂体瘤、巨人症、肢端肥大症、侏儒症、垂体前叶功能减退症、尿崩症、下丘脑功能障碍等多种疾病
肾上腺疾病	包括皮质醇增多症、原发性醛固酮增多症、嗜铬细胞瘤、肾上腺皮质功能减退症、先天性肾上腺增生症等。临床表现为向心性肥胖、满月脸、紫纹、难治性高血压、低钾血症、皮肤色素沉着、外生殖器发育异常等
电解质异常	反复的低钾、低钠、低钙、高钙、低磷、高磷，不明原因的结石和骨折、多发性钙化等；这可能是甲状旁腺疾病、肾上腺或肾小管疾病所致
儿童生长发育异常	矮小、畸形、性早熟、性幼稚，肥胖、闭经、智力障碍等
代谢紊乱	如高尿酸血症、高脂血症、营养不良、维生素缺乏和其他代谢异常的疾病
手术后内分泌腺体功能异常	凡是进行过内分泌腺体手术和放疗的，如垂体、甲状腺、肾上腺、卵巢、睾丸等手术，甲状腺放射性碘治疗等，均需长期进行内分泌随访，监测激素水平

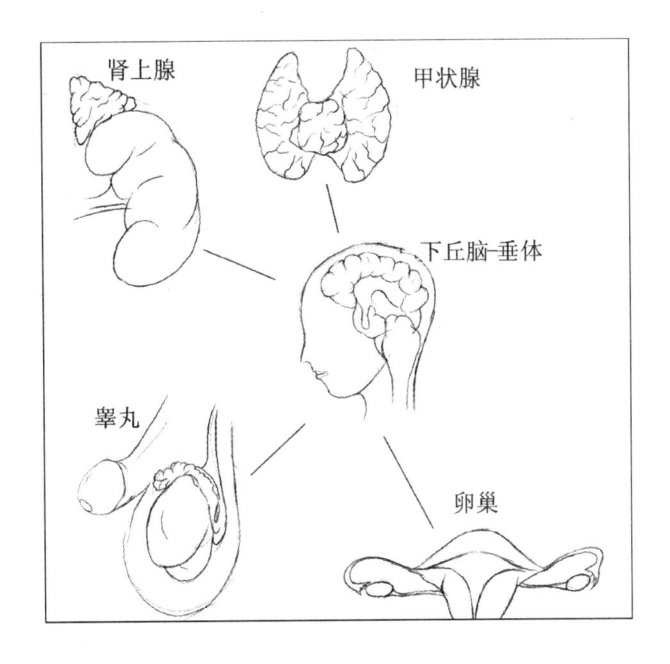

垂体功能及检查

社区卫生服务站发现，最近有不少居民来咨询关于内分泌代谢方面的问题，于是就请小玖邀请总医院内分泌代谢科何庆主任团队的医生们来给大家举办科普讲座并答疑解惑。

朱崇贵医生：各位好，我们来聊一聊内分泌器官中最为重要的一个组织器官——垂体，它控制着内分泌系统中关键的数个通路，是内分泌体系中的咽喉要道，因此我们称之为“内分泌之王”。小玖，你知道它在哪吗？

小玖：稍等，朱医生，输入关键词“垂体”，嘀嘀嘀，调取数据——

垂体又称为脑垂体，位于脑底部的中央位置，在蝶骨中的蝶鞍内，它的上方有视神经通过，两侧被海绵静脉窦包围，它的底部为蝶窦及鼻咽。整个垂体大小约 1.3cm×0.9cm×0.6cm，重量约 0.6g，可分为垂体前叶、垂体后叶。

朱医生：很好，小玖。通过头颅核磁共振我们可以看到，垂体虽小，但位置重要——在大脑中的中心地带。垂体受下丘脑的调控，所以下丘脑才是神经内分泌系统的首都。尽管如此，垂体仍然是内分泌系统中的重要部位。我们先了解一下垂体的结构，如小玖所述，垂体分为垂体前叶和垂体后叶。为什么这么分呢？首先，垂体的血供丰富并且复杂，垂体前叶和后叶的供血不同，垂体上下动脉通过垂体漏斗部到达垂体前叶形成垂体门脉系统，正常垂体前叶由门脉系统供血，垂体后叶供血由颈内动脉的分支供应。垂体前叶，又叫腺垂体，垂体后叶，又名神经垂体。腺垂体的工作是合成激素，神经垂体的工作是释放激素。小玖，你知道它们的功能是什么吗？

小玖：输入关键词“垂体功能”，嘀嘀嘀——

腺垂体可以合成促肾上腺皮质激素（ACTH）、促甲状腺激素（TSH）、催乳素（PRL）、生长激素（GH）、黄体生成素（LH）和尿促孵泡素（FSH），神经垂体储存并释放抗利尿激素和催产素。这些激素将前往全身各个靶组织，调节靶器官分泌相应激素，发挥生理作用。

朱医生：非常好，小玖。垂体功能非常复杂，我们先了解一下。内分泌系统主要以轴的方式来呈现，让我们看一下各个轴的功能和检查。

垂体-肾上腺皮质轴：内分泌之生命中枢

这条轴我们称之为内分泌中轴，具体来说是CRH-ACTH-轴，下丘脑分泌促肾上腺皮质激素释放激素（CRH），调节垂体分泌ACTH，ACTH促进肾上腺束状带分泌皮质醇（COR）。这条轴之所以如此重要就是因为皮质醇的生理作用。如果这条轴受到破坏，人体循环将不复存在，将测量不到血压、脉搏，人的消化系统、神经系统也会萎靡，体内很多其他内分泌激素也不能发挥作用，同时代谢也会出现紊乱，因此，这条轴是必不可少的，对于维持生命的意义重大。尤其对老年人，更为重要。在检查上，可以查血ACTH和皮质醇，24小时尿皮质醇，ACTH兴奋试验，必要时检测肾上腺皮质功能节律及过夜地塞米松抑制试验明确此轴功能。

垂体-甲状腺轴：基础代谢之根

类似垂体肾上腺轴，下丘脑可以分泌促甲状腺激素释放激素（TRH），调节垂体分泌TSH，再促进甲状腺分泌甲状腺激素，如果下丘脑和垂体受到破坏，那么甲状腺将失去指挥，不再工作，其产品甲状腺激素将断货，即继发性甲状腺功能减退症。对儿童来说，将出现矮小症，伴有智力、情感发育障碍；对成人来说呢，首先影响基础代谢，缺乏甲状腺激素，那么整个体内代谢水平将减低，简单来说，可能就是体重增加、肥胖、困倦、乏力等全身症状。此外，心血管系统、消化系统、血液系统、神经系统及骨关节系统均会出现运转不畅的问题，所以我们称这个轴是代谢之根。甲状腺轴的检查可以查甲状腺功能（包括 T3、T4、FT3、FT4、TSH）以及甲状腺抗体、甲状腺超声和甲状腺 ECT 等检查。

GH–IGF–1 轴：生长之泉

生长激素是垂体前叶分泌十分重要的激素之一。生长激素脉冲分泌，它没有专门的靶腺。生长激素作用于肝脏，产生胰岛素样生长因子-1（IGF-1）。IGF-1 可以稳定地刺激儿童身高的增长，如果儿童期缺乏生长激素，那就会出现我们熟知的“侏儒症”。而对成人来说呢，生长激素对糖脂代谢的调节十分重要，同时还可对骨骼-肌肉产生重要保护作用，如果缺乏将出现成人生长激素缺乏症。如果 GH 分泌过多，则出现成人肢端肥大症及儿童巨人症。对于这个轴的检查，可以查基础 GH、IGF-1 水平；如果考虑 GH 缺乏，可以查 GH 刺激试验；如果 GH 分泌过多，可以查高糖抑制试验。

催乳素–乳腺：婴儿饮食之源

催乳素，也称为泌乳素，顾名思义其主要作用就是促进乳腺发育与泌乳。女性在怀孕后期及哺乳期，泌乳素分泌最为旺盛。催乳素的调节主要受下丘脑抑制性的调节，下丘脑分泌多巴胺抑制垂体分泌催乳素。因此，患有下丘脑疾病，往往会出现高催乳素血症；如果是垂体性疾病，则催乳素减低。举个例子，产妇大出血，患有席汉综合征，表现为产后无乳，婴儿只能进食奶粉，所以我们称催乳素为婴儿饮食之源。检查催乳素相对简单，化验血催乳素水平即可。

垂体-性腺轴：人类繁衍之本

在内分泌中垂体性腺轴对生殖是十分重要的。尽管对于生命来说，垂体性腺轴的有无并无重大影响，常见的例子就是绝经期女性，性腺功能已经衰竭，但并不影响生命。但对于人类来说，如果没有这条轴的话，那么就会像电影描述的那样需要无性繁殖了。男性的性腺是睾丸，女性的性腺是卵巢，都是由垂体来控制的，它通过分泌 LH 和 FSH 两种促性腺激素来调节睾丸和卵巢发挥其功能，主要是分泌性激素，促进性发育，维持第二性征，促进生殖细胞的形成。性腺轴的检查可以查血性激素全项、GnRH 兴奋试验及 HCG 兴奋试验，并做靶腺的超声以明确。

对于整个垂体来说，上述我们提到的是垂体功能及其检查，同时很重要的一点是可以查垂体 MRI 及增强 MRI 评估其形态学变化，这在诊断垂体疾病中也起到很重要的作用。

总而言之，垂体是一个神秘的内分泌组织，体积小，功能复杂，位置特殊。出现垂体性疾病，症状隐匿且不典型，需要医生和大家警惕。下面我们可以分别讲讲有关的疾病。

肢端肥大症

社区舞蹈团颜女士：小玖你好，我最近遇到一件怪事，有朋友告诉我可能与内分泌相关，所以借这个机会向你和各位大夫请教。前不久我去参加大学毕业三十周年的同学聚会，大家都说我相貌变化好大，和以前比完全不是一个人了，不如以前好看了。我当时还将信将疑，回家后对比年轻时的照片，吓了我一跳，我这个眉骨颧骨高了一些，脸盘变大了，鼻头也变大了，难怪人家认不出来了！我去总医院看了门诊，大夫说可能是垂体瘤、肢端肥大症。做了一个头部的核磁共振，报告还没出来。小玖，你能先给我解释解释吗？

小玖：好的，请输入关键词“垂体瘤、肢端肥大症”，嘀嘀嘀，调取数据——

垂体瘤是一组来源于垂体及颅咽管残余上皮细胞的肿瘤，起病大多缓慢而隐匿。由于肿瘤分泌的垂体激素不同，所以临床表现差异较大。垂体瘤分泌过多的生长激素会导致巨人症或肢端肥大症。青春期前，则表现为巨人症；如果发病在青春期后，由于骨骺已经闭合，则表现为肢端肥大症。

颜女士：除了相貌变化比较大外，还有老同学说我声音变了，低沉了好多。以前我的音调挺高的，唱歌好听。我自己感觉，皮肤也变得又厚又硬，开始还觉得是人老了，现在想想可能与疾病有关。我想问问这个病一般有哪些表现？

黄雨蒙医生：颜女士您好，您说的这些情况，如相貌、声音、皮肤变化，都是由于肢端肥大症导致的。具体而言，此病往往表现为面容改变，比如下颌变宽、颧骨眉弓突出、唇舌肥厚、耳鼻增大、牙间隙增宽、声音改变比如音调低沉，皮肤粗糙也是它的表现之一，很多患者穿鞋的尺码也比患病之前大两号。此外，有些患者还有头痛乏力、多汗、毛发增多等表现。

舞蹈团姬团长：可不呗，颜姐！我记得前些年，您还没退休那会儿订的鞋号是36码，现在都订到38码了，我还纳闷您这个岁数怎么脚还长呢。大夫，这个病除了外貌上的变化，对身体还有其他危害吗？颜姐不但是我们团的舞蹈骨干，更是大伙儿的好姐妹。听说她的脑子可能长了瘤子，我们都特别担心，不会是恶性的吧？

何主任：一般垂体瘤90%以上都是良性的。除了黄医生刚才说的临床特点，生长激素还会导致内脏普遍肥大。如可导致心脏增大、高血压、心功能下降等。生长激素过多导致血糖升高，引发继发性糖尿病。生长激素会促使呼吸道黏膜组织肥厚、舌根肥大，引起打鼾；还可导致性腺功能减退，女性表现为月经紊乱、闭经、不育，甚至导致溢乳；男性可表现为阳痿、不育。生长激素导致全身骨骼不同程度的肥大，负重关节可能有骨刺形成，导致关节疼痛，还可能引起骨质疏松。临床观察到生长激素瘤患者中恶性肿瘤的发病率增高。另外，不少患者合并有甲状腺病变。除了这些生长激素分泌增多导致的临床变化外，垂体瘤瘤体增大会压迫旁边的组织结构，如压迫蝶鞍附近的视神经，导致视野范围缩小、视力下降。

颜女士：这么复杂，那我可不能轻视它。我听别人说脑子里有瘤子，得把脑子打开做手术，想来就有些紧张，请问还有别的治疗方法吗？

朱医生：颜大姐您别紧张，现在垂体瘤伴有肢端肥大症的首选治疗方法还是手术治疗，与传统开颅手术不同，大部分患者可通过鼻腔入路进行手术，即经蝶窦入路垂体瘤切除术。这个手术创伤较小，术后患者恢复较快，效果良好。此外，还有放射治疗、药物治疗等多种治疗手段。需要注意的是，生长激素瘤有一定的复发率，治疗后一定要到专科门诊定期随访。

颜女士：好的，听您这么说我就安心了。

尿崩症

小玖：刚才我们了解了肢端肥大症的一些知识，爷爷奶奶还有问题欢迎踊跃向我和强大的后援团提问。

魏女士：小玖您好，我最近喝得多、尿得多，我也经常看健康节目，电视上说这种多饮多尿是糖尿病的表现，但我去医院查血糖完全正常啊，你说我这可能是怎么回事呢？

小玖：魏大姐您好，能详细说说您的症状吗？我会邀请专家后援团帮您做个初步诊断。

魏女士：每天尿量为 4～5 升，夜尿特别多，因为这个事情我晚上都睡不好，时常感到疲惫。天天都觉得口渴得厉害，特别喜欢喝冷饮。

黄雨蒙医生：魏女士您好！您说的烦渴，多尿、夜尿显著增多，喜冷饮这些症状，符合尿崩症的临床特征，您可能是患了尿崩症，不过还需要到内分泌专科检查确诊。小玖，请给大家介绍一下什么是尿崩症吧？

小玖：输入关键词“尿崩症”，嘀嘀嘀，调取数据——

尿崩症分为中枢性尿崩症和肾性尿崩症。要了解这个疾病，首先解释一下什么是抗利尿激素。抗利尿激素是由下丘脑神经细胞分泌的一种激素，通过神经垂体释放出来。该激素主要作用于肾脏远曲小管和集合管，促进对水分的重吸收，对尿液浓缩起着关键作用。中枢性尿崩症是由下丘脑-神经垂体病变引起抗利尿激素分泌不足所致，肾性尿崩症是肾脏对抗利尿激素失去反应导致的。临床上以中枢性尿崩症多见，临床特点是多尿、烦渴、低比重尿和低渗尿。

魏女士：经小玖这么解释，我懂了一些。我的理解是，脑子是个司令官，抗利尿激素是他下达的指令，肾脏是他的士兵。这个尿崩症要么就是司令官没有充分下达指令，要么就是指令传达到了肾脏这个士兵不听指令。士兵不去挡住水，水就从尿液里哗哗往外流。

何主任：不得不佩服魏女士的理解力。建议您去专科门诊确诊一下是否为尿崩症，同时查找病因。

魏女士：谢谢主任，如果要确诊需要做什么检查呢？我又回忆了一下，我好像没有什么特别的原因引起这个病，到底是什么诱发的这个尿崩症啊？

何主任：正如刚才小玖提到的，临床上大部分都是中枢性尿崩症，一般起病日期明确。说到病因，很遗憾，50%～60%的中枢性尿崩症找不到起病原因，称为原发性尿崩症；能找到起病原因的称为继发性尿崩症，这里面的病因就包括头部外伤及手术、颅内肿瘤或转移瘤、脑炎等感染性疾病、自身免疫性疾病、血管病变等。还有一种是家族遗传的，比较少见，称为遗传性尿崩症。为确诊尿崩症，我们临床上通常化验晨尿的尿比重、渗透压和相应同一时间段的血渗透压。多数情况下还需要做禁水-加压素试验明确诊断和分型。正常人在禁水的情况下血液浓缩、血渗透压升高，可以刺激抗利尿激素的释放，使尿量减少、尿液浓缩。而尿崩症的患者在禁水的情况下不能使尿量减少，注射了外源性抗利尿激素后有明显效果。

魏女士：谢谢主任的耐心解答，那这个尿崩症该如何治疗呢？

朱崇贵医生：对于何主任提到的原发性尿崩症，一般是用抗利尿激素替代治疗，即用外源性抗利尿激素补充。临床上常用口服制剂是一种人工合成的抗利尿激素类似物，也是目前较理想的抗利尿剂，具体用量根据病情调整。对于继发性尿崩症应该先明确病因，尽量治疗病因，如感染、外伤等，有药物也可以用于继发性尿崩症。

何主任：其实在临床上以多饮多尿为表现的疾病除了尿崩症，还有魏女士提到的糖尿病，但糖尿病可以通过查血糖鉴别出来。还有一种精神性烦渴，主要表现为多饮、多尿、烦渴，与尿崩症表现极为相似，但实际上没有器质性的病变，主要是心理因素的影响。此外，慢性肾脏疾病也可以影响肾脏的浓缩功能而引起多尿、口渴等症状。所以一旦出现多饮、多尿、烦渴的症状，还是需要去内分泌专科进一步诊断。

垂体功能减退症

汪大妈：何主任，我正好有一些医学问题不太明白，想请您给我们讲一讲。我姐姐最近半年总感觉没劲，还不想吃饭，到医院检查后诊断为低钠血症、垂体功能减退症，现在一直口服激素，这个疾病以前从来没有听说过，这是什么病呢？

何庆主任：汪大妈您别着急，让小玖给咱们普及一下垂体功能减退的常识吧！

小玖：好的，请输入关键词“垂体功能减退症”，嘀嘀嘀，调取数据——

垂体是人体内分泌功能的司令部，调控人体多个内分泌腺体的功能，它分泌的多种激素，包括生长激素、催乳素、促性腺激素、促甲状腺激素、促肾上腺皮质激素等对人体生长发育、代谢有重要的影响。垂体功能减退是由不同病因引起腺垂体全部或大部分受损，导致一种或多种垂体激素分泌不足或绝对缺乏所致的临床综合征。

社区居委会刘主任：我们平时总说内分泌紊乱、内分泌失调，原来垂体就是调控人体内分泌功能的中枢啊，垂体功能如果出现了问题，那身体可是要出大问题了。小玖，那垂体功能减退都有哪些临床表现呢？

小玖：好的，垂体功能减退的临床表现取决于各种垂体激素减退的速度及相应靶腺萎缩的程度。一般促性腺激素及催乳素缺乏最早出现，主要表现为产后无乳，乳腺萎缩，长期闭经与不育，毛发脱落，尤其以腋毛、阴毛为明显，男性表现为胡须稀少、性欲减退、肌力减退，青春期前发生可有第二性征发育不全；生长激素不足在儿童可引起生长障碍，成年人则没有明显的临床表现，可能会出现肌肉张力和运动能力减弱，骨量减少、骨质疏松；当促甲状腺激素分泌不足时可能有畏寒、皮肤粗糙、便秘、食欲减退、精神抑郁、行动迟缓等甲状腺功能减退的表现；当累及促肾上腺皮质激素时，患者常有极度疲乏、厌食、恶心、呕吐、血压低、血糖低、皮肤颜色变浅等表现。

朱崇贵医生：小玖说得很对，垂体功能减退有很多表现，当病变累及垂体组织的程度不同时表现都不一样。所以当出现孩子生长发育异常、女性月经不规律、性功能减退、精神状态差、食欲差、低血糖等相关表现时，均需要警惕垂体功能异常，需要及时到内分泌科就诊。

汪大妈：谢谢小玖和朱医生的讲解，现在就知道还有垂体功能减退这个疾病了。如果出现上面的这些症状，还得去内分泌科进行检查。那垂体功能减退这个疾病是怎么得的呢？

何主任：这个问题问得很好，垂体功能减退只是一种临床综合征，那引起垂体功能减退的病因有哪些呢？垂体瘤是引起本症最常见的原因，其他的包括颅咽管瘤、脑膜瘤、下丘脑或视交叉附近的胶质瘤、错构瘤、松果体瘤、转移癌、淋巴瘤、白血病、组织细胞增多症均可能会引起本症；此外放疗、颅底骨折、手术也可能引起本症；各种病毒性、结核性、真菌性、化脓性脑膜炎、脑膜脑炎均可引起下丘脑-垂体损伤而导致功能减退；自身免疫性疾病，例如淋巴细胞性垂体炎也可能引起垂体功能减退；还有先天性的相关基因突变引起腺垂体功能减退；最后还有一个原因，女性需要注意，产后大出血、产褥感染、羊水栓塞等均可能会引起垂体门脉系统缺血而导致垂体坏死，引起垂体功能减退，临床上又称为席汉综合征。

汪大妈：垂体功能减退有这么繁多的表现，而且这么多疾病都会引起垂体功能减退，要多多了解一下这个疾病了。那得了这个疾病应该怎么办呢？

杨笑云医生：大家不要害怕，出现了以上表现，及时至内分泌科就诊，我们会为病人进行下丘脑、垂体与靶腺激素的测定，包括生长激素、性腺轴、甲状腺轴、肾上腺皮质轴功能的检查。必要的时候还需要做兴奋试验以了解相应储备及反应性，同时完善垂体核磁共振或 CT 等检查，如果患者有视力的下降，还需要完善视力视野的检查评估病情。诊断明确后，会根据每一位患者的不同情况进行相关激素的替代治疗。如果需要手术进行病因治疗，患者在完善了这些激素水平的评估及局部病变的评估后还需到相关科室进行下一步的诊治。

社区居委会刘主任：谢谢何庆主任、朱医生、杨医生和小玖的耐心讲解，通俗易懂，很有帮助，让我们认识了垂体功能减退症这个以前比较陌生的疾病，也扩展了我们的医学常识，欢迎主任们和小玖今后多来我们社区！

催乳素瘤

卫大娘：何主任，我外甥女今年 26 岁了，月经一直不太规律，最近 1 年都没有来月经，还有少许溢乳，她这也没怀孕怎么会出现这种症状呢？后来去医院检查，说催乳素水平特别高，垂体核磁结果说垂体上长了个瘤子，这可吓坏我们一家人了，这是什么病呀？

何庆主任：卫大娘您别着急，根据您的描述，年轻女性有闭经、溢乳的症状，结合催乳素和垂体核磁的结果，最终可能诊断为催乳素瘤，下面我们先让小玖给咱们普及一下催乳素瘤的常识吧！

小玖：好的，请输入关键词“催乳素瘤”。嘀嘀嘀，调取数据——

催乳素瘤是最常见的功能性垂体腺瘤，占成人垂体功能性腺瘤的 40%～45%，以 20～50 岁的女性患者多见，成人患者男女比例约 1∶10。主要临床表现为：性腺功能减退，青春期前表现为原发性性腺功能减退，育龄期女性有月经周期改变，甚至出现闭经、不孕、性腺萎缩，男性表现为性欲减退、阳痿、不育，女性患者中 30%～80%发生自发或触发泌乳，男性可有轻度乳腺发育，少数也会出现泌乳；另外，部分患者会出现体重增加和垂体局部压迫症状。

社区居委会刘主任：原来不光女性会得催乳素瘤，男性也会得催乳素瘤啊。

娄大爷：小玖，那是只要催乳素水平高就是催乳素瘤吗？

小玖：嗯，这个问题有一点点复杂，我们请何主任给大家讲一讲吧。

何主任：催乳素水平主要受下丘脑分泌的催乳素释放因子与催乳素抑制因子（最常见的为多巴胺）共同调节。在生理状态下，催乳素主要受催乳素抑制因子影响。引起催乳素升高的原因主要有以下 4 种。

（1）生理性升高：正常人催乳素基础浓度一般小于 20μg/L，生理增幅可至正常值的 3 倍，常见的生理原因包括应激、睡眠、运动、哺乳、妊娠、性生活。

（2）病理性升高：下丘脑垂体柄损伤（炎症、肿瘤、创伤）、垂体损伤（催乳素瘤、炎症、占位性压迫、手术、外伤等）、系统性疾病（慢性肾衰、肝硬化、甲减、多囊卵巢综合征等）。

（3）药理性升高：抗抑郁药（如阿米替林）、抗组胺药（如西咪替丁）、抗高血压药（如维拉帕米）、口服避孕药、多巴胺通路药物（甲氧氯普胺、甲基多巴）、阿片类药等。

（4）特发性升高：是指在没有可见的垂体微腺瘤或神

经系统疾病及其他疾病引起催乳素分泌的情况下，出现血清中催乳素水平升高，这可能与抑制因子（多巴胺）的降低或催乳素释放因子的升高有关。

社区居委会刘主任：那怎样才能诊断催乳素瘤呢？

朱医生：典型临床表现结合高催乳素血症的实验室检查与鞍区影像学检查，可做出诊断。如果血清催乳素＞100～200μg/L，并除外其他因素引起的高催乳素血症，则支持催乳素瘤的诊断；血清催乳素＜100μg/L 的患者多可能是其他原因引起的高催乳素血症，如原发性甲减或垂体非催乳素瘤压迫垂体柄和垂体门脉血供而使催乳素升高；若血清催乳素水平在 300～500μg/L 之间，在除外生理及药物性因素后，即使影像学检查无异常，也可诊断为催乳素瘤。鞍区核磁增强影像有助于垂体腺瘤的发现，动态增强成像有助于垂体微腺瘤的发现。

娄大爷：那得了催乳素瘤就要做手术吗？

杨医生：催乳素瘤治疗以药物为主，口服多巴胺受体激动剂是治疗催乳素瘤的主要药物。多巴胺受体激动剂能抑制催乳素的合成与分泌，并能抑制催乳素细胞增殖，使血清催乳素水平恢复正常，纠正大部分女性患者月经不调、闭经的症状。药物能使绝大多数病人催乳素水平正常和肿瘤体积显著缩小。手术治疗仅限于中枢神经压迫症状明显和药物效果不佳者，可经蝶窦手术。放疗应用有限，仅用于术后辅助治疗。

甲状腺结构、功能及相关检查

景大姐：刘主任，最近我们单位体检，发现我和好几个同事都有甲状腺结节，老耿被诊断为甲状腺癌，还有同事发现得了甲亢、甲减，现在得甲状腺疾病的人怎么这么多呀？

社区居委会刘主任：景大姐别着急，目前甲状腺疾病确实高发，正好让小玖给咱们讲讲甲状腺吧！

小玖：好的，请输入关键词“甲状腺”，嘀嘀嘀，调取数据——

甲状腺是人体重要的内分泌器官，分为左右两个侧叶和连接两个侧叶的峡部，贴附于喉软骨下部的气管前侧面，形状似一只蝴蝶。虽然甲状腺是人体最表浅的内分泌器官，但正常情况下，甲状腺不能窥见，也不能被摸到。正常人的甲状腺重量为 20～30g，别看它个头不大，它的功能却非常重要。甲状腺的主要功能是合成、分泌甲状腺激素。碘是合成甲状腺激素的重要原料，根据含碘原子的多少，甲状腺激素分为 T3（含有 3 个碘原子）、T4（含有 4 个碘原子）。合成的甲状腺激素以甲状腺球蛋白的形式储存于甲状腺滤泡腔内。分泌时先将甲状腺球蛋白从滤泡腔中转运到滤泡细胞内，在蛋白水解酶的作用下，释放出 T3 和 T4，扩散到细胞外液并进入循环血液中。甲状腺的功能受到下丘脑、垂体的调节，下丘脑分泌促甲状腺激素释放激素（TRH），促进腺垂体分泌促甲状腺激素（TSH）。TSH 作用于甲状腺，促进甲状腺摄取碘并合成甲状腺激素；反过来甲状腺激素还可以作用于垂体负反馈抑制TSH的分泌，通过这种下丘脑-垂体-甲状腺轴的调节机制可以使甲状腺功能维持在正常水平。

社区居委会刘主任：甲状腺激素有什么作用呢？

张晓娜医生：甲状腺激素几乎作用于人体的所有器官和组织，对生长、发育、代谢、生殖等各种功能均有影响，主要作用是促进物质和能量代谢以及机体的生长与发育。

甲状腺激素促进产热，加速糖、脂肪、蛋白质的代谢

主要表现为甲状腺激素提高组织的耗氧量，使产热增加，所以甲亢患者怕热，而甲减患者怕冷。甲状腺激素使糖代谢速率加快，大剂量甲状腺激素会促进糖的吸收，促进肝糖原分解，甚者可升高血糖，产生“继发性糖尿病”。甲状腺激素还可加速脂肪代谢，使胆固醇的合成和分解均加快，但分解大于合成，故甲亢患者的血总胆固醇降低；反之，甲减时则升高。生理量的甲状腺激素增加蛋白质的合成，但过多的甲状腺激素使蛋白质分解明显加强，使肌肉消瘦无力，并可导致甲亢性肌病、甲亢性蛋白质营养不良综合征等。而甲状腺激素缺乏时，蛋白质合成亦减少，细胞间黏蛋白增多。

甲状腺激素促进脑和骨骼的发育

在生长发育方面，甲状腺激素，尤其是T3，是促进脑发育的必需激素之一。自胎儿至出生后半年内（特别是出生后数周内），甲状腺激素对生长发育的影响十分明显，严重缺乏者会患呆小症，表现为智力低下、身材矮小，对患儿健康影响大。因此，我国在新生儿出生 72 小时后采集足跟血常规筛查新生儿甲减，以避免漏诊，早期治疗，改善预后。另外，骨的生长发育也依赖甲状腺激素的刺激。

甲状腺激素对心脏、肝脏、胃肠道、血液系统等组织器官的影响

甲状腺激素可增加心肌收缩力，加快心率，还可以降低血管阻力。长期的甲亢可能导致心动过速、心律失常、心脏扩大、血压升高等。甲状腺激素对肝脏有直接毒性作用，可致肝大，少数甲亢患者可出现肝功能异常，比如转氨酶升高甚或黄疸。甲状腺激素还会影响胃肠蠕动和消化吸收功能。甲亢时，胃肠蠕动加速，胃排空增快，肠吸收减少，甚至出现顽固性吸收不良性腹泻。相反，甲减时，可出现腹胀和便秘。甲状腺激素过多或过少均可导致贫血，甲亢患者白细胞总数常降低，嗜酸性粒细胞和单核细胞可相对增高，但血小板量和功能正常。

社区居委会刘主任：小玖，那如何判断甲状腺功能是否正常呢？

小玖：判定甲状腺功能的主要方法是结合临床表现和甲状腺功能化验综合判断，甲状腺功能化验包括 T3、T4、FT3、FT4、TSH。甲亢的患者表现为神经质、怕热、多汗、皮肤湿热、心悸、乏力和体重减轻等代谢亢进的症状，还有甲状腺肿大、突眼等；化验甲功可发现 T3、T4、FT3、FT4 均可能有不同程度的升高，由于前面提到的负反馈调节机制，TSH

受到抑制低于正常。甲减的患者则相反，表现为疲乏、淡漠、行动迟缓、怕冷、厌食、便秘、性欲减退；化验甲功提示 T3、T4、FT3、FT4 降低，TSH 升高。除了抽血化验检测甲状腺功能，还有一种放射性核素检查可以反映甲状腺功能，即甲状腺碘 131 摄取率测定或甲状腺锝 99m 显像。前面说过，碘是合成甲状腺激素的原料，用放射性碘作示踪物，测定甲状腺对碘的浓聚能力，可间接评价甲状腺的功能状态。甲亢患者摄碘率增高，而甲减患者则摄碘率降低。

景大姐：何主任，我的甲功正常，但甲状腺有结节该怎么办呢？会不会像老耿那样得甲状腺癌呢？

何主任：景大姐，您不要着急，甲状腺结节很常见，普通人群的发生率为 12.8%～18.6%，超声目前检出率已经高达 60%，其中有 5%～15% 为恶性结节。常见的良性结节有：结节性甲状腺肿、甲状腺腺瘤、甲状腺囊肿等；恶性的结节为甲状腺癌。甲状腺癌分为乳头状癌、滤泡状癌、未分化癌和髓样癌。乳头状甲状腺癌恶性程度低，如能尽早手术切除，预后良好；滤泡状癌次之，后 2 种恶性程度高，预后差。甲状腺 B 超可以区分大部分结节的良恶性。甲状腺超声应用 TI-RADS 分级描述结节的良恶性倾向，一共分为 6 级，级别越高，恶性风险越大。像王大姐您的甲状腺结节 TI-RADS 分级为 3 级，就是说结节很可能是良性的，恶性风险＜5%，而且您的甲功正常，定期复查甲状腺 B 超就可以了。如果甲状腺结节的分级较高，医生可能会建议对结节进行细针穿刺活检（FNAB），明确结节的性质。甲状腺肿瘤标记物检查也有助于判断结节的良恶性。此外，核素扫描检查明确甲状腺结节的功能，可以辅助判断结节的良恶性。如果细针穿刺活检确定为恶性时，可以进一步行甲状腺 CT 或 MRI 检查，以准确评估甲状腺肿瘤的范围，与周围组织、血管的关系，以及区域淋巴结的转移情况。

景大姐：何主任，听了您的讲解我就放心多了，下次我去门诊找您复查吧！

甲状腺功能亢进症

余大姐：前段时间单位查体发现，我的甲状腺激素水平升高，我想问问我是得甲亢吗？

陈荷叶医生：甲状腺激素水平升高可不都是甲亢哦，我们让小玖给我们讲讲甲状腺激素升高那些事吧。

小玖：好的，请输入关键词“甲状腺激素升高”，嘀嘀嘀，调取数据——

甲状腺激素水平升高，并且 TSH 降低，我们诊断为“甲状腺毒症”。甲状腺毒症除了我们平常说的甲亢之外，临床上还有一种情况：患者有甲亢的临床表现，其体内甲状腺激素水平也是升高的，但这种升高并非是由于甲状腺自身合成甲状腺激素增多，而是由于甲状腺组织受到破坏，导致储存在滤泡内的甲状腺激素过量释放引起。从严格意义上讲，这并非真正意义上的甲亢，我们称之为“破坏性甲状腺毒症”，这种情况常见于亚急性甲状腺炎及桥本甲状腺炎的早期阶段。

余大姐：陈医生，那什么是甲亢呢？您快给我说说。

陈医生：小玖给余大姐讲讲，什么是甲亢。

小玖：好的，请输入关键词“甲亢”，嘀嘀嘀，调取数据——

甲亢，全称为甲状腺功能亢进症，是指由于多种病因导致自身甲状腺组织合成及分泌甲状腺激素过多，引起以神经、循环、消化等系统兴奋性增高和代谢亢进为主要表现的一种临床综合征。典型甲亢患者通常有怕热、多汗、心悸、多食、消瘦等高代谢症候群以及急躁、易怒、手颤、失眠等交感神经兴奋症状；在心血管方面主要表现为心动过速、胸闷气短、早搏、房颤等；在消化道方面主要表现为大便次数增多及腹泻；女性甲亢往往有月经减少甚至闭经，男性甲亢可有阳痿等。此外，甲亢患者还常伴有突眼、颈部增粗、胫前黏液性水肿等阳性体征。需要注意的是，老年甲亢的症状常不典型，甚至与典型甲亢症状相反，表现为食欲不振、沉默寡言、神情抑郁。

余大姐：这症状说的怎么这么像我呢，最近几个月不知怎么的，特别怕热，还出汗多，我老伴儿还说我最近脾气怎么变得这么急躁。我肯定得甲亢了，医生我是不是得吃药啦。

陈医生：张大姐别着急，在治疗之前我们还需要完善一些检查，明确甲亢的病因。

张大姐：甲亢能有什么病因，不就是脖子粗引起的吗？

那您快给我说说，我还要做什么检查？

小玖：小玖给您连线何主任，请他具体讲一讲。

何主任：甲亢的病因，包括弥漫性毒性甲状腺肿（也称Graves病）、炎性甲亢（也称亚急性甲状腺炎、无痛性甲状腺炎、产后甲状腺炎和桥本甲亢）、药物致甲亢（也称左甲状腺素钠和碘甲亢）、hCG相关性甲亢（也称妊娠相关性甲亢）和垂体TSH瘤性甲亢。临床上80%以上甲亢是Graves病引起的，常见于20～50岁人群，女性高发。除了我们平时查的游离甲功外呢，我们还需要完善甲状腺自身抗体即甲状腺过氧化物酶抗体（TPOAb）、甲状腺球蛋白抗体（TgAb），还有促甲状腺受体抗体（TRAb）；甲状腺放射性核素扫描（ECT），主要用于对可触及的甲状腺结节性质的判定，对多结节性甲状腺肿伴甲亢和自主高功能腺瘤意义较大；以及甲状腺超声等相关检查。

余大姐：何主任啊，您说这能治好吗？听说隔壁家的王大姐年轻时就“甲亢”，到现在还没好，一直吃着药。您说这甲亢的药得吃多久啊？还有别的办法能治吗？

何主任：一看余大姐就是个急性子，您看这个都还没有诊断呢，就急着问治疗了，看来有点儿甲亢的意思啦！甲亢的治疗主要有三种。

①抗甲状腺药物治疗（ATDs），治疗Graves病的缓解率为30%～70%不等，平均50%。总疗程一般为1～1.5年，但治疗有个体差异，需要根据临床实际掌握。停药时甲状腺

明显缩小及 TRAb 阴性者，停药后复发率低；停药时甲状腺仍肿大或 TRAb 阳性者停药后复发率高，复发多发生在停药后 3～6 个月内。

②碘 131 治疗，碘 131 治疗甲亢后的主要并发症是甲减，所以选择碘 131 治疗主要权衡甲亢与甲减后果的利弊关系。发生甲减后，可以用左甲状腺素钠替代治疗，可使患者的甲状腺功能维持正常，患者可以正常生活、工作和学习，育龄期妇女可以妊娠和分娩。

③甲状腺外科手术，手术治愈率 95%左右，复发率为 0.6～9.8%。手术的并发症主要有：永久性甲减、甲状旁腺功能减退症和喉返神经损伤。手术治疗一定要在患者甲亢病情被控制的情况下进行。

余大姐：不好意思啊，我的问题有点儿多。最后我就想问问，一旦患上甲亢饮食上有什么注意的吗？

何主任：好的，没关系。甲亢患者平日要合理安排饮食，合适碘饮食，多进食高热量、高蛋白、高维生素的食品；精神要放松，注意休息；不要吸烟；定期锻炼，保持健康体重。同时需要坚持规律服用药物，定期随诊。定期监测血常规、肝功能、甲状腺功能、TRAb 等指标。

甲亢为什么会致突眼

潘大爷和武大爷二人神采奕奕地走了进来，睁着一双炯炯有神的大眼睛问道：“小玖，你看我俩得了什么病？”

小玖不慌不忙地说道：“好的，扫描潘大爷和武大爷面部特征，稍等，嘀嘀嘀，得出结论——

根据二位面部扫描结果，属于典型甲亢面容，很可能患有甲亢，病因是格雷夫斯病，谢谢”。

朱崇贵医生：小玖真厉害！老百姓提起甲亢呢，很多人都会认为是“大脖子病”，这个认识显然是错误的。医生的专业术语“格雷夫斯病”。这个病的第一个特点是弥漫性甲状腺肿，其次就是“突眼”，专业术语叫“甲状腺相关眼病”。两位明显突眼，诊断很明确。

何主任：那么甲亢患者为什么会“突眼”呢？迄今为止，医学界对于其成因并不完全清楚。我想我们可以这样理解，首先，这个病叫作甲亢，全称为甲状腺功能亢进症，“亢”的释义为：高傲、高亢及极度、非常等意，而据古书记载，为亢 [gāng]，是颈部、脖子的意思，结合疾病，可以理解为颈部高亢。然而，对于“甲亢”而言，不仅仅是脖子处于一种兴奋状态，人的各个器官均处于亢进状态。因此，甲亢患者无论从身体功能还是精神状态均会处于相对亢奋中。甲亢典型的三个表现就是甲状腺肿、突眼及胫前黏液性水肿。那么整个眼睛也会处于亢奋状态，会向外突出，其实呢，就是某些组织水肿，我们能看到的是大脖子，实际是甲状腺肿大，肉眼看到的是突眼，看不到的是眼球后水肿，病理上就是眼眶内软组织肿胀、增生和眼肌的病变等。其次，有的患者会问甲亢为什么会走“眼”呢，为什么不走“鼻”呢？这是个非常专业的问题。这个问题涉及医学上多个学科，包括组织学、病理学、免疫学等。医学上的解释是眼部可能与甲状腺一样，存在有共同的抗原决定簇、TSH 受体抗原，那么导致甲亢的 TSH 受体抗体不仅仅导致甲状腺肿，同时还会造成突眼。对于非医学人士，很难理解这件事情。其实呢，这就像是一个藤上的两个苦果，一样的土壤，一样的环境，甲状腺和眼睛就像是长在一个藤上的兄弟一样，有了相同的命运。

潘大爷和武大爷：为什么有的甲亢病人出现“突眼”，有的病人没有“突眼”呢？

何主任：好多患者会有类似疑问，这个问题更加复杂。首先，这和遗传有关，也就是和基因相关。在某种意义上，“突眼”可以说是随机而来的。其次呢，就与个人习惯有关了。目前比较明确的是吸烟，科学家们发现突眼的甲亢患者中 83%吸烟，而无突眼的甲亢患者仅 40%吸烟，提示吸烟有可能是甲亢突眼的病因之一。当然，还有很多其他原因，比如过度用眼、视觉疲劳及用眼不卫生等。总之，甲亢患者“突眼”呢，不是一个因素造成的，而是多因素综合作用的结果，关键在于早期诊断和治疗。

甲状腺功能减退症

何主任：小玖，咱们给大家讲一讲甲减吧。对甲减你知道些什么，看看你聪明的小脑袋里藏着多少知识？

小玖：好的，主任。请输入关键词“甲状腺功能减退”，

嘀嘀嘀，调取数据——

甲状腺功能减退症：简称甲减，是甲状腺合成或分泌甲状腺激素不足或周围组织利用不足而引起的全身性低代谢综合征。临床症状主要以代谢率降低和交感神经兴奋性下降为主，典型患者可有畏寒、乏力、手足肿胀感、嗜睡、记忆力减退、少汗、关节疼痛、体重增加、便秘，女性月经紊乱，或者月经过多、不孕。体格检查：典型患者可有表情呆滞、反应迟钝、声音嘶哑、听力障碍，面色苍白、颜面和（或）眼睑水肿，唇厚舌大、常有齿痕，皮肤干燥、粗糙、脱皮屑、皮肤温度低、水肿、手脚掌皮肤可呈姜黄色，毛发稀疏干燥，跟腱反射时间延长，脉率缓慢。少数病例可出现胫前黏液性水肿。本病可累及心脏，可以出现心包积液和心力衰竭。重症患者可发生黏液性水肿昏迷。

李烁医生：小玖说的没错，甲减常隐匿发病，进展缓慢，典型症状经常在几个月甚或几年后才显现出来。甲减早期症状多变且缺乏特异性，所以我们称“百变”甲减。据 2010 年我国流行病学统计资料显示，目前我国甲减的患病率高达 6.5%，其中，有明显症状的“临床甲减”占 0.9%，无不适症状的“亚临床甲减”占 5.6%。一提到“甲减”，人们想到的往往是全身乏力、畏寒怕冷、心跳过缓、情绪低落、萎靡嗜睡、记忆力下降等症状表现；但实际上，甲减症状并不总是这么典型。在发病之初，由于症状轻微且缺乏特异性，临床不易察觉，因此早期常被漏诊；而当症状比较明显时，又常常以一些不典型的“面孔”示人，所以有时候甲减是很容易误诊的。

何主任：嗯嗯，对。尤其是老年人，与健康年轻人相比，由于衰老等因素，老年群体因甲状腺组织纤维化或萎缩，外周组织中 T4 向 T3 转化，所以甲状腺激素水平是逐渐下降的，是甲减的高发群体。甲减经常会以一些不典型的症状为首发，如消化道不适、上腹饱胀、便秘，但消化道钡餐或胃镜检查均无明显异常，临床常被诊断为“功能性消化不良”。其实，这部分患者当中，有些就是甲减所致。患者由于缺乏甲状腺激素导致胃肠动力不足，通过补充甲状腺激素，消化道不适可随之缓解。还有高脂血症，甲减患者由于甲状腺激素分泌不足，从而导致血清中总胆固醇和低密度脂蛋白胆固醇水平显著升高。这种由甲减引起的高胆固醇血症属于“继发性高脂血症”，治疗上应主要针对原发病，而不是单纯服用降脂药物。另外，有些甲减患者可出现浮肿、蛋白尿、高血脂、贫血、高血压等类似肾脏病的症状，因此，常被误诊为“慢性肾炎”。但慢性肾炎患者的甲状腺功能大多是正常的。

庄爷爷：听您这么一说，我突然想起我那邻居前一阵就是肚子胀痛还便秘，全身也没劲儿，穿的比我们都厚，整天无精打采，我们劝他说去医院查查去吧，后来一查还真有问题，就是您说的这个甲减。主任，那您说得了甲减，还会有其他表现吗？

何主任：庄爷爷，您说得对。甲减还会表现出很多其他脏器的异常，比如以下几种。

（1）冠心病或心包炎：甲减性心脏病临床并不少见，是由于甲状腺激素缺乏引起代谢障碍波及心脏引起，患者可出现心动过缓、心音减低、心脏扩大、心包积液、全身乏力等症状，常常被误诊为冠心病、心包炎等原发性心脏病，一直当冠心病来治疗，以致病情长期得不到明显改善。“甲减性心脏病”很少发生心绞痛，这与此类患者代谢低、耗氧少有关，也是它与冠心病的重要区别之一。

（2）特发性浮肿：甲减病人由于体内黏蛋白、黏多糖等黏液性物质代谢障碍堆积在皮下组织而引起“黏液性水肿”，甲减患者水肿常常发生在颜面和胫骨前，其最大特点是非指凹性。

（3）抑郁症或老年痴呆：老年甲减病人除了有怕冷、少汗、心动过缓、乏力等低代谢表现之外，往往有少言寡语、情绪低落、记忆力减退、反应迟钝、迷糊嗜睡等精神症状，而且非常突出，很容易被误诊为“抑郁症”或“老年性痴呆”。因此，当临床上发现老年人明显情绪反常、萎靡不振、乏力嗜睡时，应注意排除甲减。

（4）肥胖症：甲减患者由于机体代谢减慢，患者尽管吃得不多，但体重往往不减反增，这很可能是甲减在“作祟”。遇到这种情况，一定要想着查查甲功，排除甲减。

庄爷爷：多亏了两位医生和小玖把甲减讲解得这么详

细，那可不可以给我们大家讲一讲甲减怎么治疗呢？平时得注意些什么呢？

小玖：好的，让我来输入关键词“甲减，治疗”，嘀嘀嘀，数据提取——

甲减一般不能治愈，需要甲状腺激素替代治疗。首选左甲状腺素替代治疗。临床上一般使用优甲乐，剂量的大小则取决于甲减的程度、病因、年龄、性别、体重和个人差异。老年患者需要的剂量较低，一定要遵守用药剂量宜小、达标过程要慢的原则。尤其是有高血压、糖尿病、冠心病等多种并发症的患者及病情比较重、年龄偏大的患者，使用优甲乐治疗时起始剂量一定要小。通常要求在几个月之内把病情控制住，不强求很快就控制住。平时还需要注意：①少吃可致甲状腺肿的食物，如卷心菜、西兰花、花椰菜、萝卜、白菜等十字花科蔬菜。②低脂肪、高纤维素、高蛋白饮食。③低盐饮食，许多甲减患者会发生“黏液性水肿”，如果盐摄入过多，就会加重水肿，因此，甲减患者不要吃得太咸。④要注意防寒保暖、预防感染。⑤不要擅自减药或停药，一定要按照医嘱减停药。

肾上腺是什么

金爷爷：刘主任，老话讲五脏六腑，最近有听到一个新词叫肾上腺，据说用处还挺大，今天让健康机器人小玖给咱们讲讲吧！

社区居委会刘主任：没错，我也听说肾上腺是人体的一个非常重要的腺体，今天听听小玖给咱们讲解一下肾上腺是什么，有什么作用吧。

小玖：好的，请输入关键词“肾上腺”，嘀嘀嘀，调取数据——

肾上腺是人体非常重要的内分泌腺体。成年人的肾上腺重量为 4～6g，位于双侧肾脏上极，具有丰富的血液供应。肾上腺的解剖结构为：外层是肾上腺皮质，内层是肾上腺髓质。肾上腺皮质由外向内又分为球状带、束状带、网状带。不同分层的生物学功能不同：球状带分泌盐皮质激素（醛固酮），该激素可调节钠、钾平衡；束状带分泌糖皮质激素，最主要的是皮质醇；网状带分泌类固醇激素，主要是雄激素。肾上腺髓质合成和分泌儿茶酚胺，可以调节机体对应激的交感反应。

舒画医生：小玖说得非常正确，但是可能很多专业术语，大家理解起来比较困难。肾上腺就像是一个多层的奶油蛋糕，每一层都各司其职，缺一不可。别看肾上腺只有 4～6g 这么小，但是在应激情况下，体积可以增加一倍，可谓人体内的“绿巨人”了。首先明确一个概念，老百姓常说的激素是肾上腺分泌的糖皮质激素，但其实肾上腺能够分泌很多种激素，具有多种重要生理功能，对我们人体都是非常重要的。举个例子，运动员在比赛时为什么能爆发出“洪荒之力”超常发挥呢？就是肾上腺髓质分泌的儿茶酚胺，即经某些刺激产生兴奋、紧张、恐惧时，肾上腺髓质就能分泌儿茶酚胺这种物质，让人的心跳与呼吸加速，血流量加大，瞳孔张大，血糖升高等，从而增强自己的反应速度和力量。又例如，运动时身体会排汗，汗液里就含有大量的钠和钾离子，钠、钾离子是维持全身细胞生理活动的重要离子，而肾上腺皮质分泌的糖皮质激素和盐皮质激素与人体内的钠、钾等电解质代谢密不可分。如果哪一种激素缺乏或者过多，都会对人体产生非常严重的危害，有时会危及生命。

社区居委会刘主任：谢谢舒医生和小玖。既然肾上腺功能这么重要，我们平时出现什么症状需要怀疑肾上腺出了问题，需要看内分泌科呢？

舒医生：刘主任，这是一个好问题！肾上腺功能不正常，大体来说可以分为功能亢进和功能减退。联系我们上面讲到的肾上腺不同结构的不同功能，首先来说肾上腺功能亢进方面的。

（1）如果醛固酮分泌过多，可能出现高血压及相关症状如头痛、头晕，并且应用降压药物控制不理想，低钾血症及相关症状如乏力、口角麻木、夜尿多。

（2）如果皮质醇分泌过多，可能出现莫名其妙的体重增加，而且典型的是肚子大、四肢细，皮肤瘀青、变薄、紫纹，皮肤痤疮，月经稀少，也可以有高血压、低钾血症的相关表现。

（3）如果性激素分泌过多，女性往往表现为长胡须、声音变粗、皮肤痤疮，从而引起注意。

（4）如果儿茶酚胺分泌过多，可以出现血压骤然升高，头痛、面色苍白、心慌等交感神经过度兴奋的症状。

再说说肾上腺功能减退方面的，虽然化验检查与上述正相反，但是轻型患者症状上可能仅仅表现为乏力、食欲下降、精神差这些不典型症状，严重的患者会出现肾上腺危象，恶心、呕吐，精神淡漠或昏迷，严重的腹痛，低血压休克等。因此，肾上腺疾病的表现各异，如果出现高血压或低血压、电解质异常以及上述讲到的情况，都需要进行肾上腺功能的检查。

金爷爷：那需要接受什么检查才能判断肾上腺功能有没有问题呢？

舒医生：您问的问题很关键。这个虽然是作为内分泌科医生的专业问题，但是简单来讲，因为肾上腺的潜能无限，受情绪、作息等因素影响多，所以肾上腺的功能检查分为基础状态和试验状态两种。基础检查的就是一般状态下抽血，检测肾上腺分泌的激素，如醛固酮、皮质醇、性激素、儿茶酚胺等的水平。如果根据临床症状，高度怀疑的疾病，同时出现基础状态下分泌增多的情况，就需要做抑制试验，正常人是能够被抑制的，通过抑制试验看一看病人的这种激素是不是真的分泌增多。而反过来，如果基础状态下某种激素分泌减少，那么需要刺激试验，正常情况是能被刺激到某个水平，如果没有达到，就说明功能低下。以上说的都是实验室检查，还有一个重要手段就是影像检查，肾上腺的CT、MRI都是辅助检查肾上腺的重要依据。所以，讲了这么多，希望大家能够认识肾上腺，有上述症状和问题，能想到去专科门诊就诊。

原发性醛固酮增多症

江大哥：小玖，我今年50周岁，得高血压已经15年了，最近吃三种降压药，血压还是降不下来。上周还有一次突然心慌，瘫倒在地上，家里人把我送到急诊抢救，大夫说我是心律失常、缺钾。输液给补上来了，心脏倒是感觉好了，但是胳膊、腿酸痛得不得了，出院后大夫还让我一直吃着钾片，昨天查的血钾倒是正常了，但是医生让我检查肾上腺。我有点儿不明白，这是得的什么怪病啊？

小玖：好的，输入关键词“顽固性高血压，低钾血症”，嘀嘀嘀，调取数据——

可能病因：①原发性醛固酮增多症？②库欣综合征？③嗜铬细胞瘤……建议您到内分泌科进一步诊治，检查继发性高血压的病因。

舒医生：小玖讲得非常正确。这位姜大哥，您描述的症状非常像是内分泌疾病导致的继发性高血压，需要进一步检查。最有可能得的是原发性醛固酮增多症。原发性醛固酮增多症的发病率并不低，只是咱们老百姓对这个疾病认识还比较少，这是引起继发性高血压的常见内分泌疾病。顾名思义，肾上腺增生或者肾上腺腺瘤或者其他一些少见情况，导致肾上腺本身分泌醛固酮增多。醛固酮是肾上腺分泌的一种调节人体水电解质平衡的激素，能够增加肾脏重吸收水分和钠离子，同时增加钾离子排出。醛固酮分泌过多时就会使循环血容量增加、水钠潴留，造成低钾血症，导致您血压升高，降压药物效果差，低钾血症持续出现时需要补钾治疗。

江大哥：您说得特别有道理，那我应该去看内分泌科吗？都会做什么检查？

舒医生：是的，您应该接受内分泌专科诊治。检查主要包括功能学检查和影像学检查。为了确定有没有肾上腺醛固酮分泌增多，我们会给您抽血检查血钾、尿钾水平、血气分析等。有醛固酮分泌增多或肾素被抑制的情况，我们会进一步做抑制试验，在正常人能够被抑制，而如果存在异常分泌增多的高功能情况，则不能被抑制，作为诊断的佐证。同时，我们还会进行影像学检查，观察肾上腺的形态，有没有腺瘤或者增粗表现。

社区居委会刘主任：您说的原醛，对病人有什么危害呢？需要怎么治疗呢？

舒医生：刘主任问的问题非常重要。有研究表明，原醛所致的高血压患者与原发性高血压患者相比，心脑血管疾病的患病率和病死率明显增高。醛固酮持续增高导致的低钾血症、脂联素水平下降、胰岛素抵抗等，会导致患者出现血糖调节异常，也更容易得代谢综合征，即糖、脂肪、蛋白质这三大能量物质的代谢出现了问题。长期的低血钾、高容量高灌注对心脏和肾脏的影响很大，会导致心功能、肾功能受损甚至衰竭。因此，原发性醛固酮增多症对患者的危害是全身性的，并不是单纯把血压、血钾控制好就可以认为治疗结束了，最主要的治疗目标还是降低醛固酮水平。如果是肾上腺腺瘤导致的高醛固酮血症，那么最有效的治疗手段就是手术切除肾上腺腺瘤，但是对于一些肾上腺增生导致的原发性醛固酮增多症，有的可以手术治疗，有的需应用拮抗醛固酮的药物，以期降低或抑制高醛固酮血症对人体造成的危害。

皮质醇增多症

熊大爷：小玖，我的一个亲戚得了皮质醇增多症，这个病我们听起来很陌生，你来跟咱们大伙说说吧。

小玖：好的，熊大爷。输入关键词“皮质醇”，嘀嘀嘀，调取数据——

皮质醇亦称糖皮质激素，主要由肾上腺合成分泌，对维持人体的正常生理活动有着非常重要的作用，是人体必需的物质。皮质醇不仅对糖、蛋白质的代谢有着重要作用，对免疫系统、循环系统及肾脏功能也均有调节作用，可影响生长发育、骨代谢及中枢神经系统的活动等。在应激状态下，糖皮质激素的分泌可增加 10 倍以上，引起心脏收缩力加强、心输出量增加及对儿茶酚胺和其他加压激素的敏感性增加，骨骼肌收缩力增强，糖异生及蛋白质、脂肪分解增加。

熊大爷：哦，既然皮质醇作用那么大，那皮质醇增多应该好处很多呀，怎么能是一种病呢？

小玖：请输入关键词“皮质醇增多症”，嘀嘀嘀，调取数据——

皮质醇增多症又称库欣综合征，是一组由于下丘脑-垂体-肾上腺轴调控失常，肾上腺皮质分泌过多的糖皮质激素而导致一系列临床表现的临床综合征。可发生于各年龄段，但多发于 20～45 岁，成人多于儿童，女性多于男性，男女比例为 1∶（3～8），按病因可分为促肾上腺皮质激素（ACTH）依赖性和非依赖性两大类。ACTH 依赖性库欣综合征是指下丘脑-垂体或垂体以外的某些肿瘤组织分泌过量的 ACTH 和/或促肾上腺皮质激素释放激素（CRH），引起双侧肾上腺皮质增生并分泌过量皮质醇，包括垂体性库欣综合征（也称为库欣病）、异位 ACTH 综合征和异位 CRH 综合征，其中最常见的为库欣病，占 65%～75%。ACTH 非依赖性库欣综合征指肾上腺皮质肿瘤或增生导致自主分泌过量皮质醇，主要为肾上腺皮质腺瘤和腺癌，分别占到库欣综合征的 10%和6%，且多为单侧。

熊大爷：那出现什么症状时，就要考虑自己的皮质醇变多了呢？

小玖：好的。请输入关键字“皮质醇增多症的临床表现”，嘀嘀嘀，调取数据——

皮质醇增多症由于长期的皮质醇分泌过多，可引起糖、蛋白质及电解质代谢紊乱，并可干扰多种其他激素的分泌。临床表现多样，典型病例可表现为向心性肥胖、满月脸、多血质、水牛背、痤疮、紫纹、血压增高、月经失调、性功能障碍等。早期病例以肥胖为主，向心性肥胖不明显，血压轻度升高。而在年龄较大以并发症为主的患者，比如并发心衰、脑卒中、病理性骨折、精神状态或肺部感染等情况下，皮质醇增多症则往往会被忽视。另外由于脂代谢失调，多数患者为轻到中度肥胖，初发患者可表现为均匀性肥胖，随病程进展，使得脂肪在胰岛素敏感区堆积，就出现了向心性肥胖。典型的向心性肥胖指的是头面部、颈后部、锁骨上窝及腹部脂肪堆积，但四肢包括臀部正常或消瘦，呈现典型的满月脸、鲤鱼嘴、水牛背、锁骨上窝脂肪垫和悬垂腹，而四肢相对瘦小。

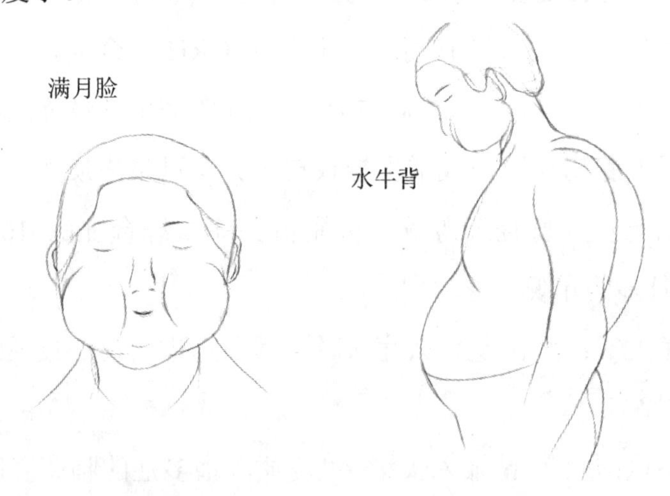

熊大爷：那看起来就是胖点儿而已嘛，没什么大不了的啊。

朱崇贵医生：熊大爷这个想法很危险啊，皮质醇增多症可不止仅仅会让人发胖哦，小玖，再给大家讲讲其他的危害吧！

小玖：好的。皮质醇增多症除了对脂代谢有影响外，对糖代谢也有影响，糖尿病的发生率较正常人群增高，多为隐形糖尿病。此外，因为皮质醇的潴钠排钾的作用，使得患者血压轻度升高伴轻度水肿，约80%的患者有高血压症状，通常高血压为持续性。另外，皮质醇对蛋白质的代谢也有较大影响，它可以促进蛋白质分解，使合成减少，患者表现为面部红润，皮肤菲薄，皮下毛细血管清晰可见，称多血质面容，在腹部及大腿内外侧可见宽大梭形紫纹。皮质醇过多，患者的四肢肌肉可有萎缩，晚期可见骨质疏松，患者可有明显骨痛表现。除此之外，皮质醇对造血系统、电解质及酸碱平衡亦有明显的影响，约半数的患者可有精神状态的改变，轻者表现为失眠，注意力不集中，情绪不稳定，少数表现为抑郁与狂躁交替发生。

熊大爷：原来皮质醇增多症有这么多危害呢，那我们要怎么诊断呢？

小玖：库欣综合征的临床表现多样，有些患者仅表现为不典型的孤立的症状，诊断起来比较困难。对于出现与年龄不相符的症状（如高血压、骨质疏松）的患者，如果症状较多，而且呈进行性发展，则提示库欣综合征的可能。对于身高百分位数降低而体重增加的儿童，也应进行筛查是否存在库欣综合征。对于怀疑库欣综合征的患者，我们诊断主要涉及两个步骤。第一步为明确患者是否存在库欣综合征，如果结果为“是”，第二步骤则要明确病因。一般我们推荐以下几种试验中的一种作为初步的实验室检查，包括有至少两次的 24 小时尿皮质醇测定，两次午夜唾液皮质醇，1mg 过夜地塞米松抑制试验和低剂量地塞米松抑制试验等。如果初步检查结果正常，则可基本排除库欣综合征，对于高度怀疑的患者，需同时进行上面中的两项试验。

朱医生：小玖说得很简洁明了，一般我们应用上述四种检查作为
皮质醇增多症的筛选试验，一旦出现两项阳性结果，接下来我们会进一步完善病因检查。

熊大爷：那确诊之后就该进行治疗吧，这种疾病，只吃药可以吗？

何主任：熊大爷，您别着急。不同的疾病类型有着不同的治疗方式，下面请刘雅馨医生给大家介绍下治疗方法吧。

刘雅馨医生：好的，何主任。库欣综合征的治疗策略取决于其病因，垂体腺瘤引起的库欣病首选经蝶垂体腺瘤切除术；不能手术或者手术失败的患者可以选择垂体放疗、双侧肾上腺切除或药物治疗。而原发性肾上腺增生、腺瘤或癌则首选切除肾上腺病变，无法切除者可给予药物治疗。异位 ACTH 综合征如果发现有肿瘤也首选手术治疗。

熊大爷：谢谢几位医生和小玖，这下我明白多了。

糖尿病

冯奶奶：您好，刘主任，小玖！我今年查体空腹血糖6.3mmol/L，能确诊就是糖尿病吗？谢谢！

社区居委会刘主任：确实，这种问题很常见，咱们社区也有很多人有这种情况，让小玖给我们普及一下吧！

小玖：好的，请输入关键词“糖尿病、诊断”，嘀嘀嘀，调取数据——

糖尿病是一种由于胰岛素分泌缺陷或胰岛素作用障碍所致的以高血糖为特征的代谢性疾病。长期高血糖与代谢紊乱等可导致全身组织器官，特别是视网膜、肾、心血管及神经系统的损害及其功能障碍和器官衰竭。严重者可引起失水，电解质紊乱和酸碱平衡失调，导致急性并发症糖尿病酮症酸中毒和高血糖高渗性昏迷。目前国际通用的糖尿病诊断标准和分类是 WHO（1999 年）标准。具体如下。

糖尿病的诊断标准

诊断标准	静脉血浆葡萄糖水平（mmol/L）
（1）典型糖尿病症状（多饮、多尿、多食、体重下降）加上随机血糖监测	≥11.1
或加上	
（2）空腹血糖监测	≥7.0
或加上	
（3）葡萄糖负荷后 2h 血糖监测 无糖尿病症状者，需改日重复检查	≥11.1

何主任：糖尿病的诊断主要依靠静脉血葡萄糖的水平，通过血糖测定，只要血糖高于诊断数值，就可以诊断为糖尿

病，最准确还需要依靠口服葡萄糖耐量试验来确定诊断。

冯奶奶：原来是这样啊！何主任，小玖，我有高血脂、高血压，还需要筛查糖尿病吗？

小玖：好的，请稍等，输入关键词“糖尿病、高危人群、筛查”，嘀嘀嘀，调取数据——

根据中国2型糖尿病防治指南（2017版），以下人群属于高危人群，需要筛查。①年龄 ≥40 岁；②有糖尿病前期空腹血糖受损（IFG）、糖耐量减低（IGT）或两者同时存在史；③超重[BMI（身体质量指数）≥24kg/m^2]或肥胖（BMI≥28kg/m^2）和/或中心型肥胖（男性腰围≥90cm，女性腰围≥85cm）；④静坐生活方式；⑤一级亲属中有2型糖尿病家族史；⑥有妊娠期糖尿病史的妇女；⑦高血压[收缩压≥140mmHg（1mmHg=0.133kPa）和（或）舒张压≥90mmHg]，或正在接受降压治疗；⑧血脂异常[高密度脂蛋白胆固醇（HDL-C）≤0.91mmol/L 和（或）甘油三酯（TG）≥2.22mmol/L]，或正在接受调脂治疗；⑨动脉粥样硬化性心血管疾病（ASCVD）患者；⑩有一过性类固醇糖尿病病史者；⑪多囊卵巢综合征（PCOS）患者或伴有与胰岛素抵抗相关的临床状态（如黑棘皮征等）；⑫长期接受抗精神病药物和/或抗抑郁药物治疗和他汀类药物治疗的患者。

何主任：所以，像您这种情况需要做进一步检查，除外糖尿病。

梁爷爷：医生啊，我得糖尿病十几年了，到底怎么做才能让血糖平稳啊？用什么药啊？

朱崇贵医生：针对您的问题，今天我们请到了曾经在我们科住院治疗的患者卢先生与大家一起分享一下糖尿病如何来管理。卢先生是一位2型糖尿病患者，但他在得知自己得糖尿病后，非常乐观，不断学习有关糖尿病的知识，很好地控制饮食，适当地锻炼，今天他分享经验的题目是“自信人生二百年，会当击水三千里”，大家欢迎！

卢先生：我是一名2型糖尿病患者，今年49岁，因患糖尿病在天津医科大学总医院住院治疗。住院后做了空腹血糖检查，结果接近12.0mmol/L，餐后血糖检查21.0mmol/L，糖化血红蛋白9.5%，已经非常严重了。在内分泌代谢科医护人员的帮助下，康复得非常快；出院后，主治医师朱大夫一直指导我的后续治疗，现在我的病情稳定，指标正常。在这里我要非常感谢总医院的医护人员。下面我把我的治疗、日常调理和个人的想法与大家分享一下。

正确看待疾病，科学管理疾病

（1）疾病对于我们来说，谁也不愿发生在自己身上，但是一旦不幸降临的时候，如何调整心态、认识疾病、积极应对，使我们从心理上能够正确认识就变得非常重要了。作为一个40多岁的中年人，正是工作、生活、事业有成的年龄，压力来了，挑战压力，必须有坚强的意志，要给自己勇气，相信自己能够战胜疾病，目标确定，预示自己要为之所付出艰苦的努力。

（2）相信科学，相信医生。医学来不得半点虚假，我们的医生都有着多年的临床实践和经验，在诊疗中配合好医生很关键，不能以自己的主观意识随意调整大夫的治疗方案，和医生搞好沟通交流。

（3）了解疾病，多读相关科普文章。科普文章是医学专家多年经验的积累，言简意赅，容易接受，从中自己也学到很多有关糖尿病的知识，对于认识疾病也是一种很好的方法。

（4）观察病情规律，找准对策。在糖尿病治疗中，要细致地观察病情，做好记录，尤其是自己的病情、血糖值变化不稳情况监测记录，找出血糖起伏的原因（是身体不适，还是没有规律饮食、没有锻炼，药物调整后等等），使自己在今后日常的生活中尽量避免。

（5）重视疾病，减少应酬，注意日常饮食。人际交往是社会活动的基本要素，不可避免地大家在一起聚餐，对于血糖正常的人适量饮酒是没有问题的，但是血糖高的人在外聚餐就要把控好自己，不能饮酒，不能因面子问题而伤害自己的身体，热量很高的酒和对药物的抵抗，会严重伤害自己的身体。因此在外聚餐，把控好自己；改掉经常去饭店就餐的习惯，饭店中的多数菜品为了提鲜、提色，往往会加糖，这样使摄入的糖增加，就加重了身体胰腺功能的负担，对糖尿病患者是不利的，因此要养成在家做饭的好习惯。日常吃饭，不能图省事，在家中做好自己的饮食调理，坚持清淡、低脂饮食，我自己多年来就是这么做的。

坚持饮食控制、药物治疗、锻炼身体，这是糖尿病治疗的三种基本方法

辩证地讲，事物都是有机联系的，缺一不可，糖尿病也是如此。治疗糖尿病的三种主要方法，只采取某一种，是不能达到预想的效果的，再好的饮食、药物也不一定能够使血糖正常，如果锻炼跟上，再消耗一些血糖值，就非常理想时。我的做法是，朱大夫根据我的年龄、体质情况、住院时精细化的治疗和出院后回到日常生活中的后续治疗，制订了区别的治疗方案（在遵医嘱、按时用药、饮食控制的同时，进行餐后锻炼。根据我个人的体质情况，选择餐后 75 分钟步行运动 45 分钟，在血糖 2 小时峰值时，消耗血糖峰值，在正常饮食、按时用药和 75 分钟后步行运动，餐后血糖都能够达到正常值）。我想重点说的是锻炼身体要长期坚持，不能三天打鱼，两天晒网，没有时间创造时间，中午、晚上一般都没问题，上午如果锻炼就耽误上班了。我的做法是，早晨早起，早吃早点，在家还能做些家务，步行上班，也不耽误上班。

控制、管理好血糖，对预防和控制其他慢性病也很重要

大家知道，内分泌代谢病的成因往往是由于多种因素，同时又能诱发其他慢性病，比如高血压、高血脂等。事物的发生总有好的方面和差的方面，得了糖尿病并不可怕，通过多种方式调理，在积极应对的同时，也能对其他慢性病起到很好的防控作用。

培养良好的性格、情趣，增强内在动力

人一旦遇到挫折或生病，整天想不开，郁闷势必加重病情。因此要培养自己豁达的性格和爱好、幽默感，快乐地生活，从疾病中解脱出来。忘记自己的疾病，对身体是大有益处的。同时认定自己有一个健康的体魄，不怨天尤人，也是很好的调理方式。

在这里还要再说一句，非常感谢医院的医护人员，在他们的帮助下，自己也是信心百倍。我的同事、朋友、家人和熟悉的人，每每见到我，看到我理想的体重、发达的肌肉、健步如飞的样子，都很难把我和糖尿病连在一起。实践证明，只要大家正确对待疾病，科学管理疾病，一定能得到好的效果，而且这种养护甚至可能超过血糖正常人群的综合身体素质。引用毛主席的话“自信人生二百年，会当击水三千里”来鞭策自己，没有战胜不了的困难。

朱医生：卢先生是正确管理糖尿病的模范，从他的体会中，我们可以看出糖尿病的管理，分为 5 个方面：①了解疾病知识；②饮食治疗；③运动治疗；④药物；⑤血糖监测。其中对糖尿病知识的了解是第一位的，饮食和运动治疗是糖尿病治疗的基础，在这个基础上，我们采用药物治疗。而良好的血糖监测又是保证糖尿病得到正确治疗的有力武器。

梁爷爷、冯奶奶：说得太好了，我们一定要向卢先生学习，正确认识和对待糖尿病。

痛风

毛大爷：小玖啊，我正好有个问题想咨询你一下，我前几天晚上跟几个老朋友聚会，吃了些烤串，喝了些啤酒。第二天我这大脚趾就疼得不行了，大家都说我是得了痛风，小玖，你说这是痛风吗？

小玖：好的。请输入关键字“痛风”，嘀嘀嘀，调取数据——

痛风是由于遗传性或获得性病因，导致嘌呤代谢障碍和血尿酸持续升高而引起的疾病。在地球上有人类的地方就有痛风存在，它是长期嘌呤代谢紊乱、血尿酸增高所致组织损伤的一组疾病。痛风正如其名，就好像只要风一吹就会感觉疼一样；但从另一角度来看，它也正如风吹一般，来得快，去得也快，因此被称为痛风。

毛大爷：哦，明白了，痛风发作都有什么症状呢？

小玖：请输入关键词“痛风急性发作、临床表现”，嘀嘀嘀，调取数据——

痛风的主要临床表现为无症状高尿酸血症、急性痛风性关节炎、间歇性发作或慢性痛风石性关节炎，甚至出现痛风性肾病，如急性尿酸性肾病、尿酸盐性间质性肾炎和肾结石等。痛风急性发作前可无先兆，典型发作者常于深夜被关节痛惊醒，疼痛进行性加剧，在 12 小时左右达到高峰，呈撕裂样、刀割样或咬噬样，难以忍受。受累关节红肿灼热、皮肤紧绷、触痛明显、功能受限。多于数天或2周内自行缓解，恢复正常。首次发作多侵犯单关节，50%以上发生在第一跖趾关节，在以后的病程中，90%患者累及该部位。足背、足跟、踝、膝等关节也可受累。部分患者可有发热、寒战、头痛、心悸、恶心等全身症状。

毛大爷：对，我上次犯痛风就是这样，大脚趾疼得都走不了路了。

马天帅医生：是啊，痛风疼起来确实要命。现在得痛风的人越来越多了，痛风的发病率在国内外均呈明显的上升趋势，而且近年来有年轻化的趋势，这主要与人们的生活和饮食习惯改变相关。小玖，你来给大家讲一讲，痛风患者除了按时吃药复查外，还需要注意些什么吧？

小玖：好的。请输入关键词“痛风、注意事项”，嘀嘀嘀，调取数据——

对痛风患者的教育、适当调整生活方式和饮食结构是痛风长期治疗的基础。首先，痛风患者在饮食上要非常注意。

（1）避免高嘌呤饮食：高嘌呤的动物性食品包括动物内脏、红肉（猪肉、牛肉、羊肉）及部分海鲜（基围虾、扇贝、河蟹、黄花鱼、草鱼、沙丁鱼、凤尾鱼）。高嘌呤的植物性食品包括海带、海苔、紫菜、蘑菇干（香菇干、榛蘑干、猴头菇干、木耳干）、豆类（黄豆、绿豆、腐竹、豆腐干）及部分新鲜蔬菜如芹菜、菠菜、西兰花等。高嘌呤的动物性食品和植物性食品对血尿酸的影响不同：高嘌呤的新鲜蔬菜和黄豆、豆浆、豆腐等新鲜豆制品不增加血尿酸，痛风患者可以食用；而高嘌呤的动物性食品如动物内脏、浓汤、火锅会明显升高血尿酸，痛风患者应避免摄入，红肉则可以适量摄入。不同海鲜的嘌呤含量不同，痛风患者应当限制富含嘌呤的海鲜摄入，而嘌呤含量中等或较低的海鲜则可选择性地适量食用，如日本鳗鱼、安康鱼肉、牡丹虾、红帝王蟹、海参、鱿鱼。全脂、低脂、脱脂牛奶或酸奶均不升高血尿酸，痛风患者可以摄入；建议饮用低脂、脱脂牛奶或酸奶，以减少脂肪摄入。

（2）严格戒饮各种酒类，尤其是啤酒。各种含糖饮料、果汁、汽水也应少喝。

（3）对于肥胖者，建议采用低热量、平衡膳食，增加运动量，以保持理想体质量。痛风患者适合游泳、步行和骑自行车。有研究表明，每周 5 次以上的 30 分钟的规律有氧运动，有助于降低血尿酸水平和减少痛风发作，改善体重指数（BMI）、血糖和血脂水平。需要注意的是，痛风患者应避免过度运动，避免关节损伤，以免诱发痛风发作；同时在痛风急性发作期应制动，以避免加重疼痛。

（4）每日饮水应在 2000ml 以上，以保持充足的尿量。

朱崇贵医生：小玖讲得太好了，痛风患者如果在饮食和生活习惯上严格控制的话，是会大大降低急性发作的次数的。但是人们往往有这样一个误区，关节疼痛缓解消失后就认为自己完全好了，往往自行停药，结果不久便出现病情反复，痛风再次发作。那么痛风患者到底需不需要长期服药呢？答案是肯定的。痛风患者不仅要长期服药，还要定期复诊，遵医嘱调整药物的种类与剂量。高尿酸血症是痛风的发病基础，关节疼痛是其主要临床表现。痛风患者经过治疗后，关节症状好转甚至消失，但多数仍处于高尿酸血症状态，而持续性血尿酸升高是造成痛风反复发作的原因。因此，痛风患者需要继续服药降低血尿酸水平，保证血尿酸水平达标，才能减少痛风反复发作的可能。通过药物使血尿酸水平达标是需要一定时间的，所以患者在这期间还需要定期复查血尿酸，甚至多次调整药物剂量与种类。

何主任：朱医生说的没错，痛风患者一定要按时服药，定期复查，这样才能延缓疾病进展。因为痛风是一种慢性病，除关节疼痛外，痛风还可造成骨关节畸形、尿路结石、肾功能不全，甚至尿毒症等并发症，而痛风患者也较普通人群更容易并发高血压、冠心病、脑梗死、糖尿病、脂肪肝、高血脂等疾病。由此可见，痛风患者必须长期服药控制好血尿酸水平，一方面可以防止痛风反复发作，减少并发症的出现；另一方面还可以降低患高血压、糖尿病、高血脂的风险。但也需要指出，“长期”不等同于“终生”。很多痛风患者在坚持系统治疗一阶段后最终停药，病情长期处于稳定状态。因此痛风患者一定要转变观念，充分认识到痛风的危害，在医生指导下系统、规范治疗。

毛大爷：哦，明白了，以后我一定遵照医嘱多加注意！

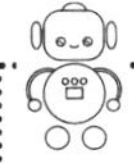

特别提示：

本文内容旨在普及老年人常见的内分泌代谢性疾病的一些常识性、科普性知识。提高大家对相关疾病的认识，避免一些错误的理解，并提供一些相关的保健、诊疗建议。然而，每一位患者患有的每一种疾病都具有特殊性和复杂性，非专业的判断会存在一定的片面性。如果出现相应症状，应及时到正规医院，找专科医生寻求帮助，接受规范化、个体化的诊治，以免贻误病情。

本章编者：何庆、朱崇贵、杨笑云、黄雨蒙、张晓娜、陈荷叶、李烁、舒画、刘雅馨、马天帅

第四章　骨科常见病科普问答

颈肩痛和颈椎病

董大爷的儿子董先生是公司的高管，天天开会、出差，大多数时间低头伏案工作。今年才 40 岁出头，就经常出现颈肩部疼痛，自己也不当回事，疼了就贴贴膏药，吃两片止痛片。可是这次突然脖子疼痛严重，不能转头。急忙去天津医科大学总医院骨科找雪原主任就诊。雪原主任对董先生进行详细的检查后，告诉他，这次疼痛只是项部肌肉筋膜炎，也就是咱们常说的“落枕”，休息、对症治疗就能缓解。但是董先生的颈椎并不好，颈椎间盘多节突出，虽然不太厉害，但是如果继续发展下去，压迫神经，后果可就严重了。雪主任提醒董先生，这次疼痛加剧就是给自己提个醒，以后一定要注意，避免长时间低头看手机、伏案工作，养成良好习惯。否则以后颈椎间盘突出加重，出现不可逆的神经损害，就需要手术治疗了。那么什么是项部肌肉筋膜炎？什么又是颈椎间盘突出？后果严重吗？董大爷很担心儿子的情况，来请小玖帮忙连线雪主任。鉴于很多老人都有类似的疑问，雪主任给大家做了一期关于颈肩痛和颈椎病的科普知识讲座。

什么是项部肌肉筋膜炎？

该病是由于项部肌肉筋膜反复过度劳损、受凉等刺激而导致的急性无菌性炎症。长时间颈部保持一个姿势，例如长时间伏案工作、低头玩手机等，就容易诱发项部肌肉筋膜炎。发作时会有颈后部疼痛，活动受限，一般不伴有上肢麻木等神经损害症状。项部肌肉筋膜炎被老百姓称为“落枕”，在专业上称作“局部型颈椎病”，也是颈肩痛的一种。

什么是颈肩痛？

颈肩痛包括了项部肌肉筋膜炎、颈椎病等，是一类复杂原因引起的疼痛综合征。是指颈、肩、肩胛等处的疼痛，有时伴有一侧或两侧上肢疼痛、四肢麻木等症状。

是不是颈肩痛都可以先自行对症治疗呢？

不是！颈肩痛病因复杂，椎动脉、交感神经受到刺激后出现的头、眼、耳、心、胸等表现与这些器官本身发生病变时的症状很相似。老年性退行性变是颈肩痛的重要原因，而老年人又常患有头、眼、耳、心、肺等疾患，这些因素可互相影响，又可共同存在。一旦颈肩痛与各器官的严重疾病引起的症状混淆，延误诊治，后果严重。例如，心梗的时候可以引起左侧后背及左上肢的疼痛。如果以为是颈肩痛，先自行口服止痛药物，将会延误病情，严重者会有生命危险。所以，如果出现颈肩部疼痛，应该第一时间找医生寻求帮助。

如何看待“颈椎生理曲度变直”？

随着通信技术的发展，手机功能的多样化，现在低头一族越来越多。如果有 10 个人到门诊查颈椎 X 线片，差不多有七八个会有颈椎生理曲度变直。颈椎生理曲度变直是颈部长时间劳累、肌肉紧张、失去平衡的结果。健康的生活方式就是要避免长时间伏案、低头工作。低头工作达到 40 分钟就应该抬头、适当活动一下。

颈椎病能否引起头痛?

如果这种头痛，表现为颈部疼痛沿后脑勺向头顶枕的放射疼痛，就可能是颈椎病导致的。脊髓在颈椎段发出 8 对神经，其中颈 2 神经后支的内侧皮支较为粗大，称枕大神经，向头部走形，分布于顶枕部的皮肤。大部分的颈椎病影响颈 5—8 神经。但也有一部分是上颈段退变，影响颈 1—4 神经，当压迫颈 2 神经根时，可引起一侧或两侧的枕部疼痛。所以颈部疼痛沿后脑勺向头顶枕的放射疼痛，大多数为颈椎病所致。

头晕是颈椎病引起的吗?

椎动脉是大脑非常重要的供血动脉之一，主要供应大脑后侧部分。椎动脉，顾名思义就是沿着椎体向上走形的动脉，所以当颈椎退变增生时可能会压迫椎动脉。退变导致的颈椎不稳、过度活动都可以牵拉椎动脉，或者刺激颈交感神经兴奋，反射性地引起椎动脉痉挛，这时就会导致脑供血不足，出现头晕、猝倒等症状。其发作的特点是突发性，并有反复发作倾向，头部活动时可诱发加重。所以颈椎病可以致头晕。然而，并不是所有的头晕都是颈椎病导致的，还可以是脑源性、耳源性、眼源性、外伤性及神经官能性的。如果出现头晕，一定要到医院找医生寻求专业的帮助。

为什么要重视脊髓型颈椎病?

在临床医学上，根据颈椎病所表现出来的症状和受累的部位，可以分为几种类型：①颈型颈椎病；②神经根型颈椎病；③椎动脉型颈椎病；④脊髓型颈椎病；⑤交感神经型颈椎病；⑥混合型颈椎病。脊髓正前方受压多导致脊髓型颈椎病，占颈椎病的 10%～15%。脊髓受压的早期，颈部疼痛不明显，而是以四肢乏力，行走、持物不稳为最先出现的症状。患者可以主诉走路踩棉感、走路深一脚浅一脚。随着病情加重可以出现自下而上的瘫痪。在早期，由于患者疼痛不明显，多容易忽视。然而，疾病早期的走路不稳，使患者容易摔倒。临床经常见到的是摔倒致伤颈部，症状突然加重，出现截瘫。多导致严重的残疾后果。所以我们要重视脊髓型颈椎病，当出现四肢乏力、走路不稳时应及早就诊。

治疗颈椎病有没有特效药?

目前尚无治疗颈椎病的特效药物，所用的非甾体抗炎药、肌肉松弛剂及镇静剂均属于对症治疗。颈椎病系慢性疾病，如长期使用上述药物，可产生一定的副作用，所以建议在症状剧烈、严重影响生活及睡眠时才短期、交替使用。当局部固定而且有范围较小的痛点时，可局部注射皮质类固醇制剂，也就是咱们常说的封闭治疗。典型的颈神经根痛者可行颈硬膜外注射，7～10 天一次，3～4 次为一个疗程，一般间隔1个月可重复一个疗程。如注射3次无效，则不要继续注射了。但是局部封闭治疗和硬膜外注射都具有一定的危险性，一定要找专业的医师操作。尤其是硬膜外注射，应该由专业的麻醉科医生来完成。

如何正确地进行颈椎牵引?

颈椎牵引可以解除肌肉痉挛，增大椎间隙，减少椎间盘压力，从而减轻对神经根的压力和椎动脉的刺激，还可以使嵌顿于小关节内的滑膜皱襞复位。患者在坐卧位均可进行牵引。头前屈15°左右，牵引重量2～6kg。牵引时以项背部肌肉能耐受为限，每日数次，每次1小时。如无不适者可行持续牵引，每日6～8小时，2周为一疗程。但要注意的是脊髓型颈椎病禁忌颈椎牵引，因为容易使症状加重，严重者有截瘫危险。所以颈椎病患者一定要遵从正规医院专科医生的诊治方案，不要随意采取措施。

如何枕好枕头?

枕好枕头能够使颈部肌肉放松，有效缓解颈肩痛的症状，对颈椎保健非常有益。首先，选择枕头要松软、高矮合适。枕头的填充物不宜过软，还要易于塑形。平常用的荞麦皮作为填充物的枕头就是不错的选择。其次，枕枕头时应当让枕头贴合颈部的生理曲线，对颈部产生平稳的支撑作用，而不是单纯支撑后脑勺，这样才能使颈部肌肉完全放松，睡眠质量也会提高。

如何正确地进行推拿按摩治疗?

推拿按摩可以有效减轻肌肉痉挛，改善局部血液循环，对缓解颈肩痛有一定的作用。但应注意手法需轻柔，不宜次数过多，否则会增加损伤。由于非专业人员进行颈部拔伸、推板而产生颈椎脱位并发四肢瘫痪的病例，临床上很多见。必须强调的是，推拿按摩对脊髓型颈椎病无效，而且容易导致截瘫症状加重，所以脊髓型颈椎病严禁推拿按摩。

为什么颈椎病患者应注意避免“甩鞭伤”?

“甩鞭伤”指的是头部突然的屈曲或伸直运动，多见于车祸时，伤者下身静止，头部向前甩动；或者跌倒时，伤者额部受伤，颈椎快速地前屈后伸运动。在“甩鞭伤”时，脊髓在椎管内产生快速的前后震荡。正常情况下因为脊髓周围被脑脊液包绕，可起到缓冲震荡的作用。但在颈椎有问题时，由于增生骨坠、间盘突出、韧带肥厚等挤压脊髓，已没有脑脊液缓冲。在“甩鞭伤”时，脊髓与压迫组织快速撞击摩擦，导致损伤。使得短时间内出现颈髓损伤症状，如上臂的麻木、痛觉过敏或肌力下降，严重者可完全截瘫。所以，颈椎病患者应严防“甩鞭伤”。

预防颈肩部疼痛适合做哪些运动?

人体通过屈肌、伸肌的相互拮抗、平衡来维持颈部正常位置及运动。颈肩痛时多合并颈部肌肉紧张，而屈肌力量大于伸肌力量，而且大多数人习惯长时间低头看手机或伏案工作，所以颈部肌肉紧张、失衡就表现为颈部屈曲、生理曲度变直。因此，颈部运动应以对抗肌肉紧张、保持屈伸肌平衡为目的。推荐的运动有打羽毛球、游蛙泳、放风筝等，这些运动能够背伸颈部，增强伸肌耐受能力，缓解颈肩部疼痛。但更重要的运动应该来源于平时，长时间低头伏案工作后应适当抬头，并进行颈部屈伸活动，以放松肌肉。

保持良好姿势能预防颈肩痛吗?

随着时代的发展，现代人花在看手机、看电脑、玩电子产品上的时间越来越多。长时间低头、伏案应注意保持正确的姿势，才能够有效预防颈肩痛。人的椎体连接主要由两部分结构来进行姿势维持，一部分是关节囊韧带连接，另一部分是肌肉连接。当低头、伏案时肌肉放松，维持椎体连接姿势的主要结构就是关节囊韧带，关节囊韧带长时间、超负荷受到牵张就会导致附着点的炎症反应，从而出现颈肩部疼痛。当挺胸抬头时，关节囊韧带松弛，维持椎体姿势的结构就是肌肉，长时间挺胸抬头时会出现肌肉酸痛、劳累感。然而，肌肉的耐受能力通过锻炼可以提高。所以我们要注意保持挺胸抬头姿势，可以有效缓解颈肩痛的发生。

腰腿痛和腰椎间盘突出症

袁阿姨 50 多岁了，经常腰腿痛，自行口服止痛药物，进行扎针灸等治疗，然而症状还是反复发作，这次实在痛的受不了了，到天津医科大学总医院骨科找雪原主任就诊。经过雪原主任详细检查确诊为腰椎间盘突出症。由于袁阿姨的腰椎间盘突出非常严重，只能手术治疗。那么什么是腰腿痛呢？如何判断腰腿痛是不是腰椎间盘突出呢？什么情况下需要手术治疗呢？让我们请小玖来帮我们解答一下吧。

“嗨！大家好，我是小玖，让我来回答大家的疑问吧！”

什么是腰腿痛?

腰腿痛是指从下腰段到两侧臀部的疼痛，也可以伴有一侧或两侧的下肢疼痛以及大小便失禁等症状。腰椎间盘突出症是腰腿痛的典型代表。

腰椎间盘突出症的病因是什么?

腰椎间盘突出的病因主要由以下几项。

（1）腰椎间盘的退行性改变是基本因素：随着年龄增长，椎间盘就会退变。MRI 证实，15 岁青少年已可发生椎间盘退行性变。所以，以后 15 岁以上的人再说“哎呀，我的老腰啊！”就不要再反驳啦，15 岁以上真的可以说是“老腰”了。无退变的椎间盘可承受 6865kPa 的压力，但已退变的椎间盘仅需 294kPa 压力即可破裂。差了 20 多倍呢，所以“腰不好”不要逞强啊！

（2）损伤：积累伤力是椎间盘变性的主要原因，也是椎间盘突出的诱因。积累伤力，比如反复弯腰、扭转动作易引起椎间盘损伤，故本症与某些职业、工种有密切关系。

（3）遗传因素：有色人种本病发病率较低，小于 20 岁的青少年患者中约 32%有阳性家族史。

（4）诱发因素：在椎间盘退行性变的基础上，某种可诱发椎间隙压力突然升高的因素可致髓核突出。常见的诱发因素有增加腹压、腰姿不正、突然负重、妊娠、受寒和受潮等。

长时间站立会累，那我坐着休息一会儿对腰好吗？

不好！通过椎间盘测压发现，站立位脊柱负荷按照100%计算，那么在坐位时增加到150%，而站立前屈位为210%，坐位前屈达270%。当站立持重20kg时，腰椎负荷为210kg，弯腰持同一重量，腰段脊柱负荷增加到 340kg。用腰围后可减少负荷的30%。看到了吗？坐着对腰椎的负荷更大。知道该怎么做了吧！坐公交车的时候一定要主动让座，坐着的人是在替站着的人负担腰椎痛苦啊！哈哈！开个玩笑。再次提醒，前屈位活动或负重是导致腰段脊柱退变或损伤的不良姿势，一定要避免啊！

什么样的疼痛是坐骨神经痛？

腰椎间盘突出症多发生于下腰段，症状除外腰痛，最典型的就是坐骨神经痛了。那么什么样的疼痛是坐骨神经痛呢？典型的坐骨神经痛是从下腰部向臀部、大腿后方、小腿外侧直到足部的放射痛。约60%的患者在打喷嚏或咳嗽时由于腹压增加而使疼痛加剧。早期为痛觉过敏，病情较重者出现感觉迟钝和麻木。

为什么我们要重点关注马尾神经受压？

腰椎间盘正后方突出的髓核或脱垂、游离椎间盘组织可压迫马尾神经。马尾神经受压后会出现会阴部感觉异常，大、小便功能障碍。发生率约 0.8%～24.4%。且一旦出现功能障碍，恢复较困难。所以我们要重点关注它。一旦出现症状，就应及时就医。

大夫为什么不直接给我做核磁共振检查，而要先给我查 X 线片呢?

核磁共振可全面检查评估各腰椎间盘是否病变，也可在矢状位上了解髓核突出的位置和程度，并鉴别椎管内是否存在占位性病变，是确诊腰椎间盘突出症的首选检查。X 线片不能直接反应椎间盘突出，但是 X 线片能够对腰椎有一个总体的观察，可以发现腰椎不稳，对腰椎结核、肿瘤也可鉴别。当椎间隙变窄、增生时也可间接地推断椎间盘突出。如果需要手术治疗，在制订治疗方案时，X 线片是必须参考的影像学资料。就如同要建房时，不能只关注每一块砖，还需要关注房子的框架结构一样。另外，核磁共振检查时间长、费用高。多数情况下只需要查 X 线片就可以鉴诊，不需要花那么多时间、那么多钱。所以，查不查腰椎核磁共振一定要听专业医生的话。

腰椎间盘损伤后经治疗还能够恢复正常吗?

椎间盘由上下的软骨终板、中心的髓核和四周的纤维环构成。目前多数研究证实，仅纤维环表层和软骨板有微小血管网分布，由窦椎神经支配。而软骨终板和髓核无血管、神经结构，仅靠软骨终板中央区域血管的弥散作用取得营养，由于营养缺乏，椎间盘损伤后多难以自行修复。

腰椎间盘突出症保守治疗能好吗?

腰椎间盘突出症的症状是由于破裂的椎间盘组织产生了化学性物质，刺激及自身免疫反应使神经根发炎；突出的髓核压迫已有炎症的神经根，使其静脉回流受阻，进一步增加水肿，受压的神经根缺血，从而对疼痛的敏感性增高。保守治疗可以减轻炎症反应，减轻神经受到的刺激，缓解疼痛症状。腰椎间盘突出症中约80%的患者可经保守治疗缓解症状。但破裂的间盘组织难于自愈，所以经保守治疗症状缓解后，需要长期康复锻炼，避免复发。

什么情况下的腰椎间盘突出症可以保守治疗呢?

保守治疗主要适用于以下情况：①年轻、初次发作或病程较短者；②休息后症状可自行缓解者；③经检查椎管无狭窄者。

保守治疗必须卧床吗?

卧床时腰椎间盘不再承受身体纵向的压力，不再刺激病变的间盘组织，可以有效缓解疼痛。当症状初次发作时，应立即绝对卧床。“绝对”一词虽然并不科学，但强调的是大小便均不应坐起或下床，这样才能收到良好效果。卧床3周后可佩戴腰围起床活动，3个月内不做弯腰持物动作。

如何正确佩戴腰围?

腰围可以稳定腰段脊柱，避免腰椎超范围活动，减轻腰肌的负荷，降低对病变间盘的刺激，缓解腰腿疼痛。在腰腿痛的急性期佩戴腰围能够产生良好的治疗效果。佩戴腰围既然是为了稳定脊柱，那就一定要选择硬支撑、足够宽的腰围，适合腰部曲线，而且在接触支撑点要有好的衬垫，能够避免压疮。长期佩戴腰围，而不锻炼腰背肌肉，可引起失用性肌萎缩，导致不良后果。所以在佩戴腰围时要进行腰背肌肉功能锻炼。在疾病的急性期佩戴腰围，症状缓解后要及时解除佩戴。

腰椎间盘突出症在什么情况下需要手术治疗?

已确诊腰椎间盘突出症，经严格非手术治疗无效，或出现马尾神经受压症状者，就具有手术指征，应考虑手术治疗。换句话说就是确诊腰椎间盘突出症，经绝对卧床 3 周症状不缓解，或者合并大小便障碍、会阴部麻木者，就应及时手术。否则神经受压时间延长，出现变性坏死的概率增加。一旦变性坏死，即便手术治疗解除压迫，变性坏死的神经功能也不会恢复，手术也不会起到什么效果了。

如何预防腰椎间盘突出症的发生?

腰椎间盘突出症是在椎间盘退行性变的基础上受到积累伤力所致，而积累伤又是加速退变的重要因素，故减少积累伤是预防腰椎间盘突出症的关键环节。长期坐位工作者需注意桌椅高度，定时改变姿势。职业工作中常弯腰劳动者，应定时伸懒腰、挺胸活动，并使用宽腰带。如需弯腰提物时，最好采取下蹲方式，减轻对椎间盘的压力。还要行腰背肌功能锻炼，长期锻炼腰背肌肉能够有效增强脊柱稳定性，减轻椎间盘压力，有效预防椎间盘突出的发生。

如何进行腰背肌功能锻炼？

腰背部肌肉沿脊柱两侧纵向走行，收缩时身体反屈。腰背肌锻炼时有两种姿势，一是俯卧位，双手后伸、上身抬起，下肢整体抬起，仅腹部着地，也就是平常说的“小燕飞”。二是平卧位，双肘屈曲 90°、紧贴躯干两侧夹紧，向后撑床，同时颈部后仰，后脑勺着床，将后背抬起。然后双侧足跟撑床，将臀部抬起，使身体反屈，仅后脑勺、双肘、双足跟着床，也就是平常所说的“五点式”。锻炼要循序渐进、长期坚持，对于刚开始锻炼者，“小燕飞”动作更容易练习。

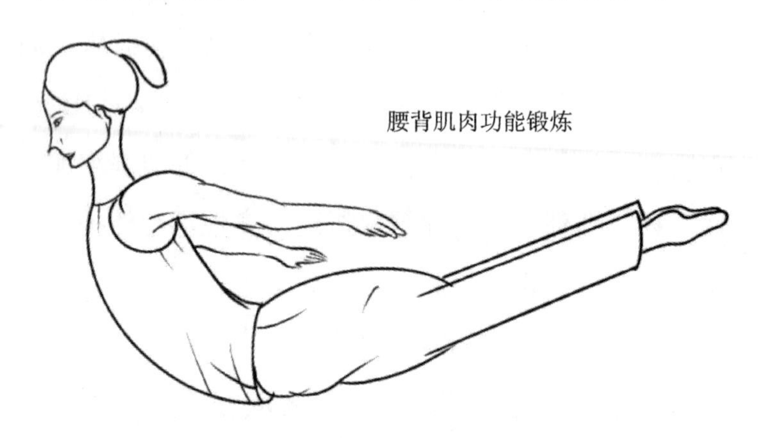
腰背肌肉功能锻炼

冻结肩（肩周炎）

小区房奶奶添了大孙子，天天乐得合不拢嘴，但是最近一件烦心事找上了门。原来房奶奶太喜欢大孙子，天天抱着，这不，抱的肩膀痛了。到天津医科大学总医院找骨科雪原主任就诊。雪原主任对房奶奶进行了详细检查以后，说是“冻结肩”，“冻结肩”是咋回事呀？能好吗？咱们还是请出小玖吧。

“嗨！大家好，我是小玖，让我来解答大家的疑问吧！”

什么是冻结肩呢?

“冻结肩”，这个名字大家可能不太熟悉，那么它另外一个家喻户晓的名字你一定知道，那就是“肩周炎”，全称叫肩关节周围炎，也叫“冻结肩”“粘连性关节囊炎”。因为多发于 50 岁左右的患者，所以又叫“五十肩”。从广义上来说，肩关节周围的炎症导致患侧肩关节的疼痛、活动受限都属于肩周炎。但是这种以疼痛炎症为表现的肩关节疾病众多，从而导致这种广义上的定义并不准确。由于这种肩周炎的概念混淆，治疗方法的不统一，让这种诊断变成一个“垃圾桶”般的诊断，只要是肩周疼痛、活动受限，不管什么原因都称之为“肩周炎”。为了避免这一现象，现在医学界进行了规范统一，即无明显诱因出现的肩关节疼痛、活动范围受限称作“冻结肩”。顾名思义，就跟肩关节被冰冻了一样的感觉，动弹不得，疼痛难忍。而找得到明确原因的肩关节疼痛活动受限统一称作“继发性僵硬肩”。“粘连性关节囊炎”这一名称也不再推荐应用了。

冻结肩的发病率高吗?

普通人群的发病率一般为 2%～5%。每年每千人的患病率，女性为 3.38，男性为 2.36，女性较男性的发病率高。然而，男性冻结肩患者病程更长，且功能受限的概率更高。

什么情况下容易患冻结肩呢?

以下因素可能会增加患上冻结肩的风险。

（1）年龄和性别：40 岁以上，特别是女性发病率较高。

（2）不动或行动不便：长时间不能自主活动或肩关节活动能力降低的人发生冻结肩的风险较高。

（3）全身性疾病：有一定基础疾病的人更容易发生冻结肩。可能增加风险的疾病包括：糖尿病、甲状腺功能亢进症（甲亢）、甲状腺功能减退症（甲减）、心血管疾病、结核、帕金森病。

冻结肩能够自愈吗?

在 19 世纪 70 年代，有一位叫 Reeves 的医生提出了冻结肩的自然病程理论，即冻结肩将经历疼痛、僵硬和恢复三个阶段的自然病程。Grey 医生在没有充分证据的情况下扩展了这一理论，称冻结肩是一种自限性的疾病，过一段时间会完全恢复。现在大部分的专业书籍、互联网健康网站等普遍坚持这一理论。然而，Reeves 是将 Neviase 医生的部分肩袖损伤病例和粘连性关节囊炎病例结合在一起提出的，不是十分准确的。实际临床观察中发现，部分肩袖损伤的患者会经历这样一个类似的自然病程，而冻结肩患者数年后仍有一部分人存在功能缺陷。

为什么我们要反对冻结肩“自愈”这一说法?

“自愈”这一假设会影响医生和患者的临床诊断，会使他们选择放弃治疗，等待“自愈”，而不是面对治疗带来的花费、不适以及不便，最终会留下慢性的功能缺陷。冻结肩“自愈”这一说法应当被摈弃。这样能够降低患者推迟治疗的概率。目前，客观、科学的临床证据均支持早期积极治疗有利于缓解疼痛、增加活动范围、改善功能。

冻结肩保守治疗都有哪些方法呢?

冻结肩保守治疗方法主要有以下几种。

（1）口服药物治疗：非甾体消炎止痛药，如西乐葆、安康信、尼美舒利等。

（2）关节内封闭注射治疗及关节囊扩张疗法：注射的部位包括肩峰下和关节腔。注射的药物包括：类固醇激素如曲安奈德、倍他米松等，局部麻醉药如罗哌卡因、利多卡因等，以及透明质酸如阿尔治、施沛特等。

（3）物理疗法：包括进行关节囊或肌肉的被动牵拉、软组织手法松解、关节功能锻炼等，功能锻炼一般在家根据医生的指导进行练习或者到专门的康复机构进行恢复治疗。

冻结肩手术治疗效果如何?

当保守治疗无效，患肢疼痛严重，对生活影响大时，应手术治疗。目前主流的手术治疗方式是关节镜下的关节囊松解术，这是一种微创的手术方式，只需要两三个小切口，加起来总共不到3cm，但是却可以把冻结的肩关节进行彻底的松解，包括关节囊松解，韧带松解，磨除增生撞击的多余骨质，切除粘连组织，术中被动活动肩关节进行手法松解等。可以达到缓解疼痛、增加活动能力、缩短病程的效果。

得了冻结肩时如何进行锻炼呢?

冻结肩的锻炼方式很多，最常见的就是我们通常所说的“爬墙”。锻炼前可以肩部热敷 10～15 分钟。

（1）前屈上举练习：面对墙壁站立，根据肩关节活动受限的范围，与墙壁保持适当的距离，让手指接触墙壁，尽可能往上爬，使用手部的力量，而不是肩关节的肌肉力量，然后缓慢将患肢放下，必要时可用健肢帮忙。每天练习 20 分钟。

（2）外展上举练习：侧对墙壁站立，患肢与墙壁保持适当的距离，让手指接触墙壁，尽可能往上爬，同样使用手部的力量，而不是肩关节的肌肉力量，然后缓慢将患肢放下，必要时可用健肢帮忙。每天练习 20 分钟。

（3）外旋练习：屈肘 90°，上臂贴于身体两侧，然后小范围外旋患肢。也可以平卧于床上，屈肘 90°，上臂贴于身体两侧，手握 1～2kg 重物，使手在重物作用下接近床面，达到外旋的效果，每日练习 20 分钟。

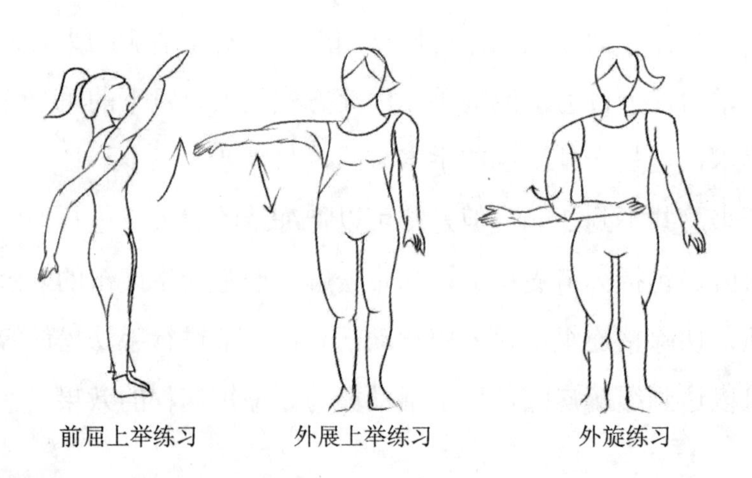

前屈上举练习　　外展上举练习　　外旋练习

关节腔注射类固醇激素能够有效治疗冻结肩吗?

关节内类固醇激素注射是临床上采用的比较常见的治疗手段。目前的研究证据证明，该治疗方法有利于冻结肩短期内症状的缓解。从第 1 次注射之日起 16 周内多次注射是有益的，但每年注射次数不要超过 6 次。低剂量和高剂量皮质类固醇的疗效没有差别。关节内皮质类固醇注射与肩峰下注射相比，在短期内疼痛和被动活动范围有更大的改善，长期来看两种注射方式效果差不多。

能掰开粘连的冻结肩吗?

当其他保守治疗对冻结肩患者不起作用时，麻醉下手法掰开通常被使用。这是治疗难治性肩周炎的有效方法，而且成本较低。但麻醉下手法掰开冻结肩，有可能发生严重的并发症，例如骨折、神经血管损伤等。所以，要避免使用杠杆力量硬掰，应该缓慢而轻柔的活动，而且必须由专业医生操作，切不可自行尝试。

骨质疏松症

阮奶奶今年 84 岁了，说不上原因的后背酸痛，个子越来越矮，家里人都说她是骨质疏松，就让他口服钙片。可都吃了好几个月了，后背还是酸痛，痛得晚上都睡不着。

到天津医科大学总医院骨科找雪原主任就诊。经过雪原主任详细检查确诊为骨质疏松症。严格按照骨质疏松症的治疗方法，系统地用药一段时间后，阮奶奶的后背酸痛逐渐缓解了，晚上又能睡好觉了。那么什么是骨质疏松症呢？我们平时补钙能不能预防骨质疏松呢？让我们请出小玖来帮我们解答一下吧。

“嗨！大家好，我是小玖，让我来答疑解惑吧！”

什么是骨质疏松症?

要想知道什么是骨质疏松症，就得先了解一下骨是由什么成分构成的。骨由有机成分和无机成分组成。有机成分中的胶原纤维提供骨的支撑和张力，无机成分中的钙提供骨的硬度和压力。有机成分含量越高，骨的韧性越大；无机成分含量越高，骨的脆性越大。而哪种成分含量多少，是一个动态平衡的过程。这一过程由成骨细胞、破骨细胞来完成。成骨细胞和破骨细胞就好比是两个建筑工人，一个在不断地拆房子，一个在不断地建房子。当拆房和建房的速度差不多时，人体的骨量维持平衡。而当破骨细胞拆房的速度大于成骨细胞建房的速度时，就会打破平衡，骨吸收增加，骨量减少，出现骨质疏松。骨质疏松症是最常见的骨骼疾病，主要是骨含量降低，骨组织微结构损坏，导致骨脆性增加，最终的结果就是容易发生骨折。

哪个年龄段的人容易发生骨质疏松症?

骨质疏松症多发生于老年人，年龄越大发生骨质疏松的概率越高，老年骨质疏松症一般指 70 岁以后发生的骨质疏松。而女性发生骨质疏松症与绝经有关系，一般在绝经后 5～10 年内发生，所以又称作绝经后骨质疏松症。

老年人患骨质疏松症的概率是多少呢?

早期流行病学调查显示，我国 50 岁以上人群的骨质疏松症患病率，女性为 20.7%，男性为 14.4%；60 岁以上人群骨质疏松症患病率明显增高，女性尤为突出。中国已是世界上拥有骨质疏松症患者最多的国家，约有患者 9000 万，约占总人口的 7%，骨量减少者已超过 2 亿人。

每年的 10 月 20 日是世界骨质疏松日。

为什么我们要重视骨质疏松?

骨质疏松最严重的后果是导致骨质疏松性骨折。而骨质疏松性骨折的危害巨大，是老年患者致残和致死的主要原因之一。发生髋部骨折后 1 年内，20%患者会死于各种并发症，约 50%患者致残，生活质量明显下降。而且，骨质疏松症及骨折的医疗和护理，需要投入大量的人力、物力和财力，会造成沉重的家庭和社会负担。2015 年曾预测，我国 2035 和 2050 年用于主要骨质疏松性骨折（腕部、椎体和髋部）的医疗费用将分别高达 1320 亿元和 1630 亿元。

什么是骨质疏松性骨折?

骨质疏松性骨折，又叫脆性骨折，指受到轻微创伤或日常活动中即发生的骨折，是骨质疏松症的严重后果。常见部位是椎体、髋部、前臂远端、肱骨近端和骨盆等。其中最常见的是椎体骨折，髋部骨折是最严重的骨质疏松性骨折。

有多少人会患骨质疏松性骨折?

国内基于影像学的流行病学调查显示，50 岁以上女性椎体骨折患病率约为15%，50岁以后椎体骨折的患病率随年龄增长而增加，80岁以上女性椎体骨折患病率可高达36.6%。近年来我国髋部骨折的发生率呈显著上升趋势。据统计，20世纪90年代初，50岁以上髋部骨折发生率：男性为83/10万，女性为80/10万；到了21世纪初，10年时间，此发生率：男性为129/10万，女性为229/10万，分别增加了1.61倍和2.76倍。预计在未来几十年中国人髋部骨折发生率仍将处于增长期。据估计，2035年我国主要骨质疏松性骨折（腕部、椎体和髋部）约为483万例次，到2050年约达599万例次。女性一生中发生骨质疏松性骨折的危险性（40%）高于乳腺癌、子宫内膜癌和卵巢癌的总和，男性一生中发生骨质疏松性骨折的危险性（13%）高于前列腺癌。

骨质疏松症的危险因素有哪些?

骨质疏松症的危险因素分为不可控因素与可控因素。①不可控因素主要有种族（患骨质疏松症的风险：白种人高于黄种人，而黄种人高于黑种人）、老龄化、女性绝经、脆性骨折家族史。②可控因素：多是不健康的生活方式，包括体力活动少、吸烟、过量饮酒、过多饮用含咖啡因的饮料、营养失衡、蛋白质摄入过多或不足、钙和/或维生素D缺乏、高钠饮食、体重过低等。不可控因素我们说了不算，但可控因素我们一定要避免，尤其是吸烟、饮酒等，不仅对骨质不好，而且还会影响其他脏器功能，一定要避免。

如何自我判断是否患有骨质疏松症?

国际骨质疏松基金会的专家们制定了一张非常简单的问题表，大家可以拿着问题表进行一下比对。如果阳性就说明患骨质疏松的风险高，需要进一步检查。

国际骨质疏松基金会（IOF）骨质疏松症风险：一分钟测试题

	编号	问题	回答
不可控因素	1	父母曾被诊断有骨质疏松或曾在轻摔后骨折?	是□否□
	2	父母中一人有驼背?	是□否□
	3	实际年龄超过 40 岁?	是□否□
	4	是否成年后因为轻摔而发生骨折?	是□否□
	5	是否经常摔倒（去年超过一次），或因为身体较虚弱而担心摔倒?	是□否□
	6	40 岁后的身高是否减少超过 3cm 以上?	是□否□
	7	是否体质量过轻?（体质量指数少于 19 kg/m^2）	是□否□
	8	是否曾服用类固醇激素（例如可的松、泼尼松）连续超过 3 个月?（可的松通常用于治疗哮喘、类风湿关节炎和某些炎性疾病）	是□否□
	9	是否患有类风湿关节炎?	是□否□
	10	是否被诊断出有甲状腺功能亢进或是甲状旁腺功能亢进、1 型糖尿病、克罗恩病或乳糜泻等胃肠疾病或营养不良?	是□否□
	11	女士回答：是否在 45 岁或以前就停经?	是□否□
	12	女士回答：除了怀孕、绝经或子宫切除外，是否曾停经超过 12 个月?	是□否□
	13	女士回答:是否在 50 岁前切除卵巢又没有服用雌/孕激素补充剂?	是□否□
	14	男性回答：是否出现过阳痿、性欲减退或其他雄激素过低的相关症状?	是□否□
生活方式（可控因素）	15	是否经常大量饮酒(每天饮用超过两单位的乙醇，相当于啤酒 500g、葡萄酒 150g 或烈性酒 100g)?	是□否□
	16	目前习惯吸烟，或曾经吸烟?	是□否□
	17	每天运动量少于 30 分钟?（包括做家务、走路和跑步等）	是□否□
	18	是否不能食用乳制品，又没有服用钙片?	是□否□
	19	每天从事户外活动时间是否少于 10 分钟，又没有服用维生素 D?	是□否□
结果判断	上述问题，只要其中有一题回答结果为 “是”，即为阳性，提示存在骨质疏松的风险，并建议进行骨密度检查或 FRAX（骨折风险评估工具）		

还有一个更方便的办法，即计算 OSTA（亚洲人骨质疏松自我筛查工具）指数。OSTA=［体质量（kg）－年龄（岁）］×0.2。结果评定：大于－1 为低风险，－1～－4 之间为中度风险，小于－4 为高风险。

大家可以根据这两种方式评估一下，如果为阳性，或者中、高风险，一定要到医院找专业医生评估。

我一点儿不舒服的症状也没有，会是骨质疏松症吗?

骨质疏松症初期通常没有明显的临床症状，因而被称为“寂静的疾病”或“静悄悄的流行病”。但随着病情的进展，骨量不断丢失，骨微结构破坏，患者会出现骨痛，脊柱变形，甚至发生骨质疏松性骨折等严重后果。而且，一部分患者直到发生骨质疏松性骨折后才被确诊。所以，我们千万不要觉得自己没有症状就没事，等到开始疼痛了再治疗就已经晚了。只要是高风险人群，就要定时到医院检查评估。

什么是骨密度，怎么测量?

骨密度是指单位体积（体积密度）或者单位面积（面积密度）所含的骨量。骨密度的测量方法较多，不同方法在骨质疏松症的诊断、疗效监测以及骨折危险性评估中的作用有所不同。目前临床和科研常用的骨密度测量方法是双能 X 线吸收检测法（DXA）。这也是目前公认的，骨质疏松症诊断标准是基于 DXA 测量的结果。

什么情况下我需要做骨密度检查?

我国已经将骨密度检测项目纳入 40 岁以上人群常规体

检内容。但是符合下列条件之一的也应该做骨密度检查：①女性 65 岁以上和男性 70 岁以上者；②女性 65 岁以下和男性 70 岁以下，有一个或多个骨质疏松危险因素者；③有脆性骨折史的成年人；④各种原因引起的性激素水平低下的成年人；⑤X 线影像已有骨质疏松改变者；⑥接受抗骨质疏松治疗、进行疗效监测者；⑦患有影响骨代谢疾病或使用影响骨代谢药物史者；⑧IOF（国际骨质疏松基金会）骨质疏松症一分钟测试题回答结果阳性者；⑨OSTA（亚洲人骨质疏松自我筛查）结果≤ - 1 者。

骨质疏松怎么预防呢?

骨质疏松的预防分为初级预防、二级预防和治疗。①初级预防：指尚无骨质疏松但具有骨质疏松症危险因素者，应防止或延缓其发展为骨质疏松症并避免发生第一次骨折；②二级预防和治疗：指已有骨质疏松症或已经发生过脆性骨折，防治目的是避免发生骨折或再次骨折。

骨质疏松的初级预防怎么做呢?

骨质疏松的初级预防关键是调整健康生活方式，概括起来说就是要做到以下几点：①加强营养，均衡膳食；②充足日照；③规律运动；④戒烟；⑤限酒；⑥避免过量饮用咖啡；⑦避免过量饮用碳酸饮料；⑧尽量避免或少用影响骨代谢的药物。

每天晒太阳多长时间才能有效预防骨质疏松呢?

晒太阳能够促进人体内维生素 D 的合成，而活性维生素

D 是体内调节骨代谢的重要激素。建议上午 11：00 到下午 3：00 间，尽可能多地暴露皮肤于阳光下晒 15～30 分钟（取决于日照时间、纬度、季节等因素），每周 2 次，以促进体内维生素 D 的合成，尽量不涂抹防晒霜，以免影响日照效果。但需注意避免强烈阳光照射，以防灼伤皮肤。

如何规律运动以预防骨质疏松?

建议进行有助于骨健康的体育锻炼和康复治疗。运动可改善机体敏捷性、力量、姿势及平衡等，减少跌倒风险。运动还有助于增加骨密度。适合于骨质疏松症患者的运动包括负重运动及抗阻运动，推荐规律的负重及肌肉力量练习，以减少跌倒和骨折风险。肌肉力量练习包括重量训练，其他抗阻运动及行走、慢跑、太极拳、瑜伽、舞蹈和打乒乓球等。运动应循序渐进、持之以恒。骨质疏松症患者开始新的运动训练前应咨询临床医生，进行相关评估。

什么情况下需要抗骨质疏松药物治疗呢?

有效的抗骨质疏松药物可以增加骨密度，改善骨质量，显著降低骨折的发生风险。原发性骨质疏松症诊疗指南推荐，抗骨质疏松证药物的适应证主要包括：经骨密度检查确诊为骨质疏松症的患者，已经发生过椎体和髋部等部位脆性骨折者，骨量减少但具有高骨折风险的患者。

每天需要摄入多少钙才能达标呢?

充足的钙摄入对获得理想骨峰值、减缓骨丢失、改善骨矿化和维护骨骼健康有益。2013 版中国居民膳食营养素参考摄入量建议，成人每日钙推荐摄入量为800mg（元素钙），50岁及以上人群每日钙推荐摄入量为1000～1200mg。尽可能通过饮食摄入充足的钙，饮食中钙摄入不足时，可给予钙剂补充。营养调查显，示我国居民每日膳食约摄入元素钙400mg，故尚需补充元素钙500～600mg/d。钙剂选择需考虑其钙元素含量、安全性和有效性。碳酸钙含钙量高，吸收率高，易溶于胃酸，常见不良反应为上腹不适和便秘等。枸橼酸钙含钙量较低，但水溶性较好，胃肠道不良反应小，且枸橼酸有可能减少肾结石的发生，适用于胃酸缺乏和有肾结石风险的患者。高钙血症和高钙尿症时应避免使用钙剂。补充钙剂需适量，超大剂量补充钙剂可能增加肾结石和心血管疾病的风险。

为什么单纯口服钙片不能治疗骨质疏松症?

补钙是骨质疏松的基础治疗。成熟骨重量的60%是矿物质，主要由钙盐构成。钙是骨骼生长发育和骨量维持必不可少的元素。单纯口服钙只是把它吃入了肠道，从肠道吸收入血，再从血液沉积到骨上，是一个由多种激素调控的复杂过程。大量循证医学证据表明，单纯补充钙对骨量增加的影响非常微弱，也不能够预防骨质疏松性骨折的发生。在骨质疏松症的防治中，钙剂应与其他药物联合使用。

治疗骨质疏松症除了口服钙剂，还需要联合哪些药物?

钙剂是治疗骨质疏松症最根本的用药。此外，还应该加上活性维生素D。充足的维生素D可增加肠钙吸收、促进骨骼矿化、保持肌力、改善平衡能力和降低跌倒风险。钙剂和活性维生素 D 联合应用是基础。此外，还应该加用抗骨质疏松药物，该类药物包括骨吸收抑制剂（如双膦酸盐、降钙素、雌激素等）和骨形成促进剂（如甲状旁腺激素类似物）。

如何科学补充维生素 D?

2013 版中国居民膳食营养素参考摄入量建议，成人推荐维生素 D 摄入量为 400IU（10μg）/d；65 岁及以上老年人因缺乏日照，以及摄入和吸收障碍常有维生素 D 缺乏，推荐摄入量为 600IU（15μg）/d；可耐受最高摄入量为 2000IU（50μg）/d；维生素 D 用于骨质疏松症防治时，剂量可为 800～1200IU/d。对于日光暴露不足和老年人等维生素 D 缺乏的高危人群，建议酌情检测血清 25OH 维生素 D 水平，以了解患者维生素 D 的营养状态，指导维生素 D 的补充。

联合应用骨吸收抑制剂和骨形成促进剂是否更好?

考虑到治疗的成本和获益，通常不推荐。尤其不建议联合应用相同作用机制的药物。个别情况下，为防止快速骨丢失，可考虑两种骨吸收抑制剂短期联合使用，如绝经后妇女短期使用小剂量雌/孕激素替代雷洛昔芬，降钙素与双膦酸盐短期联合使用。联合使用甲状旁腺素类似物等骨形成促进剂和骨吸收抑制剂仅用于骨吸收抑制剂治疗失败，或多次骨折需给予强有效治疗时。

以下情况可考虑序贯联合用药：某些骨吸收抑制剂治疗失效、疗程过长或存在不良反应时；骨形成促进剂（甲状旁腺素类似物）的推荐疗程仅为 18～24 个月，此类药物停药后，序贯使用骨吸收抑制剂，以维持骨形成促进剂所取得的疗效。

如何确定抗骨质疏松治疗有效?

抗骨质疏松药物治疗的成功标志是骨密度保持稳定或增加，而且没有新发骨折或骨折进展的证据。对于正在使用抑制骨吸收药物的患者，治疗成功的目标是骨转换指标值维持在或低于绝经前妇女水平。患者在治疗期间如发生再次骨折或显著的骨量丢失，则需考虑换药或评估继发性骨质疏松的病因；如果治疗期间发生一次骨折，并不能表明药物治疗失败，但提示该患者骨折风险高。

停用抗骨质疏松药物后，疗效能够持续多长时间?

除双膦酸盐药物外，其他抗骨质疏松药物一旦停止应用，疗效就会快速下降，双膦酸盐类药物停用后，其抗骨质疏松性骨折的作用可能会保持数年。

抗骨质疏松治疗应坚持多长时间?

根据不同药物的特点，目前建议口服双膦酸盐治疗 5 年，静脉双膦酸盐治疗 3 年。但强调抗骨质疏松疗程应当个体化，所有治疗应至少坚持 1 年。在最初 3～5 年治疗期后，全面评估患者发生骨质疏松性骨折的风险，包括骨折史、新出现的慢性疾病或用药情况、身高变化、骨密度变化、骨转换生化指标水平等，以决定是否继续抗骨质疏松治疗。

脊柱压缩性骨折

姚奶奶今年 83 岁了，有一次去厕所的时候，因脚下有水，跌了个屁股墩，觉得腰痛，自己觉得还能忍受，就没太当回事，可是一个星期过去了还是疼痛，而且觉得疼痛越来越厉害了。到天津医科大学总医院骨科找雪原主任就诊。经过雪原主任详细检查确诊为重度骨质疏松症、脊柱压缩性骨折。为什么脊柱容易出现压缩性骨折？我们怎么预防呢？让我们请出“小玖”来帮我们解答一下吧。

“嗨！大家好，我是小玖，让我来为大家答疑解惑吧！”

老年人跌个屁股墩，最有可能出现什么样的损伤?

老年人骨质疏松，与年轻人比骨的有机物含量下降，骨的脆性增加，而且骨小梁结构稀疏，就像大网眼的干面包一样，承受能力明显下降。在不慎跌个屁股墩的时候，突然增加的纵向受力，会导致椎体压缩骨折。这也是为什么老年人摔跤后会慢慢变矮、驼背的主要原因。

脊椎压缩骨折能带腰围子吗?

人的胸椎因有肋骨的连接，稳定性较好；而腰椎的活动度较大，以适应日常活动需要。当脊柱受到纵向的压力时，稳定的胸椎向灵活的腰椎过渡的部位就会成为应力的集中点，而发生压缩性骨折。所以，脊柱压缩性骨折常发生于胸腰段。一般的腰围子较窄，带上以后将腰椎固定，而不能固定胸腰段椎体。这样再活动时，由于要代偿因固定而失去的腰椎活动度，反而增加了胸腰段椎体的活动。导致的结果是，不仅没有稳定住骨折的椎体，反而使其受力增加，对骨折的愈合不利。正确的做法应该是佩戴特殊定制的腰围，一定要足够的宽，在后面能够超过胸腰段的高度，在前面能够支撑到肋骨。这样固定才能达到稳定骨折的目的，有利于骨折愈合。

脊柱压缩性骨折怎么治疗呢?

一般来说老年人所受暴力较轻，多导致轻微压缩性骨折，属于稳定型骨折，多可以保守治疗。伤后3个月以内，属于骨折愈合期，患者以卧床锻炼为主。康复锻炼应尽早开始，首先要做的是四肢各关节的活动，以预防肌肉萎缩、骨骼脱钙、骨质疏松加重。由于卧床容易形成深静脉血栓，肢体活动也能够很好地预防深静脉血栓。其次，在骨折疼痛缓解到能够耐受后，就要开始腰背肌肉功能锻炼，一般在伤后1周左右开始。患者可取俯卧位，上肢伸直后伸、头胸后仰、挺腹，同时下肢伸直后伸，身体反张，呈一弧形。在锻炼的间隙，平卧的时候，腰部可以垫一个小方枕，使脊柱过伸，以恢复骨折椎体的高度。这一阶段一定要避免脊柱前屈，不宜过早直立负重，以免加重骨折椎体的变形，影响骨折的愈合。

有什么办法能让脊柱压缩性骨折恢复得快一些?

如果疼痛的骨质疏松性椎体压缩骨折，经药物治疗无效，或者不稳定的压缩性骨折，或者多发性的骨质疏松性椎体压缩骨折导致后凸畸形，可以考虑行经皮椎体成形术。经皮椎体成形术是指经皮通过椎弓根或椎弓根外向椎体内注入骨水泥，以达到增加椎体强度和稳定性的目的。此方法是一种能够防止塌陷，缓解疼痛，甚至部分恢复椎体高度的微创脊柱外科技术。该技术能够有效地缓解骨折导致的疼痛，及早地恢复伤者下地活动的能力。

脊柱压缩性骨折患者卧床会导致哪些并发症？怎么预防？

老年人因椎体压缩性骨折卧床以后，由于活动力下降，会发生肺感染、尿潴留、便秘、深静脉血栓、压疮等并发症。要想预防，首先得知道为什么会出现这些并发症。

（1）肺感染是由于长时间卧床使呼吸道分泌物难于咳出，淤积于中小气管，成为细菌的良好培养基，而诱发肺部感染，多见于卧床后的一个星期内，甚至卧床一天即可出现。预防的方法包括多帮助病人翻身，叩击后背有助于防止坠积性肺炎的发生。叩击的手法是轻握拳（注意手掌中空），有节奏地自下而上，由外向内轻轻叩打，边扣边鼓励病人咳嗽。

（2）尿潴留是由于不习惯卧床小便，不自主地憋尿，导致膀胱肌肉过度牵张，失去收缩能力，从而小便不能自解。急性尿潴留发病突然，膀胱内充满尿液不能排出，胀痛难忍，辗转不安，有时从尿道溢出部分尿液，但不能减轻下腹部疼痛。治疗原则是解除病因，恢复排尿。应做导尿引流膀胱尿液解除病痛。适当留置尿管一定时间，待能够习惯卧床小便后，或者能够坐起后再拔除尿管。

（3）便秘，一方面是由于不习惯卧床排便，另一方面是椎体骨折导致后腹膜出血，刺激腹腔神经丛，导致肠麻痹。刚开始卧床时要多吃含纤维多的食物，并且要主动排便，可口服通便药物，或者应用开塞露纳肛通便，一定要积极处理，千万不要等着。等着会导致大便干燥成块，更加难以排出。

（4）深静脉血栓是由于骨折卧床，静脉血流瘀滞、血液高凝状态而发生。卧床以后要多活动肢体，靠肌肉的收缩来将静脉血挤压回心脏，降低血栓发生概率。也可以皮下注射低分子肝素预防，如果在家注射低分子肝素不方便，也可以口服抗凝药物预防。

（5）压疮是由于骨突起部位长时间与硬床面接触，导致皮肤缺血坏死引起，要多翻身才能避免。

髋关节骨折

“80 岁的尹大爷好几天没见了，听说前些天，到公园遛早摔了个跟头，还把大胯摔骨折了，到医院做了手术，花了不少钱，手术做得挺不错，不到一个月，尹大爷已经能活动了，可以自己起床上厕所了”。小区一群老伙伴们来看望尹大爷，只见尹大爷扶了助行器在屋子里正溜达锻炼呢。老伙伴们你一言我一语，都对大胯骨折的知识挺关注。社区居委会刘主任告诉大家说，咱们社区新来了健康机器人小玖，让它给大家科普一下吧

“大家好啊，我是小玖，下面就让我来为大家答题解惑吧！”

大胯骨折指的是什么样的骨折?

咱们通常所说的大胯骨折指的是股骨颈骨折和股骨转子间骨折。

股骨颈骨折和股骨转子间骨折怎么区分?

要想区分它们，首先得知道什么是股骨颈、什么是股骨转子。大家都知道股骨头和股骨干，股骨颈就是连接股骨干和股骨头的结构。而紧贴着股骨颈的下方，外上方为大转子，内下方为小转子，大转子是臀中肌的附着点，肌肉收缩能够外展髋关节，小转子是髂腰肌的附着点，肌肉收缩屈曲外旋髋关节。经过股骨大小转子之间的骨折线就是转子间骨折。

骨折离得这么近，为啥要区分它们呢?

转子间连线是关节囊的附着处，股骨头的供血血管从关节囊进入，然后顺着骨膜向上走形。股骨转子间骨折位于关节囊外，不会影响股骨头血供，骨折一般都能长得上。而股骨颈骨折位于关节囊内，会影响股骨头血供，血供破坏就像庄稼没了水一样，会导致骨折不愈合，股骨头坏死。由于预后不一样，选择的治疗方式也不一样，所以要把它们区分开。

为什么髋关节周围骨折后果那么严重?

髋关节周围骨折出血、疼痛对人的全身影响较大。而且骨折多发生于老年人，老年人因其各脏器功能下降，合并内科疾病较多，对各种打击的承受能力差，容易导致不良后果。

此外，髋关节周围骨折后患者需长期卧床，会引起很多并发症，例如坠积性肺炎、泌尿系感染、深静脉血栓、脑栓塞等。任何一种并发症对患者都是一次严峻的考验，一旦不能逆转，将会有生命危险。所以髋关节周围骨折又被称为“人生最后一次骨折”，可见其严重性。

髋关节周围骨折怎么治疗?

由于髋关节周围骨折有如此多的严重并发症，而这些并发症发生的主要原因都是因为患肢制动、卧床休息。所以治疗的主要目的就是早期恢复患者的活动能力。对于没有明显移位的骨折，可考虑行皮牵引、防旋鞋固定等保守治疗。而对于移位的骨折应尽早手术治疗，稳定骨折，以恢复患者的活动能力，降低相关并发症的发生。

老年人如何预防跌倒?

预防跌倒是预防老年人髋关节周围骨折的根本要素。如何预防跌倒呢？首先，老年人应当保持一定的运动量，只有这样才能保持肢体的力量和一定的活动能力及平衡能力。其次，应当穿着整洁、利索，避免穿戴太过宽大和过长的衣服以免绊倒。另外，还应该穿着舒适的鞋子，最好是底面防滑的鞋子。再有，家里装修应该考虑到容易跌倒的因素，地面防滑、适当加装扶手等。小脑萎缩、平衡能力差、步态不稳的老年人，应当尽早使用助行器、拐杖等辅助行走装置。

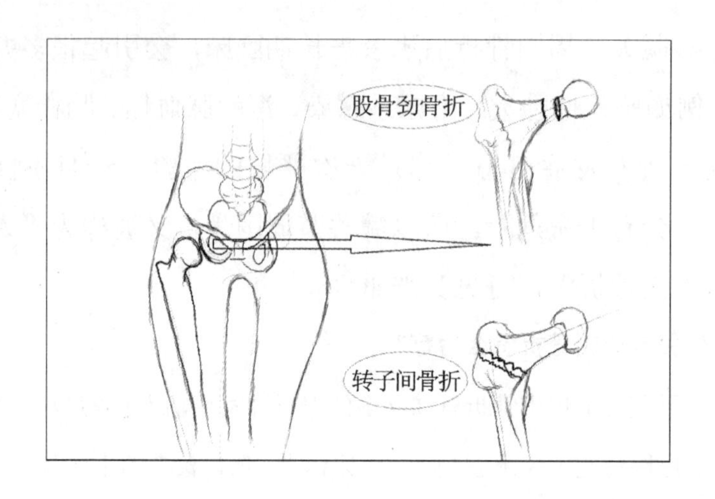

骨关节炎

任大姐今年 62 岁了，年轻时候受过累，所以膝盖经常疼痛，一开始还能忍受，也就没去医院看，可最近突然疼得厉害了，蹲起和上下楼梯都费劲儿。到天津医科大学总医院骨科找雪原主任就诊。经过雪原主任详细检查确诊为膝关节骨关节炎。什么是骨关节炎？我们怎么预防，如果得了骨关节炎又怎么治疗呢？让我们请出“小玖”来帮我们解答一下吧。

“嗨！大家好，我是小玖，让我来为大家答疑解惑吧！”

什么是骨关节炎?

骨关节炎是指由多种因素引起关节软骨纤维化、皲裂、溃疡、脱失而导致的以关节疼痛为主要症状的退行性疾病。咱们老百姓常说的关节的“骨膜”磨没了，就是指骨关节炎的晚期表现。

骨关节炎的病因是什么?

病因尚不明确，其发生与年龄、肥胖、炎症、创伤及遗传因素等有关。女性、肥胖和关节损伤与膝关节骨关节炎发病有关；年龄、性别及某些特殊职业是手部骨关节炎发病的危险因素；年龄、性别是髋关节骨关节炎发病的相关因素。髋、膝关节骨关节炎的发病率均随年龄的增加而增高，且女性发病率高于男性。

是不是老年人都会得骨关节炎?

骨关节炎好发于中老年人群，但不等于老年人都会得骨关节炎。65 岁以上的人群骨关节炎患病率大于 50%。来自中国健康与养老追踪调查数据库的研究结果显示，我国膝关节症状性骨关节炎的患病率为 8.1%；女性高于男性；呈现明显的地域差异，即西南地区（13.7%）和西北地区（10.8%）最高，华北地区（5.4%）和东部沿海地区（5.5%）相对较低。从区域特征来看，农村地区膝关节症状性骨关节炎患病率高于城市地区。在城市人口中，手部关节骨关节炎的患病率为男性：3%，女性为 5.8%；髋关节影像学骨关节炎的患病率男性为 1.1%，女性为 0.9%，农村地区髋关节骨关节炎患病率为 0.59%。随着我国人口老龄化的进展，骨关节炎的发病率还有逐渐上升的趋势。

骨关节炎治疗的目的是什么?

骨关节炎是慢性退变性疾病，疾病一旦开始即不能逆转。所以骨关节炎的治疗目的就是缓解疼痛，延缓疾病进展，矫正畸形，改善或恢复关节功能，提高患者生活质量。

骨关节炎治疗的原则是什么？

骨关节炎总体治疗原则是依据患者年龄、性别、体重、自身危险因素、病变部位及程度等选择阶梯化个体、化治疗。阶梯化治疗指的是：从减体重、运动锻炼，到口服药物，关节腔注射药物，再到微创手术、关节置换手术等一系列的治疗手段。

骨关节炎基础治疗都包括什么？

基础治疗对病变程度不重、症状较轻的骨关节炎患者是首选的治疗方式。强调改变生活及工作方式的重要性，使患者树立正确的治疗目标，减轻疼痛，改善和维持关节功能，延缓疾病进展。主要包括以下几个方面。

（1）健康教育：是为了让我们重视骨关节炎，认识骨关节炎。使我们改变不良的生活及工作习惯，避免长时间跑、跳、蹲，同时减少或避免爬楼梯、爬山等。减轻体重不但可以改善关节功能，而且可减轻关节疼痛。

（2）运动治疗：应该在医生的指导下选择正确的运动方式，制订个体化的运动方案，从而达到减轻疼痛，改善和维持关节功能，保持关节活动度，延缓疾病进程的目的。有益的锻炼方式包括：低强度有氧运动，关节周围力量训练，关节功能锻炼。

（3）物理治疗：主要是通过促进局部血液循环、减轻炎症反应，达到减轻关节疼痛、提高患者满意度的目的。常用方法包括：水疗、冷疗、热疗、经皮神经电刺激、按摩、针灸等。

（4）行动辅助：通过减少受累关节负重来减轻疼痛和提高满意度，但不同人的临床受益存在一定的差异。必要时应在医生指导下选择合适的行动辅助器械，如手杖、拐杖、助行器、关节支具等，也可选择平底、厚实、柔软、宽松的鞋具辅助行走。

膝关节骨关节炎如何运动?

膝关节骨关节炎日常保养最重要的一个环节就是运动。关于关节炎后运动存在两种错误的观念，一个是认为关节炎是软骨磨损，运动越多磨损越大，还是少走路好；另一个是认为活动就关节痛，休息就不痛，那我就不走路、少走路。这两种想法都是错误的，凡是这样做的人慢慢会发现，关节越来越僵硬、腿越来越没劲，疼痛反而加重了。关于骨关节炎的各种指南、资料都主张应该保持一定的活动量，保持一定的活动量不仅能使关节疼痛减轻，还有利于提高心肺等脏器的耐受能力，降低相关疾病的发生。所以骨关节炎患者应该运动，要坚信“功能是练出来的”。

骨刺能磨下去吗?

骨刺能被磨下去，这种观点是完全错误的！当关节软骨退变、磨损以后，关节稳定性下降。在屈伸活动过程中会过度牵拉关节囊、韧带，导致关节囊、韧带附着部位的轻微出血、炎症反应。出血进一步骨化，形成骨刺，可以起到拉紧关节囊、稳定关节的作用。所以说骨刺是关节的一种适应性的病理反应。骨刺一旦形成，只能越长越大。如果关节稳定性得不到改善，增加活动量只会刺激骨刺长大。

骨关节炎患者适合什么样的锻炼方式?

骨关节炎患者锻炼应该达到这样的目的：增强关节周围肌肉力量来稳定关节，保持关节一定的活动范围，还要对关节软骨的磨损较小。所以骨关节炎患者应避免进行一些比较活跃的或冲突性的运动方式。可以选择游泳、骑车、散步等方式来锻炼。还要进行一些静力性的关节肌肉力量的训练，比如平卧位支腿抬高，以锻炼股四头肌力量。也可以从事适度的家务劳动，既干了家里的活，又锻炼了身体。

锻炼多长时间合适呢?

经常会听到大夫说“锻炼要适度”。那么多大的活动量，或者运动多长时间是适度呢？由美国关节炎基金会和关节炎自我管理课程提出的“2 小时疼痛原则”是比较好的评估活动量的方法。2 小时疼痛原则指的是：患者在活动锻炼后，如果关节疼痛持续时间超过 2 小时，就意味着活动量过大，应适当降低活动量。

非甾体类抗炎药在治疗骨关节炎时如何选择?

非甾体类抗炎药是骨关节炎患者缓解疼痛、改善关节功能最常用的药物。包括局部外用药物和全身应用药物。在应用非甾体类抗炎药时，首选局部外用。局部外用药物可迅速、有效缓解关节的轻、中度疼痛，其胃肠道不良反应轻微，但需注意局部皮肤不良反应的发生。对中、重度疼痛可联合使用局部外用与口服非甾体类抗炎药物。

如何正确口服非甾体类抗炎药物?

口服非甾体类抗炎药物的主要不良反应是上消化道不良事件、心脑肾不良事件。该类药物的疗效与不良反应对每一个人来说，并不完全相同。当需要口服该类药物时，一定要进行评估，采用个体化治疗方案。上消化道不良事件的危险因素包括：高龄、长期应用非甾体类抗炎药物、口服糖皮质激素、有上消化道溃疡出血病史、使用抗凝药物、有酗酒史。如果上消化道不良反应的危险较高，可使用刺激小的选择性 COX-2 抑制剂，例如塞来昔布、依托考昔等。如使用非选择性非甾体类抗炎药物，应同时加用保护胃黏膜的药物。心脑肾危险因素包括高龄、脑血管病史（有过中风或目前有一过性脑缺血发作）、心血管病史、肾脏病史、同时使用血管紧张素转换酶抑制剂及利尿剂、冠状动脉搭桥术围手术期。如果患者心血管疾病危险性较高，应慎用非甾体类抗炎药物（包括非选择性和选择性 COX-2 抑制剂）。增加剂量或者同时口服两种不同的非甾体类抗炎药物不但不会增加疗效，反而会增加不良反应的发生率。

关节腔注射糖皮质激素应注意哪些事项?

关节腔注射糖皮质激素起效迅速，短期缓解疼痛效果显著。当口服非甾体类抗炎药物治疗效果不佳时，可考虑行关节腔注射激素。但关节腔注射激素为侵入性操作，一定要严格按照操作规程执行。而且反复多次应用糖皮质激素会对关节软骨产生不良影响，建议每年应用最多不超过 2～3 次，注射间隔时间不应短于3～6个月。

氨基葡萄糖治疗骨关节炎有效果吗?

氨基葡萄糖属于缓解骨关节炎症状的慢作用药物。有研究表明这些药物有缓解疼痛症状、改善关节功能、延缓病程进展的作用，但也有研究认为其并不能延缓疾病进展。目前，该类药物对骨关节炎的临床疗效尚存争议，对有症状的骨关节患者可选择性使用。

膝关节骨关节炎患者在什么情况下需采取关节镜手术治疗?

关节镜兼具诊断和治疗的作用，对伴有机械症状的膝关节骨关节炎治疗效果较好，如存在游离体、半月板撕裂移位、髌骨轨迹不良、滑膜病变、软骨面不适合等，通过关节镜下摘除游离体、清理半月板碎片及增生的滑膜等，能减轻部分早、中期骨关节炎患者症状；但也有研究认为其远期疗效与保守治疗相当。对伴有机械症状但关节间隙狭窄较明显的患者，关节镜手术的益处可能有限，不推荐应用。

关节置换术效果如何?

针对终末期骨关节炎、关节软骨完全剥脱、软骨下骨囊性变、关节间隙变窄，各种非手术治疗无效时可选择关节置换术治疗。关节置换术切除了病变的软骨面，用人工合金关节代替，能够有效缓解关节疼痛，恢复关节功能。关节置换术是成熟且有效的治疗方法，应用日益广泛。

髋关节置换时选择骨水泥型假体还是非骨水泥型假体？

在做髋关节置换手术时，医生会提出骨水泥型假体和非骨水泥型假体的固定方法。那么哪种更好呢？骨水泥型假体短期内可获得更高的稳定性，但从长期来看，尤其对于年轻或活动量大的患者，骨水泥型假体会带来更多的并发症及松动率。所以对于 75 岁以下的初次置换患者，建议首选非骨水泥型假体。

膝关节置换术后“能保”多少年？

在做膝关节置换术前咱们老百姓最关心的一件事就是关节置换术后“能保”多少年。其实严格来说，这种说法并不科学，每一例关节置换术都是独立的，且关节置换术后使用年限受多种因素影响，无法用“保质期”式的说法来绝对定义。目前总结的数据显示，全膝关节置换术后 15 年假体生存率为 88%～89%，单髁置换术 15 年假体生存率为 68%～71%。

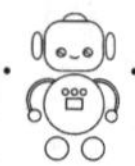

特别提示：

本文内容旨在普及老年人常见的骨科疾病的一些常识性、科普性知识。提高大家对相关疾病的认识，避免一些错误的理解,并提供一些相关的保健、诊疗建议。然而,每一位患者患有的每一种疾病都具有特殊性和复杂性，非专业的判断会存在一定的片面性。如果出现相应症状，应及时到正规医院，找专科医生寻求帮助，接受规范化、个体化的诊治，以免贻误病情。

本章编者：雪原、赵志辉

第五章　普通外科

甲状腺结节

尤大姐一脸忧愁地走进居委会：刘主任，前两天咱们不是社区查体嘛，那个检查的大夫说我脖子有结节，让我去医院看看，怪不得我最近老是觉得脖子不舒服呢！真是让人担心啊。

社区居委会刘主任：是啊！刚好有健康机器人小玖在咱们社区，听听小玖给咱们讲解一下关于颈部结节的常识吧！

小玖：好的，请输入关键词“颈部结节”，嘀嘀嘀——调取数据

您好，颈部结节有很多种，位置也不一样，您说的是哪一种呢？

尤大姐：哎呀，我也不记得了，就说我脖子上有结节，你看，就说的这里，嗓子前面这里。

小玖：通常人们所说的颈部结节包括甲状腺结节、淋巴结肿大、舌骨管囊肿、颌下腺、舌下腺等。而我们常规查体经常所说的颈部结节一般是指甲状腺的结节和颈部肿大的淋巴结。淋巴结是人体内最小的淋巴器官，也是我们平时抵

抗病毒、细菌感染的第一道防线。所以经常会有患者觉得自己感冒发烧或者嗓子疼、牙龈肿痛而脖子上肿胀起来一些小疙瘩。这些都是不需要担心的。反而是那些没有什么特殊感觉的异常肿大的淋巴结需要我们赶紧到医院诊治。而甲状腺上的小结节也有很多种，有的需要处理，有的不需要处理。

社区居委会刘主任：小玖，那如何判断是哪里出的问题？需不需要进一步处理呢？

尤大姐：对对，我是否需要做什么检查？要不要做个核磁呢？

小玖：要判断哪里出问题，做一个颈部的彩超就可以，这样就大致分辨出来甲状腺的结节是什么性质的了。良性的结节可以定期复查，考虑恶性的结节就需要进一步诊治了。

张大姐：那，什么样的结节是良性结节，什么样的是恶性结节呢？

小玖：小玖给您连线天津医科大学总医院普通外科的戚峰主任，请他具体讲一讲。

戚主任：您好，我们在了解甲状腺结节之前先了解一下甲状腺的基本功能。甲状腺会分泌甲状腺激素，其主要功能是促进生长发育，对儿童期脑和骨的生长发育及成熟尤为重要；可促进新陈代谢，对糖、脂肪和蛋白质的合成和分解都有促进作用；还能促进神经系统的分化和成熟。所以说，甲状腺是一个很重要的器官，它位于气管前方，像一个小蝴蝶一样。甲状腺结节是常见的临床疾病，在碘摄入充足的地区，约 5%的女性、1%的男性可发现甲状腺结节，但以女性和老年人为主。越来越多的人重视健康体检，随着超声等检查技术的发展，甲状腺结节的检出率越来越高，高分辨彩超对甲状腺结节的探测率为 19%～68%。

尤大姐：那么所有的甲状腺结节都需要处理吗？

戚主任：事实上我们通过超声检查评定甲状腺结节是一个很简便快捷，同时也是很准确的方法。根据超声影像下的甲状腺结节的形态和特征，可以分为 5 类结节，3 类及以下的结节，一般考虑为良性结节。但是当良性结节短时间内快速增长，影响到外观和吞咽，或者影响到呼吸，甚至引起了气管的压迫等时，就需要手术治疗了。常见引起甲状腺良性结节的疾病包括甲状腺肿、甲状腺炎、甲状腺腺瘤。对于碘摄入充足的良性甲状腺结节患者，不推荐常规用药物甲状腺素治疗。对实性的良性结节患者，如果饮食中碘摄入不足，推荐日摄入碘量为 150μg，以保证充足的碘摄入。对于细针穿刺活检（FNAB）确定为良性者，若结节直径＞4cm，引起压迫性症状或其他临床症状时考虑手术。大多无症状的结节生长缓慢，无须干预。对于持续生长的一般良性结节，应密切随诊监测。而超声考虑为 4a 类的甲状腺结节，就需要进一步处理了，比如进一步化验甲状腺激素及抗体的水平，以及细针穿刺活检以明确结节的病理类型。

社区居委会刘主任：戚主任，4a 类结节是什么意思？为什么需要进一步检查呢？

戚主任：超声考虑 4a、4b 类的甲状腺结节，就属于可疑恶性的范畴了。我们通常通过细针穿刺活检、定期复查或者术中冰冻病理来进一步判断结节的良恶性。通常 4a 结节直径 >1cm 时应进一步评估是否癌变；少数情况下 4a 结节直径 <1cm，但出现临床症状如淋巴结肿大时，也需进一步评估；如果 4a 结节比较小，直径<0.5cm，可以密切观察。目前一致认为大多数甲状腺恶性结节属于低危，治疗效果及预后良好。有的患者听说自己得了甲状腺癌立刻就崩溃了，其实大部分甲状腺癌并不可怕。甲状腺的恶性肿瘤大部分分化良好，病理类型为乳头状癌或滤泡状癌，发展缓慢，治疗效果较好，具有良好的预后，其十年生存率在 80%～95%之间。目前，治疗甲状腺癌的首要方式依然以手术为主。

尤大姐：戚主任，发现甲状腺 4a、4b 结节后不能直接切了吗？对了，听说还有个什么射频消融，直接融了是不是就万事大吉了？

戚主任：4a、4b 的结节存在一定的良性的可能性。对于那些超声考虑 4a、4b 的结节，如果连续两次的细胞学检查都考虑是良性，我们是可以定期进行超声复查的。同时您提出的发现了结节就直接射频烧掉这个观念，我们不是很推荐。我们的建议是先要获得一个明确的病理诊断，这样才能指导后面的治疗。比如，这个结节本来是个良性的结节，那么射频消融对于患者来说没有什么后顾之忧；而如果这个结节是恶性，我们在没有获得病理的情况下，做完消融之后并没有做什么特殊的处理，也就耽误了病情。同样的道理也适用于发现了结节就想要直接切除甲状腺的想法。前面我说过了，甲状腺是一个功能器官，盲目地切除甲状腺并没有什么好处。

尤大姐：那么，戚主任，如果得了甲状腺癌，切除了就算治愈了吗？需要化疗吗？

戚主任：您这个问题问得很好，甲状腺癌的治疗是一个长期的过程，并不是手术做完了就可以高枕无忧了。针对甲状腺癌的不同状况，患者需要听从专业医生的个体化指导。甲状腺癌常分为 4 种类型，90%以上是乳头状癌，恶性度比较低，手术治疗是首选方案。虽然甲状腺癌的预后相对来说很好，但是我们也需要监测动向，预防复发。患者需要术后长期口服药物甲状腺素来抑制复发和转移，同时补充人体需要的甲状腺素。一般术后需要根据甲状腺素水平调整药物剂量，并定期复查颈部彩超。

社区居委会刘主任：谢谢戚主任的讲解，真是通俗易懂。

妊娠期发现甲状腺结节怎么办

焦大哥匆匆走进居委会：小玖，我媳妇参加单位体检，发现有甲状腺结节，可是刚刚才怀孕，这可怎么办啊！

小玖：您不要着急，我们还是听听戚主任的意见吧。

戚主任：首先需要密切观察您爱人的甲状腺功能变化，防止甲状腺功能减低或亢进。早期妊娠期，如果细胞学检查怀疑甲状腺乳头状癌，应采用超声监测。如果在妊娠 24～26 周前肿瘤生长迅速，或者超声检查怀疑有颈部淋巴结转移，应在妊娠期考虑手术。

焦大哥：是这样啊！那对孩子有没有影响呢？

戚主任：在妊娠中期行甲状腺手术治疗，相对来说是比较安全的。如果妊娠中期病情稳定或在妊娠中期诊断，手术可推迟至分娩后。我建议您首先到门诊做进一步检查，明确一下结节的性质，再做进一步治疗。

焦大哥：好的好的，戚主任，太感谢您了。也非常感谢居委会的刘主任和志愿者小玖！

乳腺疾病（得了乳腺肿块怎么办）

班大姐： 哎呀！刘主任，社区的曾阿姨前两天查出来乳腺长肿瘤了。我最近也是不舒服，干点儿什么事情就感到乳房胀痛，晚上睡觉都不踏实，您说我这是不是有问题啊？这乳腺疼和肿瘤到底有没有关系啊，咱也拿不准，害怕呀。

社区居委会刘主任：刚好有健康机器人小玖来到咱们社区了，听听小玖给咱们讲解一下关于乳腺疾病的知识吧！

小玖：好的，请输入关键词“乳腺疾病”，嘀嘀嘀，调取数据——

乳腺疾病主要分为以下几种。

（1）乳腺增生：大龄未婚、已婚未育、已育不哺乳、性格忧郁、易生闷气、急躁偏激者易得。

（2）乳腺脂肪坏死：常见于外伤。乳头溢液：可见于乳腺增生、乳腺导管内乳头状瘤、乳腺癌等。

（3）急性乳腺炎：常见于哺乳期女性，也可见于非哺乳期女性。

（4）乳腺脓肿：可见于外伤、感染、哺乳期患者等。

（5）乳腺纤维瘤：常见于年轻女性，但可好发于各个年龄段。

（6）乳腺恶性肿瘤：好发于女性，常见于无痛、增大型肿块。

社区居委会刘主任：小玖，那如何早期判断是普通的乳腺增生而不是乳腺癌呢？

小玖：一般乳腺癌大多表现为无痛性进行性增大性肿块，有的患者还会表现出乳腺表面皮肤的改变、乳头溢液等。有很多患者就是因为觉得乳腺上长了一个疙瘩，不疼不痒就不在意，等到已经引发严重的问题了才来医院就诊。当然也有很多人因为周围的朋友亲戚得了乳腺癌，就过度焦虑，来医院咨询的。早期辨别需要我们有一定的自检常识。主要分为三点：①看，有无乳头的溢液（内衣有无污染）、乳头脱屑、乳头异常凹陷、乳房表面异常隆起或凹陷；②触，有无异常包块、包块有无压痛、有无增大、能否活动（切忌用手指掐捏乳房）；③想，乳房有无外伤、有无异常变化（如大小、体积、颜色）。如果这些都不能确定就需要来医院咨询专科医生啦。

班大姐：既然乳腺癌这么隐匿，那岂不是我们发现时都已经晚啦！

小玖：应该不会的。小玖给您连线天津医科大学总医院普通外科的戚主任，请他具体讲一讲。

戚主任：我市女性的乳腺癌发病率大约为 25.48/10 万，一般建议从 40 岁开始筛查，但对于一些乳腺癌高危人群可将筛查的起始年龄提前到 40 岁以前。筛查的方法一般包括乳腺钼靶摄像和乳腺超声，而高危人群呢，建议增加乳腺核磁检查。什么样的人群是乳腺癌高危人群呢？比如有明显的乳腺癌遗传倾向者，既往有乳腺导管或小叶不典型增生或小叶原位癌的患者，以及既往有胸部放疗史的患者。

班大姐：戚主任，是不是乳腺上发现了结节，就是乳腺癌呀？

戚主任：通常有的患者在门诊检查超声及钼靶，看到报告结果显示有结节就恐惧不安，就感觉大事不妙。一般情况下，根据超声影像下的形态和特点，乳腺结节可以分为 5 类。3 类及以下的结节考虑为良性的可能性很大，建议每 6 个月复查一次。而分级为 4a 类的结节就需要医生的帮助啦，可以行肿物的穿刺活检或者是切除活检来获得病理结果，从而确切了解肿物的性质。而治疗乳腺癌目前首要的治疗手段是手术治疗，即切除肿瘤。乳腺癌是一种全身性的疾病，后期的辅助治疗又包括化学治疗和内分泌治疗以及放射性治疗和靶向治疗。如果乳腺癌能够早发现、早治疗，那么乳腺癌患者就可以期待被治愈。发现乳腺肿瘤不要惊慌失措，最重要的就是到门诊就诊，并听从专业医生的建议。目前我们并不建议盲目使用中药消除肿瘤，从网上购买各种消除肿物的外用敷料，或者美容院的通脉治疗。这些方法只会延误患者的治疗时机，给肿瘤细胞在身体内进一步发展的机会。

班大姐：戚主任，对乳腺的保健有什么方法吗？

戚主任：好的，我有如下几条建议。①保持女性姿态美：不要驼背含胸；②增加合理营养：多食蛋白含量高、脂肪成分多、营养丰富的食物，比如蛋、鱼、肉、花生和核桃等，这些可以使乳房丰满；③不要束胸，佩戴合适的胸罩（适用于青、中、老年女性，有保护作用）；④防止乳房衰老：适度体育运动、适度按摩（切忌手法粗暴，否则会引发乳腺疾病）、慎用雌激素替代治疗；⑤少用或不用口服避孕药。当然了，定期的乳腺检查也是不可或缺的。

社区居委会刘主任：谢谢戚主任的讲解，真让我们受益匪浅呀。

乳腺疼痛和乳腺癌的关系

邓大妈：小玖，我有个问题，我今年 65 岁了，平时身体挺硬朗的，已经绝经 10 年了。按理说不应该有增生之类的问题了，但最近总是乳腺疼痛，严重的时候都睡不着觉，我是不是得乳腺癌了啊。

小玖：您不要着急，请把您的报告在我的屏幕上扫一下……嘀嘀嘀，扫描完成，调取数据——

您好，您的超声显示是老年乳腺，部分增生增厚，有不规则的结节，分类是4a级别。

邓大妈：天呐，4a级别是不是就是乳腺癌了啊？前两天，我的老朋友被诊断得了乳腺癌，还做了大手术。

小玖：您先别急，我们继续连线戚主任。

戚主任：您好，结合您的检查结果，我们建议您首先到门诊就诊，进行钼靶检查明确肿物的性质和分类。老年患者对钼靶检查更敏感，结合超声检查的结果，可以更加明确地诊断肿物的性质。

邓大妈：那我岂不是得了绝症？这可怎么办啊？

戚主任：您先别着急，一般4a类乳腺结节恶性率为3%～10%，而且乳腺的疼痛与乳腺的恶性肿瘤没有直接的关系。完善检查是为了进一步明确肿物的性质，不给恶性肿瘤漏诊的机会，同时也为了明确您的病情。另外，即使是乳腺恶性肿瘤，通过积极的治疗，一般也可以获得很好的预后。

邓大妈：戚主任，听您这么说，我就放心多了！

乳腺结节、肿物、乳头溢液都提示得了乳腺癌吗？

蔺大姐愁容满面地走进居委会，泫然欲泣：小玖，这可怎么办，我女儿今年刚刚 14 岁，入学体检发现她乳腺左边有个瘤子，右边还有结节，这可怎么办啊！

小玖：您不要着急，请把您的报告在我的屏幕上扫一下……嘀嘀嘀，扫描完成，调取数据——

您好，报告显示为左侧乳腺肿瘤，大小约 4cm×4cm，分叶状，边界清楚。右侧乳腺结节，大小约 1cm×1cm，边界较清晰，周围血运丰富。考虑为 3 类，一般为良性结节。具体情况，我们连线戚主任，详细为您解答。

戚主任：您好，请告诉我患者的年龄和发现时间？另外，最近有明显增大吗？

蔺大姐：主任您好，我闺女今年 14 岁了。仔细想想有一个月了吧，她洗澡时发现自己左乳长了个疙瘩，摸着也不疼，还活动。她说她总觉得自己双侧不对称，我也没当回事。没想到这次体检发现就这么大了，我这不是把孩子耽误了嘛！

戚主任：您先别急，您的孩子目前处于青春期，通过超声结果和您的描述，考虑为青春期乳腺纤维瘤的可能大。一般青春期乳腺纤维瘤具有增长迅速、无痛、边界清楚、活动良好等特点。建议她来门诊检查一下，如果诊断如上，可以手术治疗。

蔺大姐：还要手术啊，孩子这么小，能吃中药或者按摩按下去吗？

戚主任：如果确诊是青春期乳腺纤维瘤，我们还是建议手术治疗。这是因为青春期乳腺纤维瘤具有短时间增大的特点，同时它的增长也会影响正常乳腺，这样会造成患者将来乳腺发育不对称、外观不良等问题。您所说的按摩方法只能导致肿瘤越长越大，甚至影响乳腺的正常发育。严重的按摩不当可导致乳腺炎，甚至乳腺脓肿。做手术的时候，需要把肿瘤切除下来送病理检查，从而明确肿瘤的性质，毕竟突然增大的肿瘤也有叶状肿瘤、肉瘤等的可能。这样做就能明确患者的疾病类型了。

蔺大姐：哦，是这样啊。那我得赶紧带孩子去门诊看看。主任，我还想问个问题，像我呢，40多岁了，已经停止哺乳10多年了，也没有奶了啊，但最近总是内衣湿漉漉的，这是怎么回事啊？

戚主任：您这是乳头溢液的表现。首先需要您观察一下乳头有没有脱屑、有没有破损的情况。然后需要您观察溢液的性质，如果是血性的液体，建议您及时就诊，一般这样的情况考虑有导管内肿瘤或者导管内肿瘤癌变的可能；如果是清亮的液体，建议您到门诊进行乳管镜等相关检查，明确性质；同时如果乳头溢液是奶白色或者黄白色的，建议您进行超声检查，有乳腺增生的可能，同时不排除垂体疾病的可能。

蔺大姐：哦，原来还有这么多区别，那我明天也去检查一下。

戚主任：遇到乳腺肿瘤、乳腺结节、乳头溢液、乳管扩张这些问题不要太紧张，咨询专业医生即可。虽然乳腺癌是女性高发的乳腺疾病，但是通过规范专业的诊疗，一样可以获得良好的预后。

蔺大姐：戚主任，谢谢您，也非常感谢社区居委会的新志愿者小玖，为我们答疑解惑，还能连线专家！

小肠疝气

闫大妈：刘主任，你说怪不怪，最近俺家老头右大腿根出现个鼓包，有点儿胀疼，干点儿累活或者爬个楼梯后鼓包就变大，平躺休息后就会变小甚至看不见了。本想去大医院看看，可是孩子工作都忙，不好意思打扰他们。

社区居委会刘主任：听您这么说，感觉像得了“小肠疝气”，有病可别耽误。问问咱们的智能健康机器人志愿者小玖吧，可方便了。

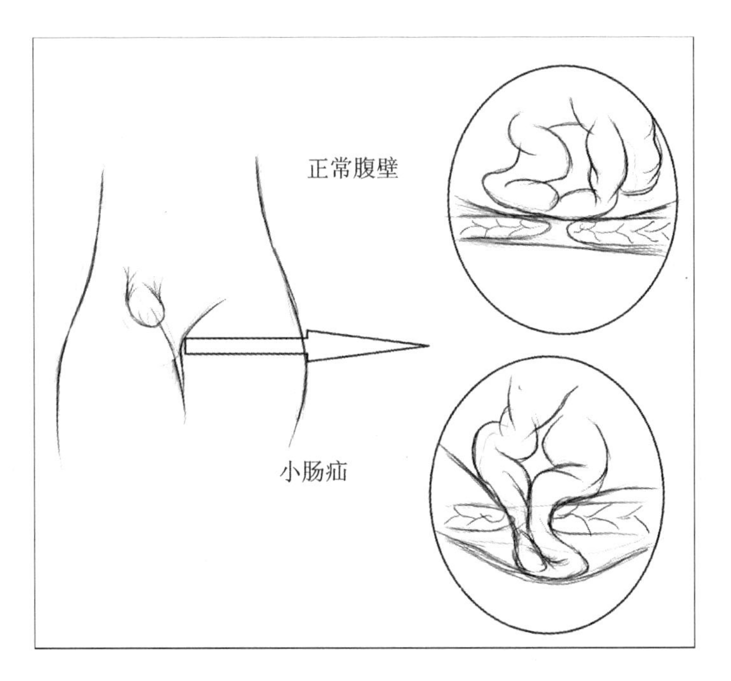

小玖：输入关键词“小肠疝气”，嘀嘀嘀，调取数据——

小肠疝气是老百姓通俗的说法，学名叫“腹股沟疝”，多发生在腹股沟区，就是大腿根的部位，常发生于老年男性。腹股沟区的肌肉通常比较薄弱，老年人的肌肉又逐渐在退化，当腹腔内的小肠、大网膜等组织通过这个薄弱区域向外突出时，就形成了“鼓包”，也就是“疝”。当站立、活动、用力的时候明显，平卧后可能消失。老年男性常由前列腺增生导致排尿困难，习惯性便秘，或者慢性哮喘咳嗽，都会引起腹压增加，从而成为疝气发生的原因。这种“疝”在小儿也比较常见，形成机制类似，是因为小儿的腹股沟区发育不完善造成的。

小玖：闫大妈，这个病虽然不是肿瘤，但是仍然不能掉以轻心。患者如果不能得到及时的治疗，就有可能延误病情。随着时间的推移，突出的肿块可能会逐渐增大，患者的胀疼感会越来越明显，有的还可能延伸到阴囊内，给患者的生活带来很大的不便。更重要的是，组成疝的这些内容物从腹腔内突出的出口往往都比较狭窄，一旦发生某些意外情况就会造成突出的疝内容物嵌顿在出口处，无法还纳入腹腔，也就形成了“嵌顿疝”。这时候，突出的疝内容物可能会因血液循环受阻而发生坏死，此时患者需要急诊手术，甚至需要切除部分小肠。

闫大妈：那这个病怎么治呢？

小玖：我们还是连线天津医科大学总医院普通外科的戚主任，请他详细讲讲吧。

戚主任：李大妈，您好！我已经看到您的消息了。目前针对腹股沟疝治疗的主要方法是手术治疗，但需要除外一些特殊情况，比如：①一岁以下的婴儿，理论上讲有自愈功能；②年迈体弱无法接受手术或者有其他手术禁忌证的患者；③不愿意接受手术的患者，这部分非手术患者可以采用“疝气带”等保守治疗方法。

对于绝大多数患者还是建议手术治疗，可选的手术方式很多。传统的手术方式包括疝囊高位结扎、腹股沟管壁加强修补等，就像我们的衣服破了，可以用针线把破口缝上一样。但是这种缝合不太结实，也不平整，对于患者来说，局部不舒服，疝也容易复发。所以现在的手术方式，多使用“补片”来进行无张力修补，就像在衣服的破口上打一个“补丁”，这样的效果明显更好，复发率更低。现在的补片种类多，需要由医生把关，选择合适的补片。随着微创手术的开展，借助腹腔镜行疝修补术在临床的应用越来越多。手术通过腹壁的 3 个小孔，就可以把补片放在合适的位置，实现修补的目的。

闫大妈：手术治疗的效果怎么样，术后容易复发吗？

戚主任：接受手术治疗的患者，绝大部分预后良好，能够恢复正常的生活，但确实有少数的患者会复发，主要是由于腹压高。因此患者术后需要注意避免引起腹内压升高的一些活动或疾病，尤其是术后半年内需要特别注意。首先要积极治疗便秘、慢性咳嗽和男性前列腺增生等；其次要避免从事重体力劳动；再次要养成良好的生活习惯，适当运动。对于复发患者可以选择二次处理，尤其现在有了微创手术，可以减少对患者的伤害。

闫大妈：如果接受手术治疗，那选择什么时机好一些呢？

戚主任：对于成年患者来说，如果没有手术禁忌，我们建议早发现早治疗。因为随着病情的进展，有些简单的腹股沟疝可能会演变成处理起来比较困难的嵌顿疝或绞窄疝。尤其是发展成绞窄疝时，需要 2 期手术，对患者而言既浪费钱又多受罪，还会造成很大的思想压力。

闫大妈：听了戚主任的讲解，我对腹股沟疝有了一个初步的认识，我明天就带老爷子去医院。

小玖：太好了，希望你们积极配合医生的治疗，祝您老伴儿早日康复！

“老胃病”不容忽视

小林：刘主任，听说咱们社区来了一位高科技机器人小玖，能为我们解答很多健康问题，我也来向小玖咨询点儿问题。

社区居委会刘主任：来得正好，你有什么问题尽管问吧，小玖可是知无不言言无不尽啊！

小林：我爸今年 65 岁了，最近一段时间他总是说胃口不太好，吃饭也不香，吃一点就饱了，而且总觉得肚子胀，反酸水，时不时还有点儿烧心。他自己也没当回事，总说是老胃病犯了，吃点药就好了。以前在医院也看过，都按胃病治的，吃点儿药也能好一阵子，可是这回吃完了“胃药”也不见好。最近这一个来月，我感觉老爷子状态不好，明显瘦了一圈，千万别是胃癌吧，他还不乐意去医院，这可把我愁坏了。

社区居委会刘主任：先别急，先让小玖给咱们普及普及胃癌是怎么回事吧。

小玖：好的，输入关键词“胃癌”，嘀嘀嘀，调取数据——

胃癌是指原发于胃的恶性肿瘤，在我国胃癌的发病率仅次于肺癌，居第二位，死亡率排第三位。胃癌可发生于胃的任何部位，其中半数以上发生于胃窦部，胃大弯、胃小弯及前后壁均可受累。绝大多数胃癌属于腺癌，早期无明显症状，或出现上腹不适、嗳气等非特异性症状，常与胃炎、胃溃疡等胃部慢性疾病的症状相似，所以容易被忽略。目前我国胃癌的早期诊断率仍较低。近年来随着胃镜检查的普及，早期胃癌的检出率逐年增高。

胃癌的治疗是以外科手术治疗为主，配合化疗、放疗、靶向治疗、免疫治疗等的综合治疗。胃癌的高危因素有以下几个方面。

（1）胃幽门螺杆菌感染。

（2）胃的癌前变化：胃溃疡、胃息肉、萎缩性胃炎伴肠化生及不典型增生、胃切除术后残胃。

（3）饮食与环境因素：霉变食物（含黄曲霉素）、咸菜（含硝酸盐）、烟熏及腌制鱼和肉（含苯并芘、硝酸盐）、过高钠盐；高纬度、高泥炭土壤、石棉地区、寒冷或潮湿、微量元素失衡。

（4）家族遗传史。

胃癌的症状：早期胃癌多数无明显症状，少数人有恶心、呕吐或是类似溃疡病的上消化道症状，难以引起足够的重视。随着肿瘤的生长，影响胃功能时才出现较为明显的症状，但是这些症状都缺乏特异性。疼痛与体重减轻是进展期胃癌最常见的临床症状。患者常有较为明确的上消化道症状，如上腹不适、进食后饱胀。随着病情进展，患者上腹疼痛加重，食欲下降、乏力。根据肿瘤的部位不同，也有其特殊表现，贲门胃底癌（胃的入口）可有胸骨后疼痛和进行性吞咽困难；幽门（胃的出口）附近的胃癌有幽门梗阻的表现。当肿瘤破坏血管后，可有呕血、黑便等消化道出血的症状；如肿瘤侵犯胰腺被膜，可出现向腰背部放射的持续性疼痛；如肿瘤溃疡穿孔则可引起突发剧烈腹痛的腹膜炎表现；肿瘤出现肝门淋巴结转移或压迫胆总管时，可出现黄疸；发生远处淋巴结转移时，可在左锁骨上触及肿大的淋巴结。晚期胃癌患者常可出现贫血、消瘦、营养不良甚至恶病质等表现。

小林：小玖，那怎样才能知道是不是得了胃癌呢？

小玖：除了根据上述的临床症状来判断以外，胃镜是最可靠的检查方式。因为胃镜下可以清楚地看到胃黏膜的病变，通过切取少量的胃组织做病理检查就可明确胃黏膜的病变性质，对于诊断胃癌准确率很高；其他的还有消化道造影、腹部 CT，以及血液肿瘤标志物等检查。

小林：谢谢小玖，明天我就带老爷子去医院检查一下。

一周以后……

小林：刘主任我又来了，真是怕什么来什么，上个星期带我爸去医院做了胃镜检查，还做了病理。这不结果出来了，就是胃癌。这下老爷子可慌了神儿了，他让我跟着一起来问问小玖接下来该怎么办。

小玖：胃癌的治疗是一个系统的过程，手术切除是治疗胃癌最确切的手段，也是治愈胃癌的唯一方法。除了手术之外，大部分患者还需要化疗，对于一些晚期肿瘤的患者，如果丧失了手术的机会，就要选择放疗、化疗、靶向治疗、免疫治疗等综合治疗来控制病情了。

林大爷：这病治疗起来还挺麻烦的呀，我也没做过手术，不知道这胃癌的手术有危险吗？不做手术行吗？

小玖：关于胃癌手术治疗的具体情况，我帮您连线天津医科大学总医院普通外科的戚主任来给您详细地讲讲。

戚主任：林大爷好，刚才已经我看了您的检查报告，胃癌的诊断很明确。外科手术治疗是最主要的，也是治愈胃癌的唯一手段。结合林大爷的情况，建议住院进行全面的术前检查和准备。对于老年人来说，胃肠的手术不是小手术，也是需要冒一定风险的。因此，术前的准备尤为重要，术前还需要进一步查腹部 CT，明确病变周围的情况，完善心肺功能的检查及一些血液常规检查，经过充分评估后再确定手术方案。同时很多患者术前由于疾病的原因，营养状况都不是特别好，术前的一段时间调整身体的营养状况也是很重要的。关键的一步就是手术，分为根治性手术和姑息性手术。所谓根治性手术，就是除了切除胃的原发病灶，同时还要清除胃周围的淋巴组织，然后进行消化道重建，这是比较理想的状态。如果患者的身体条件、病变范围都满足条件的话还是尽量选择行根治性手术。另外，微创腹腔镜手术技术越来越成熟了，在保证根治效果的前提下，可充分发挥腔镜手术切口小、创伤小、恢复快等优点，也很适合老年人。

小林：戚主任，这胃都切掉了，那还能正常吃饭吗，没有胃了对人有啥影响呢？

戚主任：吃饭肯定是可以的，我们会根据病情，选择切除部分胃，或切除整个胃。病变切除后会进行消化道的重建，保证消化道的通畅。如果手术顺利的话，术后 5～7 天就可以少量进食了。但是术后一段时间的饮食习惯和之前还是有区别的，患者主要以半流质饮食为主，需少量多次进食。通过一段时间的适应，再慢慢过渡到正常饮食。对于胃切除的患者，术后可能会发生营养不良的情况，这主要与术后早期进食量少有关。人的胃是人体进行初步消化的器官，而小肠是人体消化和吸收的主要器官，所以只要小肠功能完好，患者的营养状况是不会有问题的。

小林：手术完成后，病人如果恢复得好，治疗是不是就结束了？以后肿瘤还会复发吗？

戚主任：胃癌的治疗是一个综合的、个体化的过程，手术是这个治疗过程中的主要环节。术后我们会根据患者的病情、病理的结果决定下一步是否需要化疗以及化疗的周期。一般情况下，大多数患者术后需要 6～8 个周期的化疗。术后还要有定期的随访，随访和监测的主要目的是了解治疗效果，更早地发现肿瘤复发，并及时地干预处理，以提高患者的生存率，改善生活质量。随访的频率一般为：术后 2 年每 3 个月 1 次，接下来 3 年每 6 个月 1 次，然后每年 1 次。随访期间可能需要复查胃镜、腹部 CT 和肿瘤标志物等。

小林和林大爷：听了戚主任的介绍，对胃癌的治疗有了一个初步的认识，我们明天还是赶紧去医院住院吧。

社区居委会刘主任：太好了，希望你们积极配合医生的治疗，祝林大爷早日康复！

大肠癌

左大妈：刘主任，最近好一阵子没看见谷姐了，听说她得了大肠癌，谷姐她哥哥好像也是这病，估计这病有遗传啊！够吓人的。

社区居委会刘主任：是啊！咱们小区的智能健康机器人小玖，知道好多病呢，咱让它说说这个大肠癌吧。

小玖：请输入关键词“大肠癌”，嘀嘀嘀，——

结直肠癌俗称大肠癌，是消化道中常见的恶性肿瘤。早期症状不明显，随着癌肿的增大而表现出排便习惯改变、便血、腹泻、腹泻与便秘交替、局部腹痛等症状，晚期则表现贫血、体重减轻等全身症状。其发病率和病死率在消化系统恶性肿瘤中仅次于胃癌、食管癌和原发性肝癌。中国在世界上属于低发地区，但近些年来的发生率在不少地区有程度不等的增加趋势。本病和其他恶性肿瘤一样，发病原因仍不清楚，可以发生在结肠或直肠的任何部位，但以直肠、乙状结肠最为多见，其余依次见于盲肠、升结肠、降结肠及横结肠。其发病与生活方式、遗传、肠息肉等因素关系密切。一般根据临床表现、X射线钡剂灌肠或纤维结直肠镜检查等，可以确诊。治疗的关键在于早期发现、及时诊断和手术根治，同时这也是本病取得良好预后的关键。

左大妈：那怎么才能知道自己是不是得了肠癌啊，会有哪些表现呢？

小玖：结直肠癌早期可以无症状，或症状不明显，患者仅感到腹部不适、消化不良、大便潜血等。随着癌肿的发展，症状逐渐出现，表现为排便习惯改变（比如排便次数增多，排便不畅，里急后重，腹泻，便秘，或腹泻与便秘交替出现，粪便变细或脓血便）、腹痛、便血、腹部包块、肠梗阻等，伴或不伴贫血、发热和消瘦等全身症状。肿瘤因转移、浸润可引起受累器官的改变。可以通过以下检查明确诊断：如体格检查，腹部可触及肿块；肛门直肠指诊可能发现直肠癌；化验检查可能发现贫血、大便潜血、肿瘤标志物升高；消化道造影、腹部B超、CT、核磁等可能发现肿瘤病灶；最直接的检查就是电子结直肠镜，能直接看到结直肠内的肿瘤，并通过活检可以明确病理诊断。

左大妈：听说得了癌症就治不好了，是这样吗？

小玖：关于结直肠癌的治疗，咱们连线天津医科大学总医院普通外科的戚主任，让他来给我们讲讲吧。

戚主任：大家好！目前关于结直肠癌的治疗有以下几个方面。

（1）手术治疗：若肿瘤可以完全切除，则首选根治性切除手术。

（2）化疗：大肠癌根治术后，仍有 50%的病例复发和转移，因此术前、术后化疗有可能提高术后5年的生存率。

（3）放射治疗：术前放疗，可缩小肿瘤，提高切除率；术后放疗，可杀死残留的肿瘤细胞。尤其是针对直肠癌，放疗有很大的帮助。

（4）分子靶向治疗。

（5）中医中药治疗

结直肠癌治疗主要是以手术切除为主的综合治疗，手术联合化疗、放疗可以降低手术后复发率，提高生存率。

这里要强调的是疾病的早期诊断和及时手术治疗是很重要的，直接关系患者的预后。有一些老年人出现消化道的症状，比如便血、腹痛、排便习惯的改变等，以为是犯痔疮或者肠胃炎，不当回事，结果耽误疾病的诊断及治疗。等发现时疾病已经发展到晚期，出现癌症的转移或者肿瘤无法切除的情况，到那时治疗起来就比较棘手了，患者也会遭受更大的痛苦。因此，提醒咱们的老年朋友，一旦出现这些可疑症状，就应该及时去医院就诊，做进一步检查，争取早发现问题，早手术治疗。目前随着医学技术的进步，微创腹腔镜手术技术越来越成熟，在保证根治效果的前提下，可充分发挥腔镜手术切口小、创伤小、恢复快等优点。

左大妈：戚主任，做手术痛苦吗？手术完了是不是排便就不行了？听说做完手术不能排便了，大便都得从肚皮上走，这是怎么回事啊？

戚主任：左大妈，具体到每一位患者，能不能做手术，做什么方式的手术，入院后还要进行全面的检查和评估。对于能手术的患者，术前还要做充分的准备工作，比如术前营养状况的调整，血压、血糖的控制，心肺功能的改善，戒烟禁酒，抗凝药物的停用，等等。现在手术技术都比较先进了，手术是在患者全身麻醉的状态下做的，手术过程中患者是没有什么痛苦的感觉的。术后恢复阶段，患者会有一些不适，主要是术后伤口的疼痛、身上的一些管路（胃管、引流管、输液、监护设备等）引起的不适，大多数患者都是可以耐受的。随着术后身体的逐步恢复，患者感觉也会越来越好，一般术后 3～7 天患者就可以逐步恢复进食了。至于排便的问题，这要看病变的部位和范围了，不同患者由于手术方式的不同，术后排便方式也会有不同。左大妈说的粪便从肚皮上走就是我们说的“人工肛门”，也叫肠造瘘术。有些情况下是需要行造瘘术的，比如：①直肠癌病变距离肛门比较近，肛门无法保留；②结肠癌病变范围大，病变切除后无法完成吻合；③对于一些晚期的或者身体条件较差的患者，肿瘤无法切除，行肠造瘘的姑息性手术；④对于肠吻合不满意的，可行预防性肠造瘘，待吻合处愈合良好后行二次手术将造瘘还纳。即使做了肠造瘘，也没有那么可怕。现在各种护理材料和技术都很先进，住院期间我们的护理老师会对患者及家属进行造瘘管理的指导，我们医院还有专科门诊可以随时指导，所以对大多数患者的生活没有太大的影响。

左大妈：戚主任，这做完手术，癌症是不是就治愈了，以后还会复发吗？

戚主任：结直肠癌的治疗是一个综合的、个体化的治疗，手术是这个治疗过程中的主要环节，我们会根据患者的病情、术后病理的结果决定下一步是否需要化疗，以及化疗的周期。任何肿瘤患者都会面临复发的风险，因此术后还要有定期的随访，以便我们及早发现复发并采取相应的措施，提高患者的生存率，改善生活质量。随访的频率和胃癌是类似的，随访期间可能需要复查肠镜、腹部CT和肿瘤标志物等。

左大妈：不管怎么说，还是别得病的好。这大肠癌有什么预防措施吗？平时生活上又该注意些什么呢？

戚主任：结直肠癌的发病一般与下列因素有关。

（1）遗传因素：如家族中有结直肠癌、胃癌等肿瘤病史，以及家族性腺瘤性息肉病、林奇综合征等。

（2）生活方式：高脂肪、高蛋白、低纤维素饮食与直肠癌的发生有密切关系。

（3）结直肠疾病：可以是结直肠癌的癌前病变，包括结直肠息肉、腺瘤、炎症性肠病等。

（4）其他因素：如血吸虫病、盆腔放射、环境因素（如土壤中缺钼）、吸烟等。针对这些可能的因素咱们平时生活上要注意规律饮食，低脂肪、高膳食纤维素饮食，戒烟限酒，适度锻炼身体。直系亲属中有类似疾病的更要注意，定期去医院检查身体，及早发现，早治疗。尤其是结直肠镜的检查，非常重要，可以发现肠内息肉，并早期内镜下切除。许多息肉都是癌前病变，如果没有发现，时间长了可能会转变为癌。

左大妈、刘主任：感谢戚主任和小玖，让我们对大肠癌有了进一步的了解，也学到了不少知识。

餐后之痛——胆囊结石

史大妈：刘主任，我想咨询小玖个事。我这肚子啊，有时不知怎么着，突然就揪心得疼，就在右上腹这个位置，扯得右边的肩膀都疼。有时吃完饭收拾完碗筷时发作，有时半夜睡得好好的就把我疼醒了，疼的我呀，就像有东西在肚子里拧着似的。

社区居委会刘主任：史大妈，您到医院查过了吗？医生怎么说？

史大妈：之前疼的最厉害的一次去医院看过，大夫说是胆囊结石胆囊炎，输了几天液就好了。有胆结石好几年了，可是头几年也没啥事啊，现在发作越来越频繁了，吃不下、睡不好的。

社区居委会刘主任：大妈您别着急，今天咱有健康机器人小玖了，听听小玖给咱们讲解一下胆囊结石的常识吧！

小玖：好的，请输入关键词“胆囊结石，胆囊炎”，嘀嘀嘀，调取数据——

胆囊结石是胆汁中固体成分的沉淀形成的结石，以胆固醇结石为主，是体内脂质代谢紊乱的局部表现。当结石嵌顿或胆囊颈部的病变使胆汁流出道梗阻继发细菌感染时，就会引发急性胆囊炎。患者会出现上腹疼痛、恶心、呕吐、发热及右上腹触痛。史大妈说的频繁腹痛应该就是胆绞痛，胆囊结石的患者往往在进食油腻食物、夜间睡眠翻身等情况下发病。由于在餐后分泌胆汁时或者体位改变时，胆囊结石的位置会发生改变，嵌顿于胆囊颈部，从而引发剧烈绞痛。如果持续时间较长，因结石的压迫或者胆囊管的阻塞使胆囊黏膜缺血、溃疡、水肿，就会引起胆囊及周围炎症，甚至发生胆囊坏死穿孔。

社区居委会刘主任：小玖，胆囊结石应该怎么治？发现胆囊结石是需要尽早手术吗？

小玖：小玖给您连线普通外科专家戚主任，请他具体讲一讲。

戚主任：我们的胆汁由肝脏分泌，在胆囊内储存。查出有胆囊结石后，如果没有明显症状，应该规律饮食，切忌暴饮暴食，以清淡饮食为主，避免进食油腻食物，适当有规律运动健身，避免过度肥胖，定期复查腹部彩超，可以有效预防胆囊结石继发胆囊炎。胆囊结石形成后，半数患者最终会出现症状，一旦出现症状就容易反复发作，因此对于长期出现反复的胆绞痛或反复发作胆囊炎的患者，建议尽早手术。除此之外对于合并胆总管结石、合并胆囊息肉的胆囊结石、充满型的胆囊结石和合并萎缩性胆囊炎的胆囊结石的患者同样建议尽早手术。目前，腹腔镜下胆囊切除术很普及，就是大家常说的“微创、打眼手术”，有着创伤小，恢复快的优点，术后生活一般不会受太多影响。对于张大妈的情况，建议您到医院检查，明确胆囊情况，必要时进行手术治疗。

史大妈：戚主任，这个手术需要把胆囊切除，多可惜呀！我听说还有“保胆手术”？

戚主任：需要手术的胆囊结石患者，胆囊已经出现了问题，保留胆囊，只取出结石的方法，很容易使疾病复发，也就是说患者同样花了钱、受了手术的创伤，还很可能复发，所以这个手术已经逐渐废弃了。

史大妈：戚主任，我还是害怕手术，每次胆囊结石发作，输点儿液都能好，能不能继续这样保守治疗呢？

戚主任：胆囊结石的患者，每次发作的严重程度都可能不一样，严重的甚至需要急诊手术。而且胆囊里的石头掉到胆管里，会引发胆管炎、黄疸、胰腺炎等一系列更严重的问题。所以有病还是要早治。

史大妈：谢谢戚主任和小玖的讲解，我这就让我家姑娘去网上约个号，好好去医院检查检查。

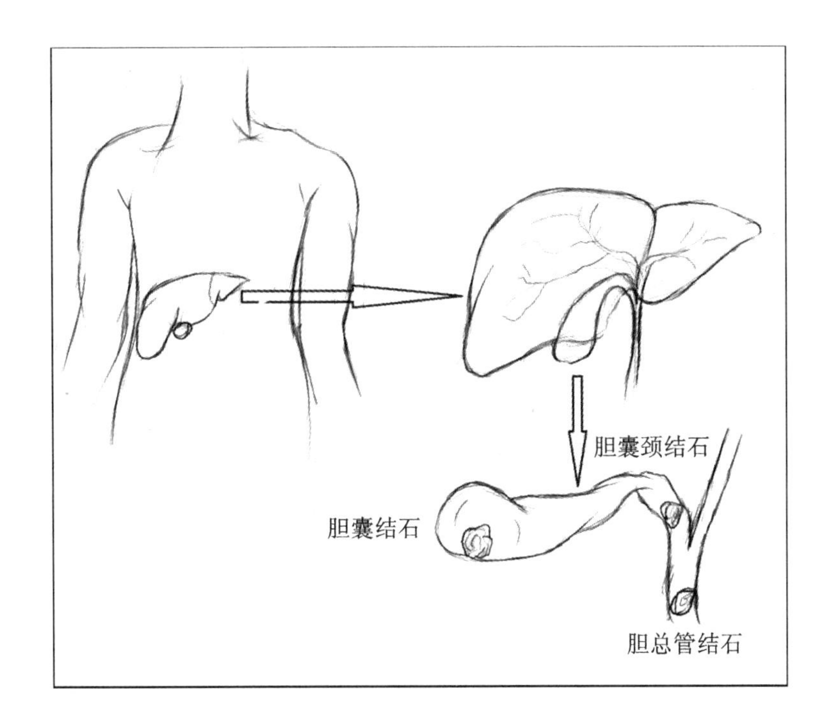

酒肉之伤——急性胰腺炎

施大爷和儿子小施来到居委会，小施一进门就开始抱怨：刘主任啊，我爸两个月前得了一次急性胰腺炎，都住进ICU了，可老头出院后没过两天，就又开始吃大肉喝大酒，怎么说都不听，还说我不孝顺，不给吃不给喝。

施大爷在旁边反驳道：我没病，胰腺炎早就好了，在医院的那一个月不能吃不能喝，我得补回来，这不让吃那不能喝，还活个什么劲儿啊。

社区居委会刘主任：施大爷别着急，咱问问小玖急性胰腺炎是怎么回事。

小玖：好的，输入关键字“急性胰腺炎”，嘀嘀嘀，调取数据——

急性胰腺炎是一种常见的急腹症，按临床病情分为轻型急性胰腺炎和重症急性胰腺炎，前者较轻有自限性，后者病情险恶，常常涉及全身多个脏器，死亡率高达 10%～30%，并且医疗费用昂贵。在我国，急性胰腺炎常见的致病因素有：胆道疾病、过量饮酒、高脂血症、十二指肠液反流等。主要表现常常是饱餐和饮酒后腹部突然剧烈疼痛，多位于左上腹，向左腰背部放射，并出现腹胀、恶心、呕吐、发热等。临床诊断多以血清淀粉酶、脂肪酶明显升高和腹部 CT 发现胰腺的炎症表现来明确诊断。具体治疗我们还是连线普通外科戚主任，请他来进一步讲解吧。

戚主任：胰腺是我们人体重要的外分泌及内分泌器官，胰液中的各类酶原及酶是我们消化脂肪、蛋白质及糖类的重要参与者，内分泌中起重要作用的胰岛素就是胰腺分泌的。胰腺炎的发病机制比较复杂，至今尚未完全阐明，大多数研究认为急性胰腺炎是胰泡内胰酶异常激活造成的，患者常有暴饮暴食史，典型的疼痛是在餐后 1～4 小时。一般来讲，酒精性胰腺炎比胆石性胰腺炎重，肥胖者胰腺炎比消瘦者重。胰腺炎的治疗以保守治疗为主，治疗的关键是保证胰腺休息、减少胰液分泌，所以饮食控制尤为重要，如有感染证据予以抗生素抗感染治疗。病因是胆囊结石的，要选择合适时机切除胆囊。急性胰腺炎合并胰腺和胰周坏死组织继发感染、胆总管下端梗阻或胆道感染、胰腺假性囊肿等情况时需要手术治疗。胰腺炎恢复期需要患者平时养成良好的生活习惯，戒酒，规律饮食，以清淡饮食为主，适当健身活动避免过度肥胖，控制好血糖血脂，这些都是长期保养过程中需要做到的，如管不住嘴迈不开腿，极容易复发。

小施：爸，这回您明白了吧，您不知道在 ICU 时全家人都提心吊胆的，多担心您啊！

施大爷：谢谢小玖和戚主任的解答，这回我彻底明白了，医生护士们是把我从阎王那拽回来的，我得好好珍惜，管住我这张嘴。

黄皮之痒——梗阻性黄疸

由大娘：刘主任，我想让小玖帮我老伴儿看看，最近他眼球和脸色发黄，我让他去医院看看，他非说是吃柿子吃得太多了，过两天就好了，但每天晚上都说自己浑身发痒，睡不好。

社区居委会刘主任：大娘别急，大爷平时有什么病吗？

由大娘：他之前没啥大毛病，只是有胆囊结石，而且每年都体检复查。

社区居委会刘主任：好的，我们现在请小玖帮忙分析分析。

小玖：根据由大娘的描述，诊断可能是梗阻性黄疸，输入关键词“梗阻性黄疸”，嘀嘀嘀，调取数据——

黄疸是由多种原因引起的血胆红素增高，使病人的巩膜、皮肤、黏膜以及内脏器官和体液发生黄染，它是一种临床表现而非一种独立的疾病。黄疸按治疗方式分为外科黄疸和内科黄疸。其中外科黄疸因胆道梗阻引起，又叫梗阻性黄疸，由于血液中直接胆红素增加，刺激皮肤感觉末梢神经引起严重皮肤瘙痒。下面我就连线普通外科戚主任为大家进一步讲解常见的几种梗阻性黄疸的特点及治疗方法。

戚主任：梗阻性黄疸的致病因素主要有胆总管结石和胰腺或胆道的恶性肿瘤。胆总管结石导致的黄疸，患者常有胆囊、胆管结石疾病史，伴有胆管炎症状，起病急，表现为典型发热、腹痛、黄疸三联征。恶性肿瘤导致的黄疸通常为慢性渐进性的，黄疸逐渐加重，甚至有波动性黄疸。出现黄疸时应先判断有无梗阻性原因，可以抽血化验肝功能，看胆红素尤其是直接胆红素是否升高，同时彩超检查肝、胆、胰腺情况，初步寻找是否存在梗阻性黄疸的原因。当然，如果有可疑表现，就需要去医院进行 CT、核磁共振等进一步检查了。对于梗阻性黄疸，最彻底的治疗是祛除梗阻的原因，如胆囊结石或胆管结石引起的，就要按照取净结石、祛除病灶、通畅引流的原则治疗；如肿瘤引起，则需进行以手术为主的综合治疗。所以建议由大娘的老伴儿尽快去医院完善相关检查，明确诊断以进一步得到更好的治疗。

由大娘：好的，谢谢主任，我现在就让孩子带他去医院。

肝脏结节那些事儿

社区居委会刘主任：这不是咱们社区活动积极分子扈大娘吗，最近忙什么呢？上周咱们小区广场舞大赛您都没参加。

扈大娘：您别提了，我这个月光往医院跑了，体检发现肝上有结节，吓坏我了，做完彩超做CT，做完CT又做核磁，结果出来后大夫说没事，让我定期复查。可是这毕竟是在肝上长了东西啊，听简大妈说有个神医小玖，我来瞧瞧。

社区居委会刘主任：那就让我们的健康机器人小玖帮您解惑一下吧。

小玖：搜索关键字“肝脏肿瘤”，嘀嘀嘀，调取数据——

肝肿瘤分良性肿瘤及恶性肿瘤，良性肿瘤中以肝囊肿、海绵状血管瘤较为常见，可为单发或多发，多在彩超检查时发现肝内包块，一般无症状。当肝囊肿或血管瘤较大压迫邻近器官或者使肝包膜紧张时，患者会出现上腹胀或隐痛，这个时候才需要治疗。最常见的原发性肝恶性肿瘤就是肝癌，可单发亦可多发，典型症状是右上腹钝痛、腹胀、乏力、食欲减退、消瘦、上腹肿块、发热和黄疸，一般出现典型症状时，肿瘤已多为中晚期。所以大家要注意日常查体，争取早发现早治疗。

社区居委会刘主任：那么发现肝结节，如何鉴别是良性还是恶性呢？确诊之后又该如何治疗呢？

小玖：这个专业问题还是有请我们的戚主任来回答吧。

戚主任：肝脏良性肿瘤，如肝囊肿、肝血管瘤的特点是病程长、进展慢，患者全身状况好，AFP（甲胎蛋白）阴性，一般情况下查腹部彩超就可以做出诊断，但是更可靠的诊断就需要进行强化 CT 检查了。肝血管瘤与肝癌患者的强化 CT 影像结果会表现出不同的特点，而且肝癌患者多合并有病毒性肝炎病史，AFP 高出正常。肝脏核磁共振或者强化核磁共振对于肝脏结节的诊断也是非常有帮助的，尤其是发现小肝癌的敏感性高于 CT。对于无症状的较小的肝脏血管瘤，无须特殊治疗，每半年复查彩超即可；直径大于 10cm 或者位于肝脏边缘直径大于 5cm 的血管瘤以及有症状的血管瘤，建议手术治疗。对于肝癌患者，则需进行一系列的检查评估，然后进行手术为主的综合治疗。

扈大娘：谢谢小玖，谢谢戚主任，这下我就放心了。

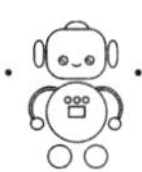

特别提示：

本文内容旨在普及老年人常见的普通外科疾病的一些常识性、科普性知识。提高大家对相关疾病的认识，避免一些错误的理解，并提供一些相关的保健、诊疗建议。然而，每一位患者患有的每一种疾病都具有特殊性和复杂性，非专业的判断会存在一定的片面性。如果出现相应症状，应及时到正规医院，找专科医生寻求帮助，接受规范化、个体化的诊治，以免贻误病情。

本章编者：戚峰、孙朝男、王煜、胡斌、李宏伟

第六章　泌尿外科常见病

得了膀胱癌不一定要全切膀胱

岳大爷：半年前，我发现早上起来尿里有血，不疼不痒的，过几天就没了，我以为是上火，也就没当回事。但是后来尿里总是间断有血，老伴儿嘀咕了，催着我到医院检查。好么，这一检查，说是膀胱癌，要立刻住院手术！这不，我做完了手术刚出院，可能是我老糊涂了，还有很多事不太明白，知道社区新来了健康志愿者，我就来看看。小玖，尿血就代表长肿瘤了吗？

小玖：尿液中含有一定量的红细胞时称为血尿。肉眼血尿，是指肉眼看到血样或呈洗肉水样尿。很多泌尿系统的常见疾病，比如泌尿系统感染如前列腺炎、肾盂肾炎、膀胱炎等都会产生血尿，严重的伴有发热，还有尿路结石如肾结石、输尿管结石、膀胱结石等也可导致血尿，一般会伴有疼痛。老年男性的前列腺增生也会有血尿。对于老年患者的无痛性肉眼血尿，最需要警惕的是泌尿系统肿瘤，比如膀胱癌、前列腺癌、肾癌等。

岳大爷：那么有了血尿，都需要做什么检查呢？

小玖：由于导致血尿的原因很多，所以医生会仔细询问病史，根据病史有针对性地做检查，比如尿常规、泌尿系彩超的。老年男性一般还会查PSA（前列腺特异性抗原），有时候要查尿红细胞相差镜检。必要时需进行尿脱落细胞学检查、膀胱镜、CT、核磁共振等。

岳大爷：对，门诊大夫先给我开的是泌尿系彩超，彩超报告上写的膀胱占位就是膀胱癌吧，得膀胱癌该怎么办呢？

小玖：好，小玖给您连线天津医科大学总医院泌尿外科的朱军主任，请他具体讲一讲吧。

朱主任：膀胱肿物分为良性和恶性的。大多数是恶性的，其中尿路上皮癌最常见。不过大家也不要“谈癌色变”，早期膀胱癌治疗效果一般都很好。超声发现了膀胱肿物，需要做盆腔CT检查，有经验的医生根据超声和CT的结果，就可以做出基本判断。如果能做保留膀胱的经尿道肿瘤切除术，可以不做术前膀胱镜检，直接入院手术，这样就省去了门诊膀胱镜检的痛苦和花费，但是有时做膀胱镜检取病理活检是决定治疗方案所必需的。

岳大爷：我做了电切手术，肚子上也没刀口，术后几天就把尿管拔了，我自己排尿也挺好的，但是我和老伴儿都有点儿嘀咕，这样能切得干净吗？

朱主任：膀胱癌早期发现早期合理治疗，加上后续的治疗和随访，大多数预后是不错的，不像有些恶性肿瘤那样预后很不好。我们会根据术前的检查结果判断，如果能经过尿道切除干净膀胱癌，我们就做根治性的经尿道膀胱癌切除术，现在一般用等离子或者激光来完成手术，临床上大多数都属于这种。但是膀胱癌有个特点是容易复发，术后复发率高达 50%～70%，还有一小部分会进一步发展，所以为了预防复发，术后一般都需要经尿道下尿管灌药，具体的灌注药物选择、浓度、频率都需要结合术后病理情况而定，有的还需要全身化疗，这些是预防复发和进展的有效手段。有些膀胱癌一发现就需要做膀胱全切、尿流改道，手术创伤大、并发症多、术后生活质量差。近些年随着治疗手段的不断改进，有的原先需要做全切的病例也可以在有经验的医疗中心经过多种手段综合应用保住膀胱。但是保留膀胱手术的术后随访很重要，早期发现复发，大多数还可以经尿道再切除，但是有一小部分会进展甚至远处转移，可能需要膀胱全切或者放化疗。

岳大爷：那我就放心了，大夫也让我每周五去灌药。灌药倒没啥痛苦的，就是灌完药以后会尿频尿疼，多喝点儿水就过去了，我一定按您说的坚持去。平时还得注意点儿什么啊？我什么时候去复查呢？

朱主任：对，不用太害怕，正常均衡饮食即可，没必要刻意进补，平时注意多饮水、勤排尿。膀胱灌注前几个小时尽量少饮水，以免尿液产生过快稀释药物。电切术后 2 年内，每 3 个月复查一次泌尿系统 B 超、尿脱落细胞学、胸片，每 6 个月复查一次膀胱镜；2 年后，每 6 个月复查一次泌尿系统B超、尿脱落细胞学、胸片，每年复查1次膀胱镜。平时要注意观察自身排尿的情况，包括尿液颜色，有没有与排尿有关的一些特殊不适。

社区居委会刘主任：岳大爷，您现在更明白了吧？

岳大爷：对对，咱们社区的志愿者小玖够专业的，还能直接连线好大夫给大家讲解。我现在明白了，只要认真按照主任说的去做，膀胱癌也没啥可怕的，呵呵。

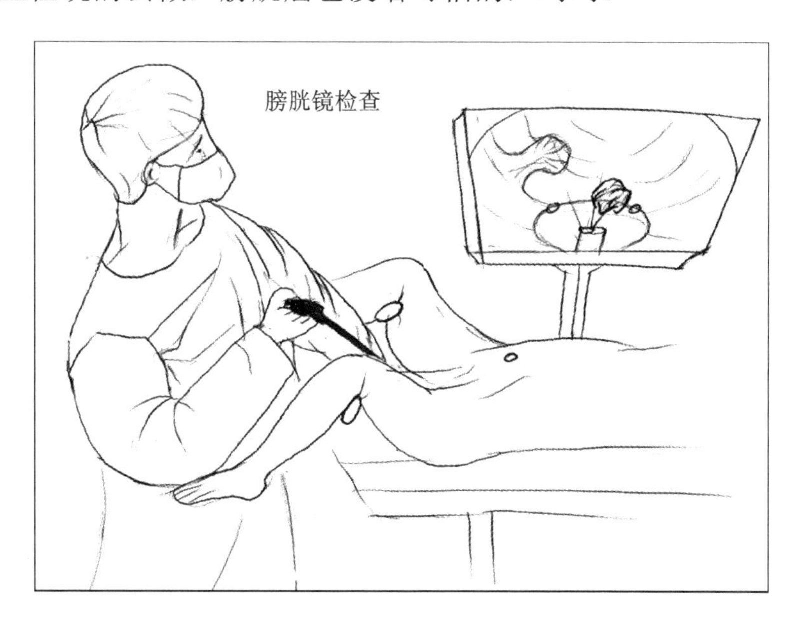

“前列腺增生”那点儿事

屠大爷：小玖，小玖，你赶紧给我看着，我这是咋了？上上礼拜天孩子们都回家了，我别开心，吃饭时一高兴跟女婿喝了2两，晚上就尿得费劲了，总想去厕所，还尿不出来多少。我其实平常就尿多，夜里总得起来去几次厕所，这回更频繁了，我想又上火了吧，忍两天就过去了，哪知道越来越厉害，过了两天还发烧了，根本尿不出来了，憋得厉害，小肚子都鼓起来了，过一会儿自己还往外流一点儿尿。老伴儿赶紧叫闺女打“120”去了医院，到了急诊科，大夫给我下了尿管，然后又查血验尿的，还给我输了几天液。这不体温正常了，能吃点儿东西了，就让我回家了。带着尿管多别扭啊，没法见人，我就把尿管拔了，特疼，还出血了，完了又尿不出来了，闺女又把我送医院了，大夫又插上管了。我这个别扭啊，你说这是啥病啊？

小玖：根据您的描述，这种情况在医学上称为：急性尿潴留伴充溢性尿失禁。急性尿潴留就是俗称的“尿不出来尿”，可以理解为多种原因导致的不能自行排尿。尿失禁有很多种分类，充溢性尿失禁就是尿量超过膀胱自身的容量而导致的，往往患者误认为是在排尿，其实只是充溢性的滴沥，也就是尿太多了在膀胱里存不下了。一般患者急诊来院后，就需要留置导尿，也就是俗称的“下尿管”。

屠大爷：当时大夫告诉我带着尿管一周后拔管，我回家差不多一周自己就拔了，怎么那么疼，还出血呢？

小玖：您可能没听清，拔尿管是需要专业的医生护士操作的。因为下尿管时为了固定尿管不掉出来，会在尿管远端用气囊充水，所以必须先把水放出来才能拔管，要不然自己贸然使劲拔，肯定会出血的，还会造成尿道损伤。

屠大爷：是啊，老伴儿直埋怨我，医生说要到医院拔管，我觉得这有啥难的，去医院太麻烦了，就自己拔了。下次我可不敢了，还是听大夫的吧，那你说我下一步该怎么办呢？回头到医院拔了尿管就好了？

小玖：这只是急性期的紧急处理，还需要查明发病原因，进一步采取相应的对因治疗。比如您的情况，考虑前列腺增生的可能性比较大。

屠大爷：就是大伙儿常说的前列腺肥大吗？就是尿不出来尿对吧？

小玖：正常的前列腺位于膀胱和尿道的连接处，正常排尿，通过前列腺部时尿流是很顺畅的。而前列腺增生，我们可以简单理解为：前列腺增大了以后挤压尿道，就会造成排尿的障碍，从刚开始的夜尿增多，逐渐发展为白天尿频、尿不净、尿线细、排尿困难甚至到您这种尿潴留。患者还可以有一些并发症，比如：反复的出血、感染；膀胱结石；膀胱功能失代偿以后造成上尿路积水。上尿路积水以后，肾脏中尿液排出不畅从而导致肾功能不全，严重的就是俗称的“肾衰”“尿毒症”。

屠大爷：哎哟，那就厉害了，我得赶紧治，那得住院做手术吧？

小玖：这么专业的问题，我给您连线天津医科大学总医院泌尿外科的刘晓强主任吧。

刘晓强主任：前列腺增生是老年男性常见的泌尿外科疾病。早期症状轻微，患者可以适当注意生活方式，比如白天多喝水，别劳累，别着凉，少接触烟酒，不吃辛辣等刺激性食物，睡前少喝水等。但是这是一种随年龄增长的进展性疾病，随着排尿症状（我们统称为 LUTS，下尿路症状）的加重，比如储尿期症状（尿频、尿急、尿失禁、夜尿增多等），排尿期症状（排尿踌躇、排尿困难、间断排尿等），排尿后症状（尿不尽、尿后滴沥等），应该用一些药物治疗。常用的药物有 α 受体阻滞剂和 5α 还原酶抑制剂以及一些中草药，根据具体情况单用或者联用；如果药物效果不好或者由于种种原因不能坚持用药，特别是出现了一些严重并发症，就需要及时手术治疗了，比如说反复发作的血尿、感染、尿潴留、膀胱结石、上尿路积水等。如果保守治疗效果不佳，还是建议尽早手术治疗，主要是经尿道等离子或激光前列腺电切或剜除。随着手术方式和器械的改进，技术的提高，目前还是比较安全的。但是有一些特殊情况，尤其是膀胱功能的改变，会导致患者不适合手术或者单纯手术效果不佳，所以建议患者到正规医院找专业泌尿外科医生咨询沟通。

屠大爷：您能讲讲我需要手术治疗吗？

刘主任：您以前没有发生过尿潴留，这次拔管后如果排尿满意则可以继续服药一段时间。当然您还要在拔管后抽血查一下 PSA，排除一下前列腺癌。如果没有手术禁忌，也可以考虑手术。这需要咱们做一个全面的评估和沟通，每一个治疗方案最终的目的都是为了最大限度地使患者受益。

屠大爷：刘主任，真是太感谢您了！也非常感谢小玖，为我们答疑解惑，还能连线专家！

（注：LUTS 详见后续：“下尿路症状”伴随他和她）

患了前列腺癌别害怕

小唐：刚刚主任说屠大爷还得查一个 PSA 排除前列腺癌？我父亲前些天查体时化验 PSA 就高，后来到医院诊断为前列腺癌，够吓人的，小玖赶紧给大伙说说咋回事吧！

小玖：好的，输入关键词“PSA”，嘀嘀嘀，调取数据——

PSA，即前列腺特异性抗原，它是前列腺分泌的一种物质，通常在血液中浓度很低。前列腺炎、前列腺癌以及一些刺激因素都有可能引起 PSA 升高。正常人 PSA 低于 4ng/ml，如果 PSA 大于 10ng/ml 就高度怀疑前列腺癌，需要做穿刺。介于 4～10ng/ml 之间应该结合具体情况分析，医生会采取直肠指诊、核磁共振和经直肠超声等检查，可能还会建议穿刺活检，取得病理标本来确诊。

小唐：大夫说病理结果显示就是前列腺癌，那该怎么办啊，这种癌厉害吗？

小玖：专业问题还是请专家解答吧，我马上连线天津医科大学总医院泌尿外科的朱军主任。

朱主任：前列腺癌在欧美发病率高，男性恶性肿瘤中排名第一。在亚洲，前列腺癌的发病率较低。但随着我国人均寿命的增长，饮食结构的改变，以及医疗、诊断水平的提高，近些年前列腺癌的发病率也逐渐升高，尤其在发达地区。根据疾病的分期分级并结合患者本人的具体情况，制订个体化的治疗方案，比如根治性手术、根治性放疗、内分泌治疗、化疗或几种治疗手段的结合。前列腺癌患者大多高龄，一般如果预期寿命在 10 年以上，分期较早的考虑手术治疗。不管采取了何种治疗，都要坚持随访。及时发现病情复发或者转移，用积极的办法来应对。同时，现在有越来越多的不同种类、适应于不同前列腺癌分期的药物可供选择，目标是在有效治疗的基础上改善患者的生活质量。

小唐：太感谢了，我们家正发愁呢，这下明白多了。另外，我最近也有点儿不舒服，再加上老爷子这事，挺害怕的，我也问问小玖吧。

前列腺炎——“男人的感冒”

小唐：这不前些日子刚结婚，我们两口子飞到海边度蜜月，下海游泳、潜水，吃海鲜，喝啤酒，玩得不亦乐乎。好景不长，第三天，我就觉得会阴不适，尿尿频繁而且急，偶尔排尿的时候疼，还有点儿发烧，只好赶紧回来到医院检查，大夫说是前列腺炎。我该怎么办啊，能治好吗？好了还会犯吗？

小玖：你这个症状考虑急性前列腺炎，其实超过一半的男性在一生中会至少一次受到前列腺炎的困扰，往往是慢性前列腺炎。急性前列腺炎主要是由细菌感染引起的，一般服用喹诺酮类或者头孢类抗生素联合 α 受体阻滞剂即可，并适当多饮水。急性前列腺炎治好以后，患者如果多加注意，一般再犯的可能性不大；但是如果还是不太注意，就可能再犯一次或者多次慢性前列腺炎。有人说前列腺炎是男人的感冒，就是说发病率高，而且跟生活方式、饮食等关系密切，本来没什么大不了的，但是由于反复发作会给个体造成很大困扰，甚至使精神压力增大。所以我们要在日常生活中注意建立良好的生活习惯，减少久坐，避免长时间骑自行车，戒烟限酒，多喝水，不长时间憋尿，睡眠规律，保持放松的心态，等等。

小唐：朱主任，我有一个同事得过前列腺炎，这次体检时超声报告显示有前列腺钙化斑，这是咋回事？

朱主任：前列腺钙化斑和前列腺钙化灶可以简单理解为前列腺发生炎症以后留下的“疤痕”。很多人得了前列腺炎也不会到医院看病，只是觉得会阴区有点儿不舒服，过一段时间也就好了。但是那些聚集到前列腺的炎症细胞和炎症物质就会留在前列腺，形成我们说的纤维结缔组织，也就是前列腺里的“疤痕”，最终形成前列腺钙化斑和钙化灶。你可以告诉他，没必要害怕，没有症状就不用特殊处理，只要注意上面提到的前列腺炎注意事项就可以了。

体检发现肾占位或肾肿物：警惕肾癌

彭大爷：我平时身体倍儿硬朗。单位每年查体都没啥事，今年查超声后，体检护士让我赶紧去大医院复查。到医院做完了 CT，医生让我住院，然后又用腹腔镜给我做了肾部分切除手术。这不刚刚出院，家里人没瞒住我，我知道是肾癌。小玖，得了肾癌我怎么一点儿感觉都没有啊？

小玖：目前由于查体的普及，大多数肾癌都是查体发现的，患者一般没有症状。如果因为有了肾癌特征性的腰痛、血尿、包块来就诊，往往就是晚期了甚至丧失了手术机会。还有 10%～40%的患者会出现副瘤综合征，比如高血压、贫血、发热、红细胞增多症、肝功能异常、高钙血症、凝血机制异常等。

彭大爷：为什么不整个切了呢，部分切能切干净吗？

小玖：专业问题还是连线天津医科大学总医院泌尿外科的刘晓强主任，给您解答吧！

刘主任：彭大爷您好，泌尿外科的医生根据肾癌的影像分期和患者的全身状态综合评估并制订手术方案。人的寿命越来越长，其他系统性疾病比如高血压、糖尿病等时间长了有可能会造成肾功能受损，所以尽量保留肾功能是很有必要的，而且现在肾癌早期发现的越来越多，尽量保留肾功能成为可能。另外有一些绝对适应证，比如解剖型或功能性的孤立肾就是保肾手术的绝对适应证，所以目前在有经验的泌尿外科能够做到而且提倡保肾手术，做到肿瘤切除干净，切缘阴性，尽量保存有效肾功能。

彭大爷：我听说癌症一般都得做放疗或者化疗什么的，肾癌术后也需要吗？还听说有什么靶向治疗是不是也得用上啊？

刘主任：大多数肾癌患者都不需要放化疗，局部晚期肾癌、转移性肾癌或术后复发可以借助靶向治疗，有的需要结合手术。

彭大爷：我这个手术做完之后还需要注意什么？什么时候再去复查呢？

刘主任：一般术后首次接受影像学检查的时间为术后2～6个月。对Ⅰ～Ⅲ期肾癌患者手术后，推荐2年内每6个月随访1次，以后每年随访1次，再持续5年。不用刻意进补，正常饮食即可，同时尽量不要应用对肾脏有损伤的药物。

彭大爷：开始家属都瞒着我，肾癌很可怕吗？做完手术还能活多长时间？

刘主任：根据肾癌的分期可行不同的治疗方案，预后也不尽相同，一般分期分级越早预后越好。Ⅰ、Ⅱ、Ⅲ、Ⅳ期肾癌患者治疗后5年生存率分别可达到92%、86%、64%、23%。而且近些年来靶向药物和免疫疗法越来越成熟，以前很棘手的晚期或复发转移病例现在都有了很好的解决办法，而且会越来越理想。您这个早期肿瘤预后相当好，应该能达到长期正常生活。

彭大爷：肾癌遗传吗？跟肾炎有关系吗？

刘主任：肾癌是有家族发病倾向的。但是中国人还是以散发为主，坚持查体一般都能早期发现，早期治疗预后都不错。肾癌一般跟肾炎没啥关系，但是长期服用一些中药比如马兜铃可以造成马兜铃肾病，也可能与一部分肾癌或肾盂癌有关。

体检发现肾囊肿：需要手术吗？

詹大爷：我今年 62 岁，体检发现左肾囊肿已经 3 年了，这几年查体显示囊肿 3cm 左右，以前没啥不舒服，但是自从知道肾囊肿就觉得“腰酸背痛”，多次到医院就诊，医生都告诉我这种单纯性肾囊肿，不用手术也不用吃药，“腰酸背痛”也发生在右侧，跟肾囊肿没关系。我一见这个“肿”字就害怕，囊肿是肿瘤吗？怎么不需要治呢？

小玖：肾囊肿是成年人肾脏最常见的一种结构异常，可以为单侧或双侧，一个或多个，直径一般 2cm 左右，也有直径达 10cm 甚至以上的。随着年龄的增长，发生率越来越高，30～40 岁间单纯肾囊肿的发生率为 10%左右，到 80 岁时，单纯性肾囊肿的发生率达到 50%以上。单纯肾囊肿一般没有症状，只有当囊肿压迫肾实质或尿路梗阻时可出现相应表现，有可能对肾功能产生影响。比较大的囊肿可以考虑相应的治疗，包括囊液抽吸术并囊内注射硬化剂或行手术治疗。还有一种遗传性肾脏囊肿性疾病所占比例较小，多发生于年轻患者，要高度怀疑肾脏先天发育问题或遗传性肾脏囊性疾病。肾囊肿是一种良性病变，但也有一小部分发生恶变，所以建议定期复查。

詹大爷：肾囊肿可以通过彩超直接诊断吗？

小玖：单纯肾囊肿的诊断主要依靠影像学检查，大多数彩超就可以诊断，有一些复杂病例需要 CT、核磁共振检查。

詹大爷：什么样的肾囊肿需要手术治疗？

小玖：我们还是连线泌尿外科的刘晓强主任，请他解答一下吧。

刘主任：一般所说的肾囊肿指良性单纯性肾囊肿： CT 特点为壁薄、无分隔、无钙化、结构完整、无强化，密度与水相仿。小的单纯性肾囊肿一般可以先不予处理，但需要定期行彩超复查；当囊肿增大压迫肾脏组织，甚至造成输尿管梗阻、积液时，就需给予及时治疗。囊肿的大小并没有明确的界限，主要是引起了压迫才考虑手术治疗，一般是腹腔镜囊肿去顶术。复杂性肾囊肿有恶性可能，需要运用多种影像学手段综合判定，如怀疑恶性，还是建议手术治疗。

詹大爷：如果不手术吃啥药能管用？

刘主任：单纯性肾囊肿大多没有症状，对肾功能和周围组织影响不大，因此不需治疗，也没有相应的药物治疗。只要 6 个月到 1 年复查即可，一般先做彩超，必要时加做 CT。

“下尿路症状”伴随他和她

邵大爷：小玖，我最近小便比以前更不好了，以前还只是尿流比较细，最近都快尿不出来了，站在便池前，酝酿好一会呢，好不容易尿出来了吧，滴滴沥沥的，一直尿不完的感觉。

小玖，我这是怎么了啊？

小玖：邵大爷您好，我记得一年前医生确诊您患有前列腺增生，看您的情况应该是前列腺增生加重了，是不是没有遵医嘱服药呀？实际上您的这种情况是前列腺增生伴下尿路症状，英文称为：BPH-LUTS。针对您的这种情况，首先需要及时的复诊，与医生确认您的病情现状；其次呢，一定要按时按量地服用治疗药物。另外，如果您的情况太严重的话，医生也会采取手术治疗以达到更为理想的效果。

邵大爷老伴儿沈大妈：就是啊，老头子你得听大夫的，别好了伤疤忘了疼，赶紧让闺女给你约个主任的号去看看吧！对了，小玖啊，我听说下尿路症状更多都是发生在男性啊。我怎么觉得我最近小便也有很多问题呢，还挺不好意思说的。我最近啊，经常尿急、尿频，起夜也多了，特别影响睡眠。你看我这是咋回事啊？

小玖：看来爷爷奶奶这方面的困扰真不少，我们来连线一下泌尿外科的刘主任，请他给大家做一下讲解吧。

刘主任：沈大妈，结合邵大爷和您的情况，跟您介绍一下下尿路症状：下尿路症状确实是男性更为多见一些，但是您也不要害羞，这方面女性发病的可真不在少数。之所以男性更为多见，是因为男性前列腺增生的发病率高。下尿路症状，又称为 LUTS，是各种因素引起患者排尿不适的总称，包括储尿期、排尿期和排尿后期症状。其中，储尿期症状有尿急、尿频、急迫性尿失禁和夜尿等；排尿期症状有尿流变细、尿流分叉、尿流间断、尿踌躇、排尿费力、尿滴沥等；排尿后期症状有排尿后滴沥、尿不尽等。您的情况主要是储尿期的问题，而邵大爷的问题主要是排尿和排尿后期的问题。常见的病因，在男性中是前列腺增生，在女性中最为多见的还是泌尿系感染所致的排尿症状，其他的也可能因膀胱过度活动症、泌尿系占位引起。我们遇到这种情况时，不必惊慌害怕，因为多数的 LUTS 经过保守的内科治疗就能得到很好的效果。我们要做的就是积极地就医，查明其原因，经过科学的评估后，再积极治疗，接下来会有很好的改善。

沈大妈、邵大爷：谢谢刘主任，看来真的是不怕患病，就怕不重视啊！今后我们可得多关注身体情况，做到早发现早治疗。

泌尿系感染——老太太老犯，老烦了

章奶奶：我前一段时间经常有尿频、尿急、尿痛的症状，不好解小便，有时候还有血，后来我就去医院了，做彩超，验尿。彩超正常，尿常规白细胞偏高，医生就给我开了头孢吃。吃几天好了，没多久又犯了，小玖这是咋回事啊？

小玖：您的这些症状在医学上称为下尿路症状，您这次应该是泌尿系感染，需要做彩超排除一下泌尿系结石和肿瘤。所以您的彩超没事，尿常规白细胞高，证明是泌尿系感染，用点儿药就好了。泌尿系感染多由细菌引起，常见为大肠杆菌，老年女性由于尿道短、雌性激素分泌较少、子宫脱垂等原因，很容易发生尿路感染；尤其是在劳累着凉后更容易反复发作，用一些针对性的抗生素，多喝水、保暖、热水坐浴很快就好了。但是还有一些经常发作、用药效果不好的患者，需要做尿细菌培养和药敏试验筛选合适药物。

章奶奶：周围的老姐妹们也总有犯这个毛病的，挺烦人的，老去厕所，都耽误我们跳广场舞了。

小玖：看来这方面困扰的奶奶还挺多，那我们来联系一下刘主任，请他给大家做一下讲解。

刘主任：如何预防泌尿系感染呢，首先要保持局部清洁卫生，有效防止细菌侵入。内衣一定要做到勤洗勤换。说个小细节，比如女性在小便后，一定要把卫生纸从前往后擦，这样呢，可以有效减少阴道、肛门内的细菌进入尿道。平时多喝点儿水，多上厕所排尿，这样即使有细菌进入膀胱里，也可以被及时地排出，憋尿时间太久， 还会增大细菌上行感染的概率。还要加强体育锻炼，增强体质，保持生活作息规律，压力不要太大，注意劳逸结合，适当休息，这样能增强人体的抵抗力、免疫力，也能减少泌尿系感染的发生。

章奶奶：可真谢谢刘主任了，以后我们多注意一些。人老了，身体还是得多注意啊！

泌尿系有结石，别忍着

孟大妈：我退休后每年一次全身体检，体检报告显示左肾有一枚 1cm 结石，但我一直没有什么症状，也就没去治。前两天跳广场舞后回家，我突然腰疼得厉害，还恶心想吐，赶紧到医院急诊科做了彩超。大夫说是左输尿管有 1cm 大的结石，还有肾积水，后来做了体外冲击波碎石，大夫让我回去吃点儿药多喝水，慢慢就好了，过两周复查结石没了，积水也没了。小玖，我身体里怎么莫名其妙地长石头了呢？

小玖：泌尿系结石很常见，又叫尿路结石，是一种常见又古老的疾病，早在《黄帝内经》中就有记载，被称为“石淋”。病因复杂，其中，年龄、种族、遗传、环境与饮食等都与结石形成相关。按照发病部位分为肾结石、输尿管结石、膀胱结石和尿道结石。泌尿系结石主要形成于肾和膀胱，在排泄过程中可能堵塞卡顿在输尿管和尿道，则分别形成输尿管结石和尿道结石。按照结石的成分组成可将泌尿系结石分为草酸钙结石、磷酸钙及磷酸镁铵结石、尿酸结石、胱氨酸结石等。

孟大妈：犯了结石，怎么这么疼啊？

小玖：泌尿系结石虽然是一种常见病，但相当一部分人没有临床表现。最常见的临床表现可以大体分为以下几种：肾和输尿管结石主要表现为疼痛，有的患者是隐痛，有的患者则为剧烈的疼痛，即我们常说的“肾绞痛”；有的患者伴有血尿，但90%为镜下血尿，也就是患者肉眼看不到尿色红，医生可以通过尿常规检查在显微镜下看到血细胞；还有的患者伴有发烧，发烧的患者需要格外小心，可能会出现危及生命的脓毒血症，这也就是为什么结石这么简单的病都能导致患者死亡的原因；而膀胱和尿道结石主要表现为排尿困难、血尿和排尿时疼痛。

孟大妈：小玖，那怎么确诊结石症，又怎么治疗呢？

小玖：专业问题我们连线一下泌尿外科的朱军主任，请他为我们讲一讲。

朱主任：泌尿系结石最常见的检查就是B超检查，B超检查方便、无射线，但有一部分小结石由于肠道气体遮挡不易被发现。我们推荐最准确的检查就是CT平扫，因为CT可以明确显示结石的位置和大小，评估结石负荷，亦可显示肾积水的程度和肾皮质的厚度，为治疗方法的选择提供重要参考价值。体检发现的结石，往往是没有症状的结石。这类结石如何治疗主要取决于结石的大小和部位，根据病情一般可以选择体外冲击波碎石、输尿管镜以及经皮肾镜取石等手术治疗。

孟大妈：朱主任，如果结石不疼不痒的，可以不治吗？冲击波对人体有害吗？

朱主任：有些部位的小结石是不需要治疗的，但是得专业的泌尿外科医生来评估。泌尿系结石是会对人体产生伤害的，比如输尿管结石可以造成泌尿系梗阻，损害肾脏。体外冲击波碎石（ESWL）问世至今已有30余年，疗效显著，损伤较轻，目前仍是大多数上尿路结石的首选治疗方法。对于肾结石而言，ESWL可作为小于2cm的肾盂和中上盏结石的首选治疗方法，而ESWL对于肾下盏结石效果往往不理想。小于1cm的输尿管上段结石和中下段结石均可选择ESWL来治疗。总之，泌尿系结石的治疗方案与结石大小和位置密切相关，适合您的治疗方案需要您和主管医师商议后决定。

孟大妈：药物排石可靠吗？什么情况可以选择药物排石呢？

朱主任：临床上绝大多数尿路结石可以通过微创的方式解决，只有少数比较小的尿路结石可以选择药物排石。简单来说，如果您的病情符合以下情况，可以考虑药物排石：①结石直径为0.5～1.0cm；②结石表面光滑；③结石以下尿路无梗阻；④结石未引起尿路完全梗阻，停留部位少于2周；⑤特殊成分的结石，比如对尿酸结石和胱胺酸结石推荐排石疗法；⑥作为腔镜碎石及体外冲击波碎石术后的辅助治疗。

孟大妈：朱主任，我们在生活和饮食上需要注意什么来预防泌尿系结石呢？

朱主任：大妈，要养成多喝水的习惯，至于喝水的量可以根据自身尿液的颜色来控制，自己排出的尿液颜色不黄了，饮水量就够了。此外，根据自身情况调节饮食，比如高尿钙的患者，应该少吃高钙食品；高草酸尿的患者应该少吃富含草酸的食物如菠菜等；尿酸结石的患者应该少吃富含嘌呤的食物，如动物内脏、海鲜等。建议患者排石后将结石进行成分分析，根据结石的具体成分调整饮食结构，从而降低结石的复发率。最后，适度运动有助于微小结石排出，控制体重、定期体检对于预防结石也至关重要。

孟大妈：谢谢朱主任和小玖，这下我就明白了。

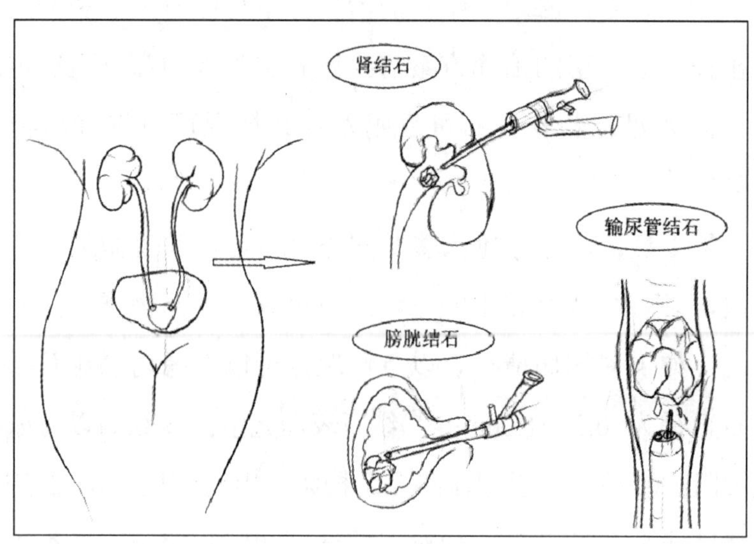

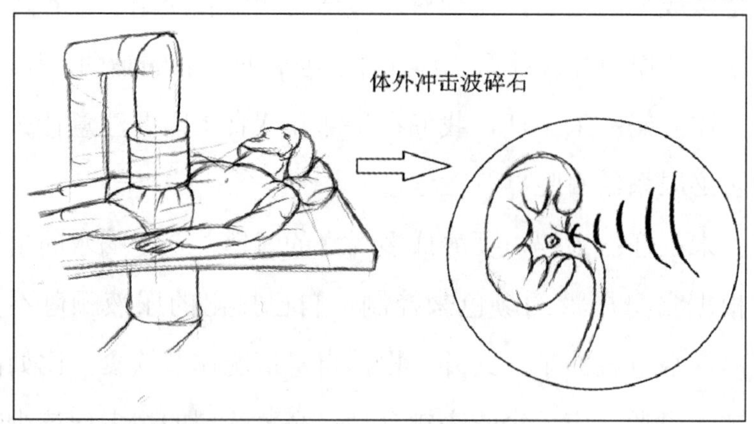

男性还有更年期？勃起不行还和心脑血管病、糖尿病有关系？

靳大哥：我今年 50 岁了，平常爱喝酒、爱吃肉，从年轻的时候体重就居高不下，高血压和糖尿病我都有，降压药、降糖药都吃了好几年了。最近总感觉体力不如以前了，不但干活的时候感觉没力气，注意力还老不集中、总忘事，三天两头的跟媳妇因为点儿小事生气吵架。此外好久没跟媳妇同房了，极少时候有兴趣了，我还勃起不了。小玖，我这勃起不好是不是“肾”有问题啊？

小玖：实际上您这不是“肾”不好，而是勃起功能障碍，简称 ED，这是一种常见疾病。有数据表明，40～70 岁的中老年男性中，至少一半的人有不同程度的 ED。ED 是指不能达到和维持足够的勃起，所谓足够的勃起，就是足够的硬度和足够的时间，不能获得满意的性生活。

靳大哥：我这岁数就该不行了吗？

小玖：正常的勃起功能是维持和谐性生活的基础，虽然没有了生育要求，但是和谐的性生活对促进夫妻感情有着重要的作用。此外，勃起功能障碍还是其他疾病的一些前兆，比如心脑血管疾病；而且许多疾病都会引起勃起功能的受损，比如高血压和糖尿病。

靳大哥：小玖，你说这方面不行，还跟心脑血管病有关系？那勃起功能障碍和糖尿病、高血压、心脏病有什么关系呢？

小玖：专业问题我还是连线泌尿外科的刘主任给您解答吧。

刘主任：靳大哥，患高血压和糖尿病时间长了就可能会导致勃起功能障碍，因为损伤了勃起相关的海绵体血管和神经。此外，有研究证实，勃起功能障碍可能是心脏疾病的预警信号，比如冠心病，所以在发生勃起功能障碍后，更要注意监测心脏功能，提早预防。

靳大哥：那除了高血压和糖尿病，我还有没有其他原因会引起勃起功能障碍呢？

刘主任：听了小玖介绍您的情况，您可能还有“男性更年期综合征”的情况。患有男性更年期综合征的中老年男性会出现体能下降、性功能减退、心理障碍、潮热、注意力不集中、记忆力减退及情绪不稳定等症状。现在这个疾病被命名为迟发性性腺功能减退症（LOH），就是指在男性进入 40 岁以后，男性性腺（特别是睾丸）的功能及结构由盛变衰，并由此出现的一系列临床综合征。其中，合并性功能减退较为常见，常体现在性欲下降、阴茎勃起功能障碍、勃起硬度欠佳、性生活次数显著减少、射精强度快感减弱、不射精等，以勃起功能障碍（ED）最为常见。男性性腺（睾丸）分泌的雄激素是体内决定和维持男性特征的最重要的物质，而雄激素的生理作用贯穿男性胚胎发育到衰老的全部生理活动中。男性体内的雄激素在青年期达到高峰后随着年龄的增长而下降，由此引起一系列生理变化及临床症状。40岁以上的男性应使用 ADAM 表进行自检，一旦自测表答卷呈阳性，就要去正规医疗机构咨询医生。如果检测出体内睾酮水平低于标准值，就应当在专业医生的指导下，通过补充体内睾酮水平，有效改善、治疗 LOH。靳大哥，我把 ADAM 自测量表告诉您，有时间自己测一下吧。

ADAM 自测量表

①是否有性欲减退？

②是否有体能下降？

③是否有体力和（或）耐力下降？

④是否有身高降低？

⑤是否有生活乐趣降低？

⑥是否有忧伤和（或）脾气不好？

⑦是否有勃起不坚？

⑧体育运动能力最近是否有下降？

⑨餐后是否爱打瞌睡？

⑩最近的工作表现是否有不佳？

评估标准：对每个问题回答“是”或“否”。如果你对问题7或任何3个其他问题回答“是”，即可定为阳性答卷；如答卷为阳性，则可能存在问题，建议及早就医，规范治疗。

靳大哥：好嘛，我都占全了，刘主任您是哪天门诊，我得赶紧预约挂号找您看看去！

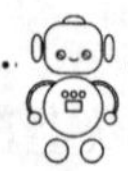

特别提示：

本文内容旨在普及老年人常见的泌尿外科疾病的一些常识性、科普性知识。提高大家对相关疾病的认识，避免一些错误的理解，并提供一些相关的保健、诊疗建议。然而，每一位患者患有的每一种疾病都具有特殊性和复杂性，非专业的判断会存在一定的片面性。如果出现相应症状，应及时到正规医院，找专科医生寻求帮助，规范化、个体化的诊治，以免贻误病情。

本章编者：刘晓强、朱军

第七章　血管外科

关注下肢静脉曲张，关注腿部健康

尚阿姨：小玖，前段时间我的一个亲戚因为走路后小腿发沉，去医院看病，医生说是静脉曲张需要手术治疗，你给我们讲一下什么是下肢静脉曲张吧。

小玖：好的，请输入关键词“下肢静脉曲张”，嘀嘀嘀，调取数据——

下肢静脉曲张是一种常见病、多发病，我们所说的下肢静脉曲张更多的是指大隐静脉曲张。大隐静脉是人体最长的静脉，具有收集、输送血液的最大的浅静脉。对于本病的概念，其实这个病名的表述是很精准的，首先指出发病部位为下肢，再者明确它是静脉系统的问题，“曲”和“张”两个字更是表现出疾病的特点，就是血管发生迂曲和扩张。因此，下肢静脉曲张是指下肢浅表静脉发生扩张、迂曲成团状，其外形像蚯蚓样，所以又俗称“蚯蚓腿”。下面让我们连线泰达心血管医院的血管外科专家李学东主任，请他给我点评一下吧。

李主任：小玖讲得非常好，通俗易懂，并且把下肢浅表静脉曲张的特点讲了出来。我们身边的好多人可能都患有下肢静脉曲张，但由于早期没有什么症状而错过最佳治疗时机。小玖再给大家讲一下下肢静脉曲张都有什么症状吧。

小玖：好的，下肢静脉曲张早期没有明显症状或症状相对较轻，仅能看到腿上浅表血管鼓出来，但随着病情的发展，并发症逐渐出现。常见的临床表现有以下几方面：①浅表静脉曲张，就是表现于肉眼可见不同程度的浅表静脉的迂曲、扩张。这是最常见、最具特征性的临床表现之一，因为易于辨认，患者自己就可以进行诊断。②下肢乏力、沉重感、酸胀感、疼痛，其表现因人而异，也是导致患者就诊的主要原因之一，这些症状是静脉高压的特征性表现。③肢体水肿，大约 50%的患者可能出现，其特点是活动后水肿，即早起时水肿较轻或者消失，经过一天的活动，水肿逐渐加重。④下肢皮肤营养障碍，根据病情的严重程度，出现色素沉着，即足踝处出现点状、片状的红褐色；随着病情的进一步发展，出现淤滞性皮炎，表现为足踝处或胫前皮肤瘙痒，出现皮肤丘疹、增厚，由于患者反复搔抓，皮肤破溃，最终形成静脉性溃疡，也就是我们俗称的“老烂腿”，经久不愈的皮肤溃疡，且容易并发感染。⑤血栓性静脉炎，即在局部曲张的静脉团块内形成血栓，出现红、肿、热、痛，疼痛可能很剧烈，影响日常生活，更有甚者，血栓发展为深静脉血栓，甚至造成肺栓塞。⑥静脉团块处出血，由于皮肤菲薄、静脉压力高，可能一个轻微的损伤，就会引起出血，这种出血相当危险，出血很难自行停止，必须紧急处理。

尚阿姨：原来“老烂腿”就是静脉曲张引起的呀，那我们如果发现静脉曲张，我们应该看什么科室呀？

李主任：下肢静脉曲张是静脉系统疾病的常见病、多发病，其就诊科室是比较明确的。很多三甲医院已经设立了血管外科或周围血管病科，就诊血管外科是最合适的；一些医院如果没有专门设立血管外科，那就先就诊普外科。但有些患者，由于出现了下肢静脉曲张的一些并发症，比如下肢水肿，就会到肾内科去就诊；并发了淤滞性皮炎，就会到皮肤科就诊。其实疾病的根本原因是静脉曲张引起的，如果选择就诊科室不合适，就容易耽误治疗。

社区居委会刘主任：那如何确诊下肢静脉曲张呢？

李主任：明确下肢静脉曲张非常简单，几个检查就可以明确诊断，检查主要有以下几种。

（1）体格检查：由于下肢浅表静脉突出皮肤，迂曲成团状，肉眼可见，所以初步诊断非常容易。

（2）下肢静脉彩超：是下肢静脉曲张的首选检查，是一种无创、可反复检查的手段，并且可以明确静脉的病变情况。

（3）静脉造影：是静脉疾病的诊断“金标准”，其属于有创操作，但对疾病的诊断及鉴别有非常重要的作用。

体格检查和下肢静脉彩超基本可以满足一般下肢静脉曲张的诊断，但对于复杂性的下肢静脉曲张，静脉造影则是一种简单、快捷的必要检查。

尚阿姨：诊断下肢静脉曲张需要做B超我们可以理解，但为什么有的还非得做静脉造影呢？

李主任：这是因为下肢静脉曲张是静脉系统疾病中最常见的一组临床表现，所以为了确诊还要与一些下肢静脉曲张有关的疾病进行鉴别。主要有以下几种疾病。

（1）原发性深静脉瓣膜功能不全：即在下肢静脉曲张的基础上有明显的活动后下肢水肿。

（2）下肢深静脉血栓后遗综合征：有明确的下肢深静脉血栓病史，即下肢深静脉血栓未得到有效治疗或未规律治疗造成的一种并发症。

（3）髂静脉压迫综合征：主要的临床表现就是下肢静脉曲张和下肢水肿。

总而言之，如果单纯治疗静脉曲张，而不注意原发病的治疗，那么治疗效果是非常有限的，术后还可能会引起严重的并发症，复发率也非常高。因此，通过进一步检查静脉造影来确诊是非常必要的。

社区居委会刘主任：原来静脉曲张还这么复杂，那静脉曲张是由什么引起来的呢？

李主任：静脉的主要功能就是保障血液向心脏方向回流，各种原因引起下肢静脉的血液不能正常回流，就会引起下肢静脉持续高压，继而引起下肢静脉曲张。因此，直接或间接引起下肢持续静脉高压的原因，均是下肢静脉曲张的危险因素。这些危险因素是多元化的，根据起因可分为原发性的和继发性的，两者可以相互作用、相互促进。原发性因素包括：遗传、高龄、女性、妊娠、肥胖、久站久坐、重体力劳动、静脉瓣膜功能不全及静脉壁的薄弱、长期慢性便秘、慢性咳嗽等；继发性因素包括：深静脉血栓的发生、髂静脉压迫综合征、布加综合征、动脉瘘等疾病。

尚阿姨：那都有哪些人容易得静脉曲张呀，我们女性是不是更容易得呀？

李主任：是的，静脉曲张在男性患者中发病率为25%，女性患者中发病率为35%，又有“美腿杀手”的称号。下肢静脉曲张发病最核心的原因就是下肢静脉高压状态，凡是可能引起下肢静脉高压的因素皆是下肢静脉曲张的发病诱因，具备这些发病诱因的人群就是易患人群。简单来说，有以下人群。

（1）有家族病史的。各种研究都提示了本病存在家族性因素，当父母均患有下肢静脉曲张，子女患下肢静脉曲张的风险可以高达90%。

（2）高龄。年龄越大发病率越高。

（3）久站久坐的生活方式。已经明确的高危工种包括：交警、教师、外科医生等等，还有容易让人忽视的一类人，那就是长时间坐着工作的，比如公司白领，也是下肢静脉曲张的易患人群。

（4）女性及妊娠。女性的发病率高于男性，有些研究表明，女性的发病率可以高达男性的 2 倍，尤其是 40～49 岁年龄段的发病率最高。

（5）肥胖及吸烟。

（6）患有深静脉疾病的人群。比如既往有深静脉血栓或者有髂静脉压迫综合征的患者，都是下肢静脉曲张的易患人群。

尚阿姨：李主任，您提到了高龄是下肢静脉曲张的易患因素，那我们老年人得了下肢静脉曲张有哪些特点呢？

李主任：在老年人群中，下肢静脉曲张发病率可高达 30%。这是因为人体从出生到老年经历了漫长的岁月，各项机体功能都在自然老化，静脉系统也不例外。一方面静脉系统经历了更久的与重力对抗的过程，另一方面静脉壁本身也出现老化改变导致肌层松弛，因此在年长者中静脉曲张更多见一些。我们在临床工作中发现，老年的静脉曲张人群，其下肢出现静脉淤滞性皮炎、皮肤色素沉着、皮肤质量变差的比率更高。老年人静脉功能整体老化，容易合并有深静脉、穿静脉功能不全，因此皮肤质量差、老烂腿比率高，出现顽固性组织水肿的比率较高。一般静脉曲张带来的浮肿多表现为劳累时出现，休息后可完全缓解。而老年患者中的顽固性组织水肿多表现为一直存在，休息后也不可完全缓解。这类水肿，即使是在静脉曲张手术之后也难以完全消散，其机制可能与发病时间过长，静脉长期高压影响了淋巴回流功能，以及引发不可逆改变相关。要解决静脉曲张可能带来的危害，最有效的还是手术治疗，手术在解决了静脉反流可能带来的危害之后，患者可以与这种顽固性浮肿和平相处。当然，如果患者不想与这种浮肿长期相伴，那么最好的选择就是在下肢静脉曲张引起顽固性浮肿之前就进行手术治疗。

尚阿姨：原来老年人的静脉曲张这么难治，我那亲戚有静脉曲张，并且出现小腿沉重感，是不是已经到晚期了？

李主任：下肢静脉曲张的临床分类有几个标准，对于患者而言，可能早期、中期、后期的分期更容易理解和接受。

（1）早期，我们也称之为无症状期，此时患者出现了下肢静脉曲张但临床上患者没有任何不适感，只是影响了美观，仅仅表现为皮肤上出现像蜘蛛网样的毛细血管扩张，或者孤立的曲张血管团块，这个阶段可以维持很长时间，甚至数年之久，常常被患者忽视，从而造成疾病的进一步发展。其实此阶段如果及时就诊，早期防治，临床症状可以消失，病变甚至可以治愈。

（2）中期，也就是症状期，此时在静脉曲张的基础上出现了下肢静脉高压症状，具体有哪些表现呢，例如下肢乏力、沉重感、酸胀感，甚至出现疼痛、小腿的肌肉痉挛、下肢水肿，此阶段应该引起患者的注意了，要及时就医，及早治疗。

（3）后期，也就是并发症期，由于长期的持续静脉高压，出现了并发症，色素沉着是最轻的并发症，大部分患者在此时就诊，如果还不能引起患者的重视，就会出现淤滞性皮炎、皮肤瘙痒、反复感染，最终可能会出现皮肤溃疡，形成老烂腿，严重影响生活质量。晚期的治疗难度大、效果慢，同时也会造成很大的经济负担。

尚阿姨：静脉曲张危害这么大呀，那我们平时要注意些什么呢？

李主任：下肢静脉曲张的注意事项主要有以下几个方面。

（1）避免长时间维持同一个姿势，也就是说避免久站久坐。因为久站久坐容易导致静脉血液回流不畅，造成静脉压力增高，诱发静脉曲张，建议长时间站立或坐姿的时间不宜超过半小时。

（2）低脂肪、低热量膳食，建议多进食新鲜蔬菜、水果等高纤维食物，忌食辛辣食物、肥肉等。

（3）适当抬高患肢，要求抬高患肢30°到40°，使患肢高于心脏水平，利于静脉回流，减轻静脉内压力。

（4）防止部分慢性病，如慢性咳嗽，养成良好的排便习惯，避免便秘。

（5）正确穿戴医用弹力袜子。

（6）温水泡脚，禁忌热水泡脚，因为热水泡脚可加重静脉曲张。

（7）戒烟，吸烟可使血液中氧合降低，肢体血流减慢。

（8）一旦出现并发症，例如血栓性静脉炎等，要及时到专科门诊就诊，在医生的指导下治疗。

尚阿姨：我们平时如何锻炼呢？

李主任：平时可以进行一些功能锻炼来预防静脉曲张，方法如下。

（1）下蹲运动，可以锻炼肌肉，促进静脉回流。

（2）坐着的时候可以进行屈踝锻炼。

（3）医疗操，平躺床上，将患肢抬高45°并维持1～2分钟，每天进行3次。

（4）快步走，每天进行3～4次，每次行走4分钟，每走一步，可以推动人体50%的血流动起来，活血化瘀，小腿的肌肉可以称之为“第二心脏”，肌肉的收缩可以促进静脉回流。

以上都是一些简单易行的锻炼，不需要特殊的工具和场地。

社区居委会刘主任：这种病都有哪些治疗方法呢？

李主任：首先要知道下肢静脉曲张是一种不可自愈性的疾病，因此，及时且适时的治疗是非常有必要的。其治疗方法很多，要因人而异，因病而异、概括起来可分为三大类。

（1）保守治疗：首先我们要改变生活习惯，避免久站久坐、适当运动、避免便秘。再者合理的物理治疗是治疗下肢静脉曲张最基本、最有效的措施之一，具体方法有抬高肢体、用弹力绷带包扎、穿医用弹力袜子等。需要强调的是，弹力袜子是具有梯度压力的，其不同于女性日常穿的高弹袜子，要自下而上压力递减，从而促进静脉回流，减轻静脉压力。弹力袜子根据压力的不同分为四级，如何选择合适的弹力袜子要咨询专业医师，弹力袜子只能缓解病情，不能根治。药物治疗可以增强静脉张力，改善静脉通透性，促进静脉回流。保守治疗可适用于下肢静脉曲张治疗的各个阶段，但需要医患密切沟通，而且只能延缓其发展以及减轻症状。

（2）传统手术治疗：下肢静脉曲张的手术指征非常宽泛，是彻底治疗的方法。大隐静脉高位结扎剥脱术作为治疗下肢静脉曲张的经典术式已有100多年的历史了，其疗效是确定的，目前在有些医院仍然开展，但是其缺点也是明显的，比如手术切口大、出血多、创伤大、住院时间长、并发症多等等，但这些缺点是相对的。

（3）微创手术：随着对下肢静脉曲张发病机制的进一步研究，微创治疗已经作为一种蓬勃发展的新兴治疗手段，代表着治疗的新方向。科学技术的发展为微创治疗提供了有力的保障，与传统方式相比，具有创伤小、切口小、出血少、恢复快、并发症少、疼痛轻等特点，得到了医生和患者的认可。结合患者的情况，如果病情许可，我们建议微创手术结合曲张静脉团块点式剥脱加硬化剂治疗，保证手术效果的同时减少手术创伤。目前开展的下肢静脉腔内射频消融术，仅仅在腿上做一个直径2mm的小切口，置入专用的射频导管，直击病灶血管，使血管闭合，从而达到治疗目的。这个手术在局麻下就可进行，患者术后即刻可以下地活动，即“今日手术，明日上班”，针眼大小的切口达到了美容的效果，并且远期效果也很好。

社区居委会刘主任：那下肢静脉曲张早期是手术治疗好还是保守治疗好？

李主任：下肢静脉曲张的早期表现是下肢可见浅表静脉扩张，有些像蜘蛛网似的，有些表现为孤立性曲张静脉团块，没有任何的不适症状，仅仅影响腿部的美观。这时，根据患者对美的追求可做不同的选择，而手术指征也可以放宽。例如，一个年轻患者对美的诉求很高，而微创手术或者硬化剂治疗对患者的创伤非常小，疼痛非常轻，甚至可以做到“今日手术，明天上班”，那么，积极的手术治疗可以作为首选。但同样的情况，对于老年患者，如果对美的要求不是很高，本身的基础疾病较多，保守治疗可作为首选。任何的治疗，都要因人而异、因病而异，无论哪种情况，都要和专科医生密切合作，共同制订一个有效的方案。我们提倡下肢静脉曲张一定要早发现、早治疗。

尚阿姨：那手术治疗能根治吗？

李主任：下肢静脉曲张能不能根治是众多患者最为关心的问题，也是患者治疗中最为担心的问题，可以肯定地说，静脉曲张患者早日接受有效的治疗是完全可以达到临床治愈的。此病并非是不治之症，很多患者都能获得良好的治疗效果，术后几十年甚至终身不再复发。下肢浅表静脉就像一棵大树的树根，我们手术是将主要的病变即树根去除，而保留正常的树根；术后还要避免复发的诱因，避免其他树根的发病，就能达到临床治愈。如果仅仅寄希望于一次手术而不注意术后日常生活中的控制，复发概率还是很大的。

尚阿姨：如果做手术，术后多久能恢复正常？

李主任：静脉曲张的传统手术——大隐静脉高位结扎剥脱术，术前检查 3～4 天，下肢皮肤愈合需要 7～14 天，因为需要麻醉的恢复和伤口的换药处理，患者术后住院可能需要 4～7 天。现在各种微创的方式，大大地缩减了患者的住院时间，甚至可以进行日间手术。以腔内射频消融术为例，在局麻下通过射频导管直接将反流血管闭合，创伤小、疼痛轻，切口仅仅 2mm，术后即刻下地行走，完全可以当天手术，观察 2～3 小时后无明显不适就可以走着回家，不影响日常生活。

社区居委会刘主任：感谢李主任、小玖的讲解，让我们对下肢静脉曲张这种疾病有了更深刻的认识。

李主任：是的，下肢静脉曲张这种疾病，一定要重视，以避免严重并发症的出现，同时提倡早发现、早治疗，尽早治疗可以使静脉功能得到最大的保护。

下肢深静脉血栓，如何防治

范阿姨：刘主任，我老伴儿前段时间因为下肢深静脉血栓住院了。开始以为腿稍微肿点儿没什么大事，没想到后来越来越厉害，到医院听大夫一讲才知道，深静脉血栓是个大事，会引起非常严重的后果，搞不好还要命呢。让小玖给我们讲讲怎么防治吧，以后大家都要警惕啊。

社区居委会刘主任：是啊！我们让小玖给咱们讲解一下深静脉血栓的常识吧！

小玖：好的，请输入关键词“下肢深静脉血栓”，嘀嘀嘀，调取数据——

下肢深静脉血栓，是因为各种原因引起血液在深静脉内不正常的凝集，导致深静脉血流向心脏方向流动受阻，出现阻塞部位远端肢体肿胀。

社区居委会刘主任：小玖，你给我们讲一下哪些人容易得深静脉血栓呢？又有哪些表现呢？

小玖：深静脉血栓形成的危险因素包括：血管内膜损伤，如肢体受挤压、牵拉；高凝状态，如孕产妇，肿瘤晚期，因免疫风湿类疾病长期服用激素、免疫抑制剂类药物；血液瘀滞，如长期卧床，长时间乘坐交通工具等。每个深静脉血栓患者的临床表现都存在个体差异，不完全一样。主要表现为突发肢体指凹性水肿、压痛、皮温增高，一般呈单侧肢体表现，抬高患肢后肿胀缓解，血栓严重压迫动脉导致肢体缺血者可能出现股青肿、股白肿等表现。

范阿姨：有深静脉血栓，需要做哪些检查呢？

小玖：诊断下肢深静脉血栓，主要结合患者病史、症状、体征和血管超声，必要时还可以做 CT 或静脉造影。

范阿姨：小玖，深静脉血栓这么严重，那他都会造成哪些危害呢？

小玖：好的，现在为您搜索深静脉血栓的危害。

深静脉血栓近期最主要的危害是血栓脱落造成肺栓塞，表现为呼吸困难、肺不张、咯血、胸痛、晕厥甚至猝死等。肺动脉栓塞主要影响右心功能，部分肺动脉栓塞的患者可能会长期遗留肺动脉高压、右心功能下降。远期危害主要是血栓形成后综合征，由于血栓占据了血管腔，导致血流向心脏回流受阻，出现血栓部位远端的肢体静脉压力过高，表现为行走或长时间站立后肿胀明显，以及代偿性浅静脉曲张等表现。随着时间的推移，一部分患者病情逐渐加重，逐渐出现皮肤瘙痒、湿疹、色素沉着甚至静脉性溃疡等。

社区居委会刘主任：如果我们真的得了深静脉血栓，要怎么治疗呢？

小玖：小玖再为您连线一下血管外科的李主任吧。

李主任：抗凝是治疗深静脉血栓最基本也是最主要的方法，可抑制血栓蔓延，有利于血栓自溶和管腔再通，从而减轻症状，降低肺动脉栓塞的发生率和病死率。对于严重的深静脉血栓或已发生肺栓塞的患者，可以考虑介入溶栓治疗。另外很重要的一点就是，患者必须卧床，因为活动会造成血栓脱落，增加肺栓塞等致死性疾病的风险。

范阿姨：这个深静脉血栓真的太可怕了，我们以后需要注意什么？这个病有什么预防的办法吗？

李主任：一定要养成良好的生活习惯，避免盘腿及跷二郎腿；不要长时间上网、长时间久坐，需要定时起来活动下肢，可解开鞋带或穿拖鞋；每天饮水 1500ml 以上；因病不能下床者，须在床上主动活动下肢，早期使用加压弹力袜或弹力绷带；无法自主活动者，家属要从小腿远端开始给予下肢肌肉按摩；如果出现下肢不对称的浮肿，必须重视，要及时到医院就诊。

主动脉夹层

郝大姐：刘主任，不好啦！2 号楼的刁奶奶前天在遛弯儿的时候突然出现后背撕心裂肺的疼，以为是犯心脏病了，家里人马上联系 120 送医院急诊。医生说是主动脉夹层，急诊给做的手术，后来还去重症监护室了。原来只知道心肌梗死可怕，没想到主动脉夹层也这么严重啊？

社区居委会刘主任：是啊！正好有健康机器人小玖来到咱们社区了，来听小玖给咱们讲讲主动脉夹层是怎么回事吧！

小玖：好的，请输入关键词“主动脉夹层”，嘀嘀嘀，调取数据——

主动脉夹层，是指主动脉内膜局部撕裂，导致动脉壁撕裂，内膜逐步剥离、扩展，在动脉内形成真、假两个管腔，好比家中的墙面有了裂缝一样。患者常常表现为突发的、剧烈的胸背部疼痛。主动脉夹层还可造成主动脉分支包括脑、四肢、肾脏、肠管、脾脏等动脉闭塞，从而引发相应部位的缺血症状，比如心力衰竭、晕厥、脑卒中、缺血性神经病变、尿少、腹痛、下肢苍白、无力、心脏骤停甚至猝死等。主动脉夹层多发生于 50 岁以上男性，近年来有年轻化的趋势。主动脉壁撕裂的地方可以发生在主动脉的任何部位，其中主动脉峡部发生率较高。急性主动脉夹层是指症状发生后 2 周内确诊的病例，慢性主动脉夹层是指症状出现 2 个月后确诊的病例，而发病 2 周至 2 个月内确诊的病例则定义为亚急性主动脉夹层。急性主动脉夹层具有较为明显的季节性和时间性，多发生于季节交替时。

社区居委会刘主任：小玖，那为啥会得主动脉夹层这个病呢？

小玖：主动脉夹层主要是由高血压引起的，其他病因还有马方综合征、Turner 综合征、外伤（多为钝性伤，如交通事故、医源性主动脉损伤）、主动脉瓣置换术后、梅毒等。妊娠也是主动脉夹层的高危因素。

社区居委会刘主任：小玖，主动脉夹层这个病该如何确诊呀？

小玖：在患者突发胸腹痛的情况下，应该立刻拨打 120，或马上到附近的医院就诊。在医院要进行 CT 动脉造影，即动脉 CTA 检查，该方法是主动脉夹层首选的诊断方法。只要患者的血流动力学能够稳定，那么通过 CT 动脉重建可以明确夹层的诊断，而且可以提示夹层的分型、破口的位置、相应的主动脉分支动脉受累情况、真假腔的关系以及脏器缺血的程度。

郝大姐：主动脉夹层这个病这么凶险，患者的预后怎么样啊？

小玖：想要知道主动脉夹层的预后，除了要知道主动脉夹层的分期：急性期、慢性期和亚急性期，还应了解主动脉夹层的分型。主动脉夹层有两种分型方法，即 Debakey 法和 Stanford 法。

（1）Debakey 法描述了第一破口位置和降主动脉夹层的范围：I 型：第一破口位于升主动脉，累及至主动脉弓甚至更远；II 型：第一破口和假腔均局限于升主动脉；III 型：第一破口位于降主动脉，并向远端撕裂，但很少向近端撕裂。

（2）Stanford 法只根据第一破口位置来分类。A 型：起自升主动脉，包括 Debakey I 型和 II 型。B 型：起自左锁骨下动脉以远的降主动脉，即 Debakey III 型。因为第一破口的位置是预测早期预后的关键因素，所以大多数患者目前在诊断时分为 Stanford A 型和 Stanford B 型来指导初始的治疗。医生会根据主动脉夹层不同的分期、不同的类型来制订不同的治疗方案，患者的预后和风险也各不相同。

郝大姐：既然主动脉夹层发病时这么严重，那应该怎么治呢？

小玖：小玖给您连线血管外科专家李主任，请他具体讲一讲。

李主任：随着社会的不断发展，物质生活水平逐步增高，人们的血管疾病也越来越多发。其中，主动脉夹层是致死率极高的疾病，部分患者甚至在120送医途中就发生了猝死。主动脉夹层的病因、分型、分类和分期是决定治疗策略的重要依据。通常，主动脉夹层的治疗原则首先是降低患者的心率和血压，以减少夹层的进一步发展。血压控制在120/70mmHg或者平均动脉压控制在60mmHg左右；首选β受体抑制药来降低心率，该药可以减弱左心室收缩力，降低心率，减轻血流对动脉壁的冲击；对于胸背部疼痛剧烈的患者可以应用镇痛药。然后根据影像学上的夹层分型及累及范围来确定进一步的治疗方案。对于Stanford A型夹层，一般需要心脏外科医生在全麻下开胸进行升主动脉置换术；对于Stanford B型主动脉夹层，在微创下进行主动脉腔内覆膜支架修复术是首选治疗方式。对于已进行完外科手术的病例，应在术后的前3年，每年行CTA检查，以确认假腔的血供；未进行外科治疗的病例，也应每年行CTA检查，以明确主动脉真假腔的发展，避免远期发生主动脉破裂。

社区居委会刘主任：谢谢李主任的讲解，真是既专业又通俗易懂。

关注腹主动脉瘤

储大哥的父亲前几天体检发现了腹主动脉瘤，听医生说要住院，一时不知道怎么好了，也到居委会来向我们的健康机器人志愿者小玖来咨询了。

储大哥：小玖，我有个问题，我父亲今年70岁了，平时身体还算硬朗，前几天体检，查了腹部彩超说是有腹主动脉瘤。今天又去了医院，检查了CT，医生说动脉瘤已经有6cm大了，得住院，这可怎么办啊？

小玖：您不要着急，请把老人的片子在我的屏幕上扫一下……嘀嘀嘀，扫描完成，调取数据——

请看来自医生的讲解和建议！这种病属于主动脉瘤，是指局部主动脉的病理性扩张，超过临近正常血管直径的50%，包括胸主动脉瘤和腹主动脉瘤，以腹主动脉瘤常见。一般认为腹主动脉直径＞3cm时，即可诊断为腹主动脉瘤。此病好发于老年男性，尤其是吸烟的患者。大多数的腹主动脉瘤无特异性症状，多以体检和腹部搏动性包块为首要发现，部分患者有上腹部饱胀不适的压迫症状。若患者表现为突发性腰背部剧烈疼痛，或伴有贫血、低血压、心率快、嗜睡等休克表现，则提示动脉瘤破裂。有些患者表现为动脉瘤附壁血栓脱落，导致下肢动脉急性缺血的症状。少数患者因动脉瘤压迫椎体导致椎体破坏，进而造成腰背疼痛和运动困难等。

储大哥：是这样啊！那需要住院吗？需要手术吗？

小玖：腹主动脉瘤的致命并发症就是破裂，先形成腹膜后血肿，继而破向腹腔，患者会因失血性休克而死亡。根据Laplace定律，管壁的负载压力与瘤体的半径成正比。瘤体的直径越大，则其破裂的风险越大。到目前为止，尚无有效药物可以直接降低腹主动脉瘤的直径，只能通过控制血压、戒烟等措施，在一定程度上减缓动脉瘤直径的增加，抑制动脉硬化的发展。一般认为，腹主动脉瘤直径＞5cm、腹主动脉瘤直径增加速度超过每年 1cm 以及有症状的腹主动脉瘤，瘤体的破裂概率明显增加，应尽早进行手术治疗。

储大哥：这种手术是大手术吗？风险高吗？真担心老人年岁大了，扛不住手术啊！

小玖：以往手术方式是腹部开刀，做腹主动脉瘤切除、人工血管置换术，这是个大手术。现在对于高龄、不能耐受全麻的患者，也可以选择微创手术，通过放置腹主动脉覆膜支架来治疗，避免了以往腹部开刀手术所带来的巨大创伤和痛苦，降低了患者心、肺等重要脏器并发症的发生率和死亡率。尤其为一些有严重合并症、预期不能耐受传统开腹手术或手术后可能出现严重并发症的高危病例提供了治疗的机会。因此，只要听从医生的建议，腹主动脉瘤还是有办法治疗的。您父亲的病具体怎么治，我给您连线一下血管外科专家李主任吧。

李主任：您好，老人的 CT 片子，我已经看了，目前考虑是肾下型真性腹主动脉瘤合并一侧髂总动脉瘤，最大直径 6.3cm，合并附壁血栓，瘤体破裂的风险较高，需要手术处理。另外，住院后还要给您父亲做相关检查，对全身情况做进一步评估，根据您父亲对手术的耐受程度，来决定是做开腹的腹主动脉瘤切除手术还是微创的腹主动脉瘤覆膜支架腔内治疗术，术前我们还会和家属做更详细的沟通和协商。

储大哥：好的，谢谢李主任和小玖！听了专家说的这些，我们家属就更有信心了，我马上去给老人办住院手续。

得了肾动脉狭窄怎么办

邱大哥：小玖，我爸爸上周查出肾动脉狭窄了，本来他是去心血管内科调血压的。他血压高 20 多年了，也不知道这半年怎么了，波动特别大，忽高忽低的，高的时候达 200 多，到心内科门诊调药，医生让我们查了一个肾动脉彩超，结果查出来一侧肾动脉狭窄。我不明白肾动脉狭窄跟这个高血压有什么关系呢？

小玖：好的，请输入关键词“肾动脉狭窄与高血压的关系”，嘀嘀嘀，调取数据——

高血压分为原发性和继发性，继发性高血压常见的原因包括：①肾血管性，即肾动脉狭窄；②肾实质性，如肾小球肾炎等；③其他内分泌相关的因素等。其中老年人动脉粥样硬化引起的肾血管原因比较常见。肾脏缺血会激活体内的肾素-血管紧张素-醛固酮系统，这是体内激素调节系统，它们会引起血压增高。一般建议下列的高血压患者查一下肾动脉：无高血压家族史而在 55 岁以后开始出现的高血压；顽固性难以控制的高血压；以往控制良好的高血压突然加重并持续恶化；应用普利类或沙坦类降压药物后发生肾脏功能恶化；多部位动脉粥样硬化，比如兼有冠心病、脑梗死和下肢动脉狭窄的人。

社区居委会刘主任：小玖给我们讲一下造成肾动脉狭窄的

原因吧！

小玖：老年人出现肾动脉狭窄大多是动脉粥样硬化引起的，是动脉粥样硬化发生在肾动脉的一个表现，与年龄，生活习惯，高血压、糖尿病、高血脂等因素有关系。年轻人肾动脉狭窄的原因主要是大动脉炎和肌纤维化。

邱大哥：那这么说，我爸的高血压是这个肾动脉狭窄引起的，这个病该怎么治疗呢？

小玖：下面给您连线李主任。

李主任：您好，您父亲的报告我看了，是右肾动脉重度狭窄，我们建议他住院进一步检查。需要做一个肾动脉 CTA 以进一步评价狭窄程度，很有可能需要手术治疗。解决肾动脉狭窄的手术，目的有两个：一是保护肾功能，因为肾脏长期缺血，会导致肾功能异常甚至恶化，最严重的后果是发展为尿毒症，需要长期透析；二是避免血压进一步恶化，进而避免由此引发的一系列危险事件。

邱大哥：听您这么一讲我就明白了，那我爸还是尽快做手术吧。李主任，我爸做完手术需要注意些什么？

李主任：①术后，您父亲需要坚持服用抗血小板药物，防止动脉粥样硬化狭窄继续发展，也为了预防支架内再狭窄和血栓形成；②术后要严格戒烟戒酒，控制血压、血脂、血糖等危险因素，改善生活习惯，适当锻炼，延缓动脉粥样硬化进展。③要定期复查，确保支架通畅。

社区居委会刘主任：李主任您刚才说赵大爷的肾动脉狭

窄是动脉粥样硬化引起的，人老了会不会都有血管问题呢？

李主任：的确是，动脉粥样硬化发生在全身，是随着年龄增长不可回避的事情，只是有人发生的早，有人发生的晚。当动脉粥样硬化引起血管狭窄逐渐加重时，就会出现相应的临床表现。

社区居委会刘主任：好的主任，我们明白了，看来年龄大了，很多情况都不能不在意了，有类似的情况一定要去医院检查一下。

肠系膜上动脉狭窄，严重吗？

顾阿姨：小玖，我老伴儿肚子疼了半年了，每次吃过饭就肚子疼，现在都不敢吃饭了，整个人都瘦了。儿子带他到医院看过了，做了不少检查，大夫说是肠子的血管堵了，你帮我查查这是怎么回事呀，这肚子疼怎么和血管堵还有关系呢？

小玖：请稍等，输入关键词“肠系膜动脉狭窄”，嘀嘀嘀，调取数据——

肠系膜动脉狭窄，供应小肠血运的血管是肠系膜上动脉，它发自腹主动脉，一般分支 12～16 条，是最主要的肠道供血动脉。肠系膜上动脉狭窄多发于老年人，大多由于动脉粥样硬化，使肠道供血不足，发生缺血性肠病。肠系膜上动脉狭窄的临床表现主要为进食后腹痛，常发生在进食后 10 分钟，之后逐渐加重，约 1 小时后缓解，可伴有恶心、嗳气、腹胀、腹泻。

顾阿姨：我老伴儿需要做哪些检查呢？得了肠系膜上动脉狭窄严重吗？该怎么治疗呢？

小玖：下面为您连线血管外科李主任，让我们听听来自专家的意见。

李主任：大家好，肠系膜上动脉硬化导致的狭窄常引起消化道的一系列症状，长期发展将导致患者体重减轻和营养不良。所以患者必须就医，因为药物的作用有限，严重狭窄者需要手术治疗，可以通过介入手术将肠系膜上动脉植入支架，解决狭窄问题。有一种比较严重的肠系膜上动脉缺血，就是肠系膜上动脉栓塞，主要是由于栓子进入肠系膜上动脉引起的，一般心源性的栓子脱落比较常见，患者表现为突发剧烈腹痛、呕吐、腹泻，药物不能缓解；危重者出现脓毒血症、败血症的表现，不及时解决会引起肠坏死，导致死亡，必须马上就医。

社区居委会刘主任：听您一说，这真的是九死一生的病，不能大意，太感谢您了！也非常感谢小玖，为我们答疑解惑，还能连线专家！

下肢动脉栓塞，后果很严重

夏女士：小玖，我爸今天早晨出去遛弯儿，走着走着突然右腿就疼得厉害，坐那歇会儿也不行，揉揉捏捏还是疼。以前我爸身体挺好的，走多远都没事，今天也不知道怎么了，就给我打了电话。我赶到那的时候，看我爸疼得浑身冒汗，我们赶紧去了医院，到那一检查说是下肢动脉栓塞，这个病严重吗？

小玖：您不要着急，请把老人的检查结果在我的屏幕上扫一下……嘀嘀嘀，扫描完成，调取数据——

请看来自医生的讲解和建议！急性下肢动脉栓塞，是指栓子自心脏或近端血管动脉壁或自外界进入动脉，被血流推向远侧，阻塞动脉血流而导致的肢体缺血以致坏死的一种病理过程，因发病急骤而得名。患有房颤、风湿性心脏病、主动脉瘤、动脉硬化及动脉炎等的患者，以及做过心脏瓣膜手术、血管置换手术的患者，发生下肢动脉栓塞的概率比较高。最常见的病因是心源性的，比如房颤的患者，由于心房失去有规律的收缩，心房内的血液呈涡流状，形成血栓，随着心脏泵血流入全身，可以堵塞在任何部位，最常见的是栓塞在脑血管造成脑栓塞。还常见栓塞在下肢动脉、肠系膜动脉、肾动脉等，引起相应部位的缺血坏死。发生在下肢的动脉栓塞，临床表现主要包括突发的剧烈患肢疼痛，感觉异常和运动障碍，皮肤苍白，皮温减低，动脉搏动减弱或消失。如果不及时处理，栓塞肢体严重缺血 4～6 小时即可发生坏死，最终导致截肢且危及生命。另外，栓塞在肠系膜或者其他脏器动脉，都会引起相应脏器缺血坏死，危及生命。

夏女士：这么严重？下肢动脉栓塞这个病，截肢率高吗？

小玖：为您搜索，下肢动脉栓塞截肢率，结果显示：下肢动脉一旦发生，截肢概率较高。据统计，发病 6 小时内治疗者，肢体存活率为 95%，12 小时内治疗者，肢体存活率为 80%，24 小时内治疗者，肢体存活率为 60%，如果在下肢动脉栓塞发病早期，患者得到及时有效的治疗，迅速解除阻塞，肢体存活概率还是比较高的。

夏女士：我想了解一下手术相关的问题，特别害怕出危险。

小玖：下面为您连线血管外科李主任，让他来解答一下吧。

李主任：杨女士您好，您父亲的片子我看过了，是右侧股浅动脉至腘动脉段闭塞，需要马上手术治疗。主要的手术方法是切开取栓术，在局麻或全麻下进行，暴露下肢动脉后，在下肢动脉处切开，通过 Fogarty 取栓导管伸入阻塞的动脉内，然后缓慢牵拉，将血管内的血栓取出来。现在也有新的介入导管抽栓技术，把导管放入血管内将血栓取出。当然，任何手术都是有风险的。

夏女士：血栓取出来以后我爸就安全了吗？

李主任：一般而言，血栓取出后，下肢动脉血供恢复，患者会逐渐康复。但有些患者因为缺血时间长，闭塞严重，仍会出现截肢可能；还有一些患者会出现再灌注损伤，发生肾衰、高血钾等。

夏女士：取栓后我爸还能运动吗？

李主任：如果取栓后，肢体血管完全恢复，没有并发症，患者可以像以前一样行走、运动。

夏女士：好的，李主任，我们听医生的建议，尽快让医生为我爸做手术。

社区居委会刘主任：李主任，我们应该如何预防下肢动脉栓塞呢？

李主任：首先，应该积极控制原发疾病，避免心脏内再发血栓，避免血管壁的斑块或血栓脱落。建议有心血管疾病的患者详细咨询心内科医生，合理用药，如果一旦发生下肢动脉栓塞，一定要及早到医院就诊。

下肢动脉血管堵了，需要做手术吗？

安大爷：刘主任，我听说咱们社区来了一位会看病的机器人志愿者，我这走一段路腿就疼的老毛病，得让他帮忙给看看啦。

社区居委会刘主任：您这老毛病没去医院看看吗？

安大爷：去啦，医生说是腿上的血管有狭窄，有堵的地方，叫什么下肢动脉硬化性闭塞症，我也不清楚这个病是怎么回事，所以来咨询一下。

小玖：好的，输入关键词“下肢动脉硬化性闭塞症”，嘀嘀嘀，调取数据——

下肢动脉硬化性闭塞症是指动脉粥样硬化累及下肢的动脉，导致动脉狭窄或闭塞，肢体出现供血不足表现的疾病，它是血管外科常见的动脉系统疾病，根据其临床进程通常被分为无症状、间歇性跛行、重症下肢缺血（包括静息痛、动脉性溃疡和坏疽）等几个阶段。下肢动脉硬化性闭塞症和冠状动脉粥样硬化性心脏病（冠心病）、脑血管疾病均是由动脉粥样硬化引起的血管狭窄性病变。它们往往同时存在，但由于下肢动脉病变并非发生在重要脏器，多年来并未引起人们的重视。近年来随着对此病研究的深入，发现这类患者的死亡率明显高于相同年龄组患者的自然死亡率，并有着较高的致残率和较低的生存率，因此逐渐引起了人们的重视。

安大爷：原来是这样啊，小玖再给我说说这个病严重吗？我为啥会得这病呢？

小玖：好的，安大爷。在>60 岁的老年人中，2%～3%的男性存在间歇性跛行症状；女性为 1%～2%。此疾病的发病率是随着年龄的增加而逐渐增高的。泛大西洋协作组（TASC）报道欧洲人口间歇性跛行的发生率为 0.6%～9.2%，其中约 5%发展为严重下肢缺血。下肢动脉硬化性闭塞症的症状取决于缺血的程度和病变进展的速度以及侧支循环代偿情况。如果病变进展迅速，下肢动脉侧支循环代偿不完全，患者可能出现间歇性跛行或者静息痛，严重者可以发生肢体坏死。动脉硬化是一种全身性疾病，因而下肢动脉硬化性闭塞症常合并其他部位如颈动脉、肾动脉、冠状动脉等的硬化。所以临床上这几种疾病并不是截然分开的，很多患者往往同时存在多处动脉的粥样硬化。由 TASC 进行的大规模临床调查显示：在有下肢动脉硬化性闭塞症的人群中，有将近 60%的患者存在心脑血管疾病，而存在心脑血管疾病的人群中也有 40%的患者存在下肢动脉的问题。

安大爷：听老伙伴们说这病还有可能截肢呀，够吓人的！小玖，我这个病该怎么治呀，是不是要做手术？

小玖：这就要听专家的了，下面为您连线血管外科专家李主任，您听听李主任怎么说。

李主任：安大爷您好，我对您的病情已经有了初步的了解。您现在的病情处于间歇性跛行阶段，按照分期是第二期，可以先进行保守治疗。如果保守治疗没有效果或者继续加重，行走距离小于 1～200 米；或者出现静止情况下的足远端疼痛、足部溃疡和坏疽，就需要手术治疗了。下面我给您介绍一下各种治疗方法。

（1）一般治疗。

①戒烟：目前已经明确吸烟与动脉硬化性闭塞症关系密切。在间歇性跛行患者中，有 90%是嗜烟者；在下肢缺血性坏死而需要截肢的患者中，嗜烟者高达 95%。吸烟可以引起外周血管收缩，抑制侧支循环形成。据统计，间歇性陂行患者完全戒烟后，其行走距离可增加 100%～150%，下肢截肢的危险性可减少 80%。因此，患者应该完全、永久戒烟。

②生活指导：患肢运动法，即患肢抬高 1～2 分钟，下垂 2～3 分钟，平卧 2～3 分钟，足部旋转屈伸，反复锻炼 20～30 分钟；散步法，即每日散步数次，每次 20～30 分钟；糖尿病患者要保持足部干燥，避免负重受压。

③病因治疗：控制高血压、高血脂、糖尿病、肥胖等危险因素；另外，缺氧、情绪波动、精神紧张及维生素 C 缺乏

也是动脉硬化的易发因素，也需要有效的控制，尤其糖尿病患者的间歇性跛行的发生率是非糖尿病患者的2倍。而糖化血红蛋白每增加1%，患外周血管闭塞性疾病的概率增加26%，所以对于外周动脉闭塞性疾病的患者，建议将糖化血红蛋白控制在6%～7%。

（2）药物治疗。

包括扩血管（罂粟碱、前列地尔）、抗凝（肝素、低分子肝素、双香豆素）、抗血小板（阿司匹林、硫酸氢氯吡格雷）、溶栓（尿激酶、链激酶、纤溶酶原激活物）、调脂（他汀类）等。

（3）手术治疗。

包括开放手术和腔内介入治疗以及最新的杂交手术等。目前多数学者认为，短段病变患者首选腔内治疗。随着介入技术的发展以及介入材料的改进，长段病变患者的腔内治疗，也取得了较好的临床效果，但目前还缺乏大规模的临床数据支持。目前国内外开展的还包括射频及超声消融、旋转消磨切割、单纯机械切割以及基因治疗等新技术、新方法。杂交技术是目前最新的技术，就是在杂交手术室中将球囊导管扩张术、支架置入术与动脉旁路移植术有机地结合起来，达到降低损伤程度、减少并发症、提高远期疗效的目的。该方法已在各大医疗机构开始实施，具有很好的发展前景。

（4）干细胞移植。

包括骨髓干细胞、外周血干细胞、脐带血干细胞移植等，可以促进侧支循环的建立和新的血管生成。

（5）中医药辅助治疗

当患者流出道不佳，无法手术和腔内治疗时，中医药辅助治疗也是一种可选择的治疗手段。

安大爷：谢谢专家的耐心讲解，回家我让孩子约一下您的门诊去查查吧。

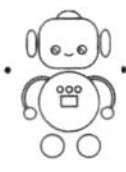

特别提示：

本文内容旨在普及老年人常见的血管外科疾病的一些常识性、科普性知识。提高大家对相关疾病的认识，避免一些错误的理解，并提供一些相关的保健、诊疗建议。然而，每一位患者患有的每一种疾病都具有特殊性和复杂性，非专业的判断会存在一定的片面性。如果出现相应症状，应及时到正规医院，找专科医生寻求帮助，接受规范化、个体化的诊治，以免贻误病情。

本章编者：李学东、付鸿江、韩立菊、郭俊莹、冯玉召

第八章　血液病

社区最近有几位居民患了贫血，其中既有老人，又有儿童，还有孕妇，大家很奇怪，普遍反映对血液系统疾病知之甚少。因此，小玖请天津医科大学总医院血液科的宋嘉主任来为大家做一期科普活动，解决大家的疑惑。

缺铁性贫血

什么是缺铁性贫血?

当机体对铁的需求与供给失衡，导致体内贮存铁耗尽（Iron Depletion，ID），继之红细胞内铁缺乏（Iron Deficient Erythropoiesis，IDE），最终引起缺铁性贫血（Iron Deficient Anemia，IDA）。缺铁性贫血是铁缺乏症（包括 ID、IDE 和 IDA）的最终阶段，表现为缺铁引起的小细胞低色素性贫血及其他异常。根据病因可将其分为铁摄入不足（食物缺铁）、供不应求（孕妇）、吸收不良（胃肠道疾病）、转运障碍（无转铁蛋白血症、肝病、慢性炎症）、丢失过多（各种失血）及利用障碍（铁粒幼细胞性贫血、铅中毒、慢性病性贫血）等类型。铁缺乏症主要和下列因素相关：婴幼儿辅食添加不足，青少年偏食，妇女月经过多，多次妊娠，哺乳以及某些病理因素（如胃大部切除、慢性失血、慢性腹泻、萎缩性胃炎和钩虫病）等。

为什么会出现缺铁性贫血?

（1）需铁量增加而铁摄入不足：多见于婴幼儿、青少年、妊娠和哺乳期妇女。婴幼儿需铁量较大，若不补充蛋类、肉类等含铁量较高的辅食，则易造成缺铁；青少年偏食易致缺铁；女性月经过多、妊娠或哺乳，需铁量增加，若不补充高铁食物，都易造成缺铁性贫血。

（2）铁吸收障碍：常见于胃大部切除术后，因为胃酸分泌不足且食物快速进入空肠，绕过铁的主要吸收部位（十二指肠），使铁吸收减少。此外，多种原因造成的胃肠道功能紊乱，如长期不明原因腹泻、慢性肠炎、克罗恩病等均可因铁吸收障碍而发生缺铁性贫血。

（3）铁丢失过多：长期慢性铁丢失而得不到纠正则造成缺铁性贫血。如慢性胃肠道失血（包括痔疮、胃十二指肠溃疡、食管裂孔疝、消化道息肉、胃肠道肿瘤、寄生虫感染、食管或胃底静脉曲张破裂等）、月经过多（如宫内放置节育环、子宫肌瘤及月经失调等妇科疾病）、咯血和肺泡出血（如肺含铁血黄素沉着症、肺出血-肾炎综合征、肺结核、支气管扩张、肺癌等）、血红蛋白尿（如阵发性睡眠性血红蛋白尿、冷抗体型自身免疫性溶血、人工心脏瓣膜、行军性血红蛋白尿等）及其他（如遗传性出血性毛细血管扩张症、慢性肾衰竭行血液透析、多次鲜血等）。

缺铁性贫血有什么临床表现？

（1）缺铁原发病表现：如消化性溃疡、肿瘤或痔疮导致的黑便、血便或腹部不适；肠道寄生虫感染导致的腹痛或大便性状改变；妇女月经过多；肿瘤性疾病的消瘦；血管内溶血的血红蛋白尿等。

（2）贫血表现：常见症状为苍白、乏力、易倦、头晕、头痛、眼花、耳鸣、心悸、气短、纳差等。

（3）组织缺铁表现：精神行为异常，如烦躁、易怒、注意力不集中、异食癖；体力、耐力下降；易感染；儿童生长发育迟缓、智力低下；口腔炎、舌炎、舌乳头萎缩、口角皲裂、吞咽困难；毛发干枯、脱落；皮肤干燥、皱缩；指（趾）甲缺乏光泽、脆薄易裂，重者指（趾）甲变平，甚至凹下呈勺状（匙状甲）。

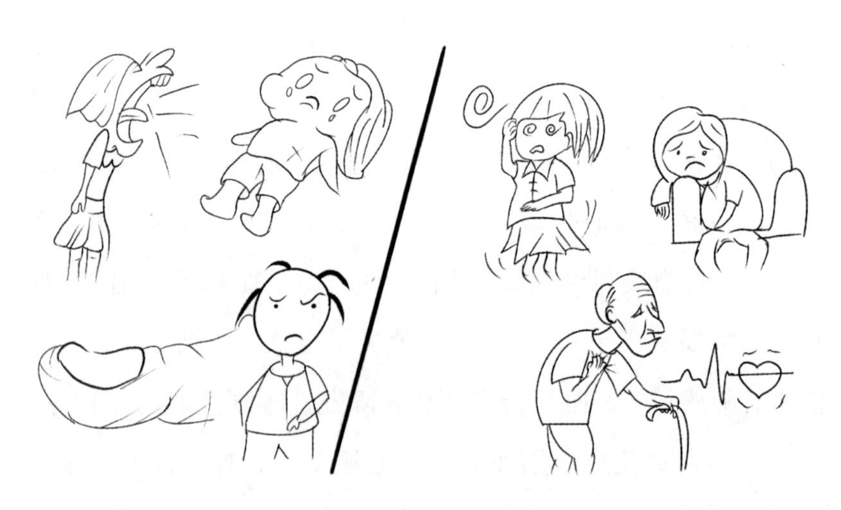

缺铁性贫血的治疗

治疗缺铁性贫血的原则是：根除病因，补足贮铁。

（1）病因治疗：应尽可能地去除导致缺铁的病因。如婴幼儿、青少年和妊娠妇女营养不足引起的缺铁性贫血，应改善饮食；月经过多引起的缺铁性贫血，应看妇科调理月经；寄生虫感染者应驱虫治疗；恶性肿瘤者应手术或放、化疗；消化性溃疡引起者应抑酸治疗等。

（2）补铁治疗：治疗性铁剂有无机铁和有机铁两类。无机铁以硫酸亚铁为代表，有机铁则包括右旋糖酐铁、葡萄糖酸亚铁、山梨醇铁、富马酸亚铁和琥珀酸亚铁等，无机铁剂的不良反应比有机铁剂明显。治疗首选口服铁剂，如硫酸亚铁 0.3g，每日 3 次；或右旋糖酐铁 50mg，每日 2～3 次。餐后服用胃肠道反应小且易耐受。应注意的是，进食谷类、乳类和茶会抑制铁剂的吸收，鱼、肉类、维生素 C 可加强铁剂的吸收。口服铁剂有效的表现先是外周血网织红细胞增多，高峰是在开始服药后 5～10 天；2 周后血红蛋白浓度上升，一般 2 个月左右恢复正常。铁剂治疗应在血红蛋白恢复正常后至少持续 4～6 个月，待铁蛋白正常后停药。若口服铁剂不能耐受或胃肠道正常解剖部位发生改变而影响铁的吸收，可利用铁剂肌内注射。如果口服铁剂后不能使贫血减轻，须考虑以下各种可能：①患者未按医嘱服药。②诊断有误，所患贫血不是缺铁性贫血。④出血尚未得到纠正，出血量超过了新生的血量。④同时伴发感染、炎症、恶性肿瘤、肝病或肾病等，抑制了骨髓的造血功能。⑤腹泻、肠蠕动过速或胃肠解剖部位异常，影响了铁的吸收。⑥所用铁剂在胃肠道不能很好溶解，影响吸收。

缺铁性贫血患者的饮食注意?

患者应进食铁质、蛋白质和各种维生素丰富的食物，特别是肉类。不过单纯依靠食物中的铁，难以达到治疗的目的，只能作为辅助治疗。对容易发生缺铁的人群，要特别注意预防。缺铁性贫血多见于妇女和婴儿，故加强妇婴卫生保健工作甚为重要。对婴儿要及时添加适当的辅助食品，妊娠后期和哺乳期每日口服硫酸亚铁 0.3g（含铁 74mg）已能很好满足需要。对献血的人也要注意补充铁剂。

缺铁性贫血的预防

单纯营养不足者，易恢复正常。继发于其他疾病者，取决于原发病能否根治。重点要放在婴幼儿、青少年和妇女的营养保健。对婴幼儿应及早添加富含铁的食品，如蛋类、肝等；对青少年应纠正偏食，定期查、治寄生虫感染；对孕妇、哺乳期妇女可补充铁剂；对月经期妇女应防治月经过多；还要做好肿瘤性疾病和慢性出血性疾病的人群防治。

育龄期妇女的缺铁性贫血有哪些特点?

目前世界上约有 7 亿人患缺铁性贫血。缺铁性贫血在生育年龄妇女和婴幼儿中发病最高。在大多数发展中国家里，约有 2/3 的儿童和育龄妇女缺铁，其中约 1/3 患缺铁性贫血。

在发达国家亦有20%的育龄妇女及40%左右的妊娠妇女患缺铁性贫血。人体每天需要的铁为 20～25mg，大部分来自衰老红细胞破坏后释放出的铁，正常人每天从食物中摄取 1～1.5mg 的铁即可维持体内铁的平衡（而育龄妇女及妊娠、哺乳期，铁的需要量应增加为每天 2～4mg）。人体每天铁的排泄不超过 1mg，主要是随肠黏膜脱落细胞由粪便中排出，随泌尿道上皮细胞从尿中及随皮肤细胞或出汗时排泄的铁量极小（而哺乳的母亲每天从乳汁中约排出 1mg 铁，子宫肌瘤出血亦可导致失铁）。育龄期妇女的缺铁性贫血主要是因为铁的需求增加且摄入不足而引起，所以它是可以预防的。

为什么越来越多的老年人贫血?

（1）老年人生理性造血功能低下：随着年龄的增长骨髓造血功能逐渐降低，脂肪性骨髓的比例相应增多。

（2）营养性因素：由于近年来人群饮食结构变化，多种“现代文明病”（如糖尿病、冠心病等）发病率呈显著上升趋势，为防治上述疾病，限制饮食的摄入量为其重要措施之一，加之老年人体内造血原料如铁、叶酸及维生素 B_{12} 储备量降低，因此老年人营养性贫血发病率呈上升趋势。

（3）继发性贫血：老年人非造血系统疾病引起的贫血即继发性贫血较为常见，主要病因有恶性肿瘤、肝脏疾患、慢性肾功能不全、慢性感染及内分泌异常等。上述病因在老年人群中较为常见，且呈不同程度上升趋势，因而继发性贫血越来越多见。

(4)环境因素：由于现代工业发展，环境污染日益严重，所以人类与某些造血功能损伤因素接触机会增多，而老年人对此可能更为敏感，此亦是老年人贫血渐多的原因之一。

巨幼细胞性贫血

什么是巨幼细胞性贫血?

叶酸或维生素 B_{12}（VitB_{12}）缺乏或某些影响核苷酸代谢的药物导致细胞核脱氧核糖核酸（DNA）合成障碍所致的贫血称巨幼细胞性贫血（Megaloblastic Anemia，MA）。根据缺乏物质的种类，该病可分为单纯叶酸缺乏性贫血、单纯维生素 B_{12} 缺乏性贫血以及叶酸和维生素 B_{12} 同时缺乏性贫血。病因包括如下。①食物营养不够：叶酸或维生素 B_{12} 摄入不足；②吸收不良：胃肠道疾病、药物干扰和内因子抗体形成（恶性贫血）；③代谢异常：肝病、某些抗肿瘤药物的影响；④需要增加：哺乳期、孕妇；⑤利用障碍：嘌呤、嘧啶自身合成异常或化疗药物影响等。

该病在经济不发达地区或进食新鲜蔬菜、肉类食用较少的人群中多见。在我国，叶酸缺乏者多见于陕西、山西、河南等地；而在欧美，VitB_{12} 缺乏或有内因子抗体者多见。偏食或过长时间烹煮食品、患自身免疫病、胃肠道疾病及肿瘤等，是该病的高危因素。

得了巨幼细胞性贫血会有什么表现?

（1）血液系统表现：起病缓慢，常有面色苍白、乏力、耐力下降、头晕、头昏、心悸等贫血症状。重者全血细胞减少，反复感染和出血。少数患者可出现轻度黄疸。

（2）消化系统表现：口腔黏膜、舌乳头萎缩，舌面呈“牛肉样舌”，可伴舌痛。胃肠道黏膜萎缩可引起食欲不振、恶心、腹胀、腹泻或便秘。

（3）神经系统表现和精神症状：对称性远端肢体麻木、深感觉障碍；共济失调或步态不稳；味觉、嗅觉降低；锥体束征阳性、肌张力增加、腱反射亢进；视力下降、黑矇征；重者可有大、小便失禁。叶酸缺乏者有易怒、妄想等精神症状。$VitB_{12}$缺乏者有抑郁、失眠、记忆力下降、谵妄、幻觉、妄想甚至精神错乱、人格变态等。

如何诊断巨幼细胞性贫血?

根据营养史或特殊用药史、贫血表现、消化道及神经系统症状、体征，结合特征性血象、骨髓象改变和血清 $VitB_{12}$ 及叶酸水平等测定可做出诊断。如果没有条件测血清 $VitB_{12}$ 和叶酸水平，可予以诊断性治疗；若叶酸或 $VitB_{12}$ 治疗一周左右网织红细胞上升者，应考虑叶酸或 $VitB_{12}$ 缺乏。

巨幼细胞性贫血如何治疗?

（1）原发病的治疗。有原发病（如胃肠道疾病、自身免疫病等）的巨幼细胞性贫血，应积极治疗原发病；用药后继发的巨幼细胞性贫血，应酌情停药。

（2）补充缺乏的营养物质。①叶酸缺乏：口服叶酸，每次 5～10mg，每日 2～3 次。用至贫血表现完全消失；若无原发病，不需维持治疗；如同时有 $VitB_{12}$ 缺乏，则需同时注射 $VitB_{12}$，否则可加重神经系统损伤。②$VitB_{12}$ 缺乏：肌注 $VitB_{12}$，每次 500μg，每周 2 次；无 $VitB_{12}$ 吸收障碍者可口服 $VitB_{12}$ 片剂 500μg，每日 1 次；若有神经系统表现，治疗维持半年到 1 年；恶性贫血患者，治疗维持终身。

巨幼细胞性贫血如何预防?

纠正偏食及不良烹调习惯。对高危人群可予适当干预措施，如婴幼儿及时添加辅食；青少年和妊娠妇女多补充新鲜蔬菜，亦可口服小剂量叶酸或 $VitB_{12}$ 预防；应用干扰核苷酸合成药物治疗的患者，应同时补充叶酸和 $VitB_{12}$。

慢性再生障碍性贫血

什么是慢性再生障碍性贫血?

再生障碍性贫血简称再障，是一种骨髓造血衰竭综合征，以骨髓造血细胞增生减低和外周血全血细胞减少为特征，属于血液系统良性疾病。再障分先天性和获得性，以下所指再障均为获得性再障。根据起病急缓，再障分为急性再障和慢性再障。

再障发病率在我国为 0.74/10 万人口，可发生于各年龄组，老年人发病率较高，男女发病率无明显差异。目前认为 T 淋巴细胞异常活化、功能亢进造成骨髓损伤在原发性获得性再障发病机制中占主要地位。

慢性再生障碍性贫血大多起病缓，患者主要的表现常常是倦怠无力、劳累后气促、心悸、头晕、面色苍白。如有出血亦较轻微，内脏出血较少见。感染、发热一般较轻微，出现较晚。

慢性再障治疗包括对症支持治疗、免疫抑制及促造血治疗。

大部分慢性再障患者预后良好，但是治疗显效时间长，也有部分患者可出现病情进展转为重型再障，或因长期反复输血造成铁沉积症导致相应脏器功能衰竭严重影响患者的生存。

为什么会得慢性再生障碍性贫血?

约 1/3 患者病因明确，有以下几种可能。①药物：金盐、酰胺咪嗪、青霉胺等；化学毒物：苯及其衍化物和再障关系已为许多实验研究所肯定；②电离辐射：长期超允许量放射线照射（如放射源事故）可致再障；③病毒感染：病毒性肝炎和再障的关系已较肯定，称为肝炎相关性再障，是病毒性肝炎最严重的并发症之一；④免疫因素：再障可继发于胸腺瘤、系统性红斑狼疮和类风湿性关节炎等；⑤阵发性睡眠性血红蛋白尿症（PNH）：一些 PNH 患者可转为再障。约 2/3 患者病因不明，成为特发性。

如何判断是否得了慢性再生障碍性贫血?

如果有乏力、活动耐量下降、面色差、心悸气短、心前区不适、头晕、嗜睡、失眠多梦、食欲减退等贫血症状，或出现皮肤出血点及牙龈出血、月经量增多或脏器出血等表现，应及时至医院就诊完善血常规、网织红细胞等常规检查，若血常规发现血红蛋白、血小板、白细胞三项减少或者其中一项、两项减少均建议至血液内科就诊。

如果常规查体、就诊其他疾病时发现血常规存在上述情况，也要积极至血液内科就诊。

需要做哪些检查来确诊慢性再生障碍性贫血?

由于再障诊断是除外诊断，因此检验项目相对较多，需要完善下列检查：血常规和网织红细胞、肝肾功能、甲状腺功能、病毒学检查、血清铁蛋白、叶酸和维生素 B_{12} 水平、PNH 克隆、免疫相关指标（T 细胞、B 细胞亚群检测、风湿免疫全项等），以上均为静脉抽血检查。另外还有骨髓穿刺及骨髓活检，以及骨髓造血干细胞数量、染色体、原位荧光免疫杂交、二代基因测序等。

怎么治疗慢性再生障碍性贫血?

输血依赖的慢性再障可采用输血对症支持及环孢素 A 联合促造血治疗，如治疗 6 个月无效，则按重型再障治疗。非输血依赖的慢性再障，可应用环孢素 A 和/或促造血治疗。

接受治疗的患者一定要定期随访以便及时评价疗效、调整药物用量和评价不良反应，尤其是评价是否演变为骨髓增生异常综合征、急性白血病等恶性血液病。

慢性再生障碍性贫血有哪些危害?

输血依赖的慢性再障会影响生活和工作。长期贫血会影响身体重要脏器的功能。血小板重度减低会导致重要脏器出血，如脑出血、消化道出血。中性粒细胞减少容易出现感染，以呼吸道感染多见，如果感染重并持续高热，往往加重骨髓衰竭，进展为重型或极重型再障。

治疗后的效果以及预防

慢性再障病程进展缓慢，若遵医嘱服药、定期复查，多数患者预后良好，也有部分患者可出现病情进展转为重型再障，严重影响患者的生活质量。避免长期接触可能导致再障的药物和化学毒物，避免长期电离辐射，定期体检。

慢性病贫血

什么是慢性病贫血，有哪些危害?

慢性病贫血是指伴发于慢性感染、炎症及一些肿瘤的轻至中度的贫血，是住院患者中最常见的贫血类型。发病率列贫血的第 2 位，仅次于缺铁性贫血，发病机制是由于基础疾病产生的某些细胞因子对红细胞生成抑制所致。贫血症状常被原发疾病的临床表现所覆盖，长期贫血会影响原发疾病的疗效和预后，也会影响身体重要脏器功能，会影响工作和生活质量。慢性病贫血首先需要治疗原发病，若原发病无法根治而贫血症状明显时可采用输血、促红细胞生成素（EPO）治疗或补铁治疗等，治疗方法因人而异。患者的预后与基础疾病的预后密切相关。

为什么会得慢性病贫血?

慢性病贫血常见的病因包括慢性感染、肿瘤、炎症性疾病。慢性感染包括艾滋病、结核感染、脓肿、疟疾、慢性真菌感染等。易合并贫血的肿瘤包括消化道肿瘤、乳腺癌、肺癌。炎症性疾病包括类风湿性关节炎、系统性红斑狼疮、血管炎、结节病、炎症性肠病等。一些系统检查暂未发现慢性疾病的老年患者也可以出现慢性病贫血。

如何判断是否得了慢性病贫血?

慢性病贫血患者伴随的轻至重度贫血症状，常常被原发疾病的临床表现所覆盖。但是若出现原发疾病不应合并的或者与原发疾病病情程度不相符的贫血症状，如乏力、活动耐力下降、面色差、心悸气短、心前区不适、头晕、嗜睡、失眠多梦、食欲减退等，应积极到医院就诊。

寻找原发疾病非常重要。一些患者的原发疾病在血液科就诊前已明确；另外一些患者是因贫血就诊，经过检查考虑慢性病贫血，接下来便要寻找原发疾病，尤其是恶性肿瘤的筛查；也有一些老年慢性病贫血患者经系统检查暂未发现原发疾病。

慢性病贫血需要和哪些疾病区别?

首先需要排除这些慢性疾病合并的慢性失血、溶血及药物导致的骨髓抑制等因素；其次要与缺铁性贫血鉴别；另外，还要与肾性贫血、内分泌异常导致的贫血鉴别；最后要与原发血液系统的其他疾病鉴别。鉴于血液系统疾病的专业性及复杂性，如果出现贫血症状，需要及时去血液内科就诊，请医生进行检查和诊断。

怎么治疗慢性病贫血？

慢性病贫血首先需要治疗原发病，若原发病无法根治而贫血症状明显时可采用输血、EPO 治疗或补铁治疗等，治疗方法因人而异。

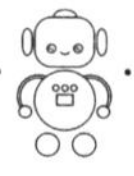

特别提示：

本文内容旨在普及老年人常见的血液系统疾病的一些常识性、科普性知识。提高大家对相关疾病的认识，避免一些错误的理解，并提供一些相关的保健、诊疗建议。然而，每一位患者患有的每一种疾病都具有特殊性和复杂性，非专业的判断会存在一定的片面性。如果出现相应症状，应及时到正规医院，找专科医生寻求帮助，接受规范化、个体化的诊治，以免贻误病情。

本章编者：宋嘉

第九章　肿瘤综合诊疗

现在得肿瘤的老年人越来越多，其实按照肿瘤学规律也属正常，因为人的寿命越来越长，体检手段越来越高明，查出来的肿瘤患者也越来越多。带着社区老年人对肿瘤的一些疑问，小玖连线了天津医科大学总医院肿瘤科的马晴主任，一为答疑解惑，二为自己进行知识充电。

不吃糖能不能饿死肿瘤细胞

小玖：马主任，听说肿瘤细胞爱吃糖，是不是得了肿瘤的人不吃饭，肿瘤就不长了？

马主任：要闹清楚这个问题，我们首先要弄明白什么是糖？糖是人体所必需的一种营养素，人体吸收之后可为人提供能量。糖主要分为单糖、双糖和多糖。单糖主要包括葡萄糖、果糖、半乳糖，人体可直接吸收利用。双糖多指食用糖，如白糖、红糖、蜂蜜和各种饮料。多糖包括淀粉类和膳食纤维，我们主要从米粮类、豆类及根茎类蔬菜中摄取。而膳食纤维主要来源于粗粮、蔬菜、水果等，人体不能直接吸收，要经过胰蛋白酶转化为单糖再被人体吸收。而恶性肿瘤细胞的糖代谢异常，主要利用糖酵解来供能，占能量的 50%，而正常细胞只有 1%。肿瘤细胞还会产生大量的乳酸，使得葡萄糖转化增加并导致人体的外周组织不能充分利用葡萄糖。这样人体就处在高分解代谢的状态，从而会变得越来越瘦，最终成为皮包骨的恶病质。而肿瘤细胞的生长是没有秩序的，血管的生长与之并不匹配，这样形成局部缺氧，反而加重了肿瘤细胞的糖酵解，可以说是雪上加霜，形成了恶性循环。

小玖：那要是少吃糖的话能不能饿死肿瘤细胞？起码它长得不会太快了吧？

马主任：虽然肿瘤细胞大部分能量来源于糖酵解，但是它还有许多其他的获能方式，比如脂肪酸、蛋白质。因此单靠停止进食糖类是不大可能饿死肿瘤细胞的。更有可能的是肿瘤细胞还没有饿死，患者的脑细胞却因为没有能量供给而死掉了。网上曾经流行生酮饮食配合治疗肿瘤，也就是高脂肪、低碳水化合物、适当蛋白质。但是为什么没有推广呢？主要是因为生酮饮食主要的数据还停留在动物实验和细胞上，缺乏人体数据，安全性没有保证。另外，虽然肿瘤细胞要依靠葡萄糖来供能，但是人体的许多重要器官比如大脑也需要糖类。生酮饮食会造成低血糖、恶心呕吐、血脂异常等多种副作用。而且对于中国人来说严格控制碳水化合物的摄入是十分困难的。您想想，米饭、包子、面条、馒头、粥这些我们平时吃的主食一下子都不能吃了，短期还能耐受，长期下来正常人都难以忍受，更别说是肿瘤患者了。因此，还是要保证充足的主食，适当增加高纤维的粗粮和谷物，少吃甜食，少喝饮料，多吃蔬菜、水果，进食适量的肉蛋奶。均衡饮食，保证营养才更靠谱。

肺癌科普问答：肿瘤标志物，手术、靶向、免疫、放化疗那些事

小玖：马主任，肺癌会不会传染？会遗传吗？听说还跟污染有关系？

马主任：肺癌的发病机制还没有被完全阐明清楚，个体间存在着差异。肺癌的发生和基因突变有关。但这些突变的基因是后天环境因素导致的，还是先天遗传获得的，也没有定论。也就是说，病是从娘胎里带出来的，还是在成长的过程中出问题的，还没有研究清楚。另外，得肺癌还与环境因素有关，比如严重的空气污染，长期大量吸烟或二手烟等等，都会增加患癌风险。

说到这里，我就给大家讲讲烟草和肺癌的故事吧。在19世纪，也就是清朝的时候，肺癌还是一种十分罕见的疾病，全世界医学文献报道的确诊肺癌病例总数不到200例。而进入21世纪后，肺癌死亡率一下子跑到了第一位，远远高于其他恶性肿瘤。目前，肺癌是我国发病率、死亡率上升最快的恶性肿瘤。为什么会出现这样的情况呢？主要元凶就是吸烟。据统计，85%的男性肺癌和20%的女性肺癌都归因于吸烟。如果中国目前的吸烟状况不变，那么到2050年，现在

29 岁以内的男性，将有近 1 亿人因吸烟而死亡。吸烟烟龄 20 年以上，20 岁以下开始吸烟，每天吸烟 20 支以上，这三条中，只要满足其中两条，就属于肺癌的高危人群。近年来，女性患上肺癌的比例明显上升，和被动吸烟有密切的关系，也就是咱们常说的二手烟。二手烟对妇女和儿童造成的伤害尤其大，一些与吸烟者长期共同生活的女性，患肺癌的概率比正常人高出数倍。因此，戒烟是既有利于自己，也有利于家庭成员身体健康的举动。再有就是厨房油烟和妇女肺癌的发生也有明显关系，常在厨房做饭者比不常做饭者肺癌死亡率高出近一倍。究其原因多半是烹饪方式和饮食习惯造成的，厨房油烟已成为威胁女性生命健康的隐形杀手。另外，有肺癌流行病学调查发现，中青年女性长期在厨房做饭时接触高温油烟，会使肺癌的危险性增加 2～3 倍。因此，在家做饭的叔叔阿姨们一定要注意通风，尽量避免油炸、爆炒等烹饪方式，多采用蒸煮等少油的方法，既避免营养丢失又减少油烟形成，一举两得。还有大气污染、居住环境的空气污染、工作压力大等也是诱发肺癌的重要因素。此外，肺结核、支气管扩张等慢性肺病患者，也是高危人群，尤其需要关注和定期筛查。还有一部分是职业病患者，比如煤矿工人、接触石棉等化学制剂的工人，他们都是尘肺病和肺癌的高危人群。所以，老年人要远离这些危险因素，定期做体格检查，防患于未然。

小玫：不吸烟的人生活中需要注意些什么？肺癌能不能预防？

马主任：这个问题提的太好了，对于肺癌我们确实要从小处预防，在生活中注意以下内容。

（1）合理饮食。偏食、挑食、口味偏重、喜食辛辣刺激的食物，不仅会干扰到人体的正常功能，影响内分泌、降低新陈代谢，还会给癌细胞提供便利的生长环境。

（2）调节情绪。肺癌的发生与人们的情绪波动有着密切的关系，经常情绪消极、失落、抑郁极易引起内分泌失调，增加患病概率。

（3）良好的生活习惯。由于人们的生活压力极重，因此，熬夜、抽烟、喝酒也就成了一部分人的消遣方式，而这些消遣方式便是不良的生活习惯。经常熬夜、抽烟、喝酒，不仅会导致机体的免疫力下降，增加疾病侵袭的机会，还是引发肺癌的重要因素。因此，想要预防肺癌的发生，就得保持良好的生活习惯、规律作息、积极锻炼身体。

（4）定期检查身体。这个大家一定要注意，由于平时可能没有定期检查身体的习惯，以至于身体有异样，也未能及时发现，把小病养成了大病。我们的肺有五个肺叶，左二右三，人体只要有两个肺叶就能正常工作生活，最多出现易疲劳、偶尔气短等表现，所以很多时候当出现咯血、憋气等严重症状时，已经是肺癌晚期了，这也是肺癌最恐怖的地方。因此，定期检查身体是预防肺癌发生的必要方法，尤其是有家族遗传史的朋友，更是不容忽视。同时要积极治疗慢性疾病。

（5）改善烹调习惯。刚才也提到了炒菜产生的油烟对人身体是有害的。厨房要经常保持自然通风，同时还要安装性能、效果较好的抽油烟机。此外，炒菜时的油温也要有所控制，尽可能不超过 200℃（以油锅冒烟为极限），多使用微波炉、电饭煲、电烤炉等厨房电器产品，尽量避免油烟的损害。少吃油炸食品，不吃或少吃烤烧，不吃发霉粮食，尽量少吃剩菜剩饭，不吃或少吃腌制食品，平时要多吃坚果，比如杏仁可提高机体的免疫功能，抑制细胞癌变。它对口腔干燥等症状有缓解作用，但对口腔有炎症、溃疡以及鼻出血的病人不宜食用。乌梅也有抗癌作用，枣能抑制肿瘤细胞生长。还有杀菌的卫士大蒜，很多研究都证实大蒜具有防癌、抗癌能力，大蒜中的脂溶性挥发性油能提高机体的抗癌能力，它还含有一种含硫化合物，也具有杀灭肿瘤细胞的作用。另外，香菇、牛奶和酸奶、茶、蜂蜜和蜂乳都能促进新陈代谢，增强机体抵抗力，提高造血功能和组织修复作用。

小玖：肺癌如何进行定期检查？都包括哪些内容？

马主任：早几年的时候大家最熟悉的就是做胸透和拍胸片，但是随着技术的不断进步，胸片已经不能完全担当这个重任了。比如有肿块挡在心脏、食管、膈肌、肋骨后面，特别是对于小于 1cm 的小结节，医生是看不见的。而胸部 CT 的筛查可以及早发现早期肺癌，并能够降低 20%的死亡率。

很多患者因此获得了手术和长期生存的机会。

小玖：肿瘤标志物是什么？

马主任：肿瘤标志物来源于肿瘤细胞的代谢产物，是指肿瘤在发生及转移的过程中，肿瘤细胞坏死崩解释放进入血液循环的物质及肿瘤宿主细胞的细胞反应性产物等含量很低的活性物质。肿瘤标记物的检测一般早于胸部 CT 的异常，且具有操作简便、无创伤等优点，所以在临床上有了广泛的开展，肿瘤标记物的早期检查也很重要。有肿瘤存在的时候，有部分肿瘤标志物就会升高。但是到目前为止，还没有一种标记物可用于肿瘤的确诊，仍需结合临床表现、影像学表现及其他检查结果。也就是说，光靠肿瘤标志物确定不了肿瘤，它主要是起到筛查、随访的作用。像今天我和大家提到的肺癌，主要是这么几种标志物。

（1）癌胚抗原（CEA）：顾名思义，就是在人胚胎发育过程中，许多蛋白类物质在胚胎期表达，随着胎儿的出生而逐渐停止合成和分泌，但在肿瘤状态时，机体重新产生这种蛋白。CEA 是胚胎性致癌抗原，存在于多种肿瘤组织内，是目前应用最广泛的肿瘤标记物之一，在肺癌、胃肠肿瘤、乳腺癌、类癌和肝癌病人中均升高。正常成人血清中 CEA 含量极低，而癌细胞分泌 CEA 进入血液和淋巴，导致血中 CEA 水平增高。CEA 可用于肿瘤发展的监测、疗效判断和预后估计。虽说其不是一项特异性的肿瘤标记，但结合其他检测项目仍具有一定意义。CEA 还有助于对病情和预后的判断，CEA 水平的动态变化，能反应患者的治疗效果，一般在病情好转时，血 CEA 含量下降，病情发展时可升高，若 CEA 水平持续不断升高，提示预后较差。血清 CEA 水平升高也是预测高危患者发生远处转移的指标，对无临床症状而血清 CEA 水平逐步或明显升高的患者，应注意密切监测影像学变化，警惕疾病进展。

（2）鳞状细胞癌相关抗原（SCCAg）：咱们平时检查一般都是抽血化验，血清 SCCAg 可以用于肺鳞癌、乳腺鳞状细胞癌、宫颈鳞癌、食管鳞癌及头颈部鳞癌的诊断，是个较好的特异性的鳞癌标记物，SCCAg 含量的增多主要取决于肿瘤细胞内在的特性，其次为肿瘤组织的大小。特异性较高，并且在癌症早期有异常增高趋势，但敏感性相对较低。此外，血清 SCCAg 与肿瘤分期有关，其敏感性也随肿瘤分期升高而提高，也就是说，肿瘤越到晚期这个指标升高越明显。

（3）细胞角蛋白 21-1（Cyfra21-1）：Cyfra21-1 广泛分布在正常组织表面。在恶性上皮细胞中，激活的蛋白酶加速了细胞的降解，使大量细胞角蛋白片段释放入血，其可溶性片段与两株单克隆抗体发生特异性结合，使血清中 Cyfra21-1 含量升高。Cyfra21-1 是鳞状上皮细胞癌目前首选的肿瘤标志物，灵敏度达 60%，特异性可达 95%，与肺鳞癌患者的病程呈正相关，在非小细胞肺癌中表达最强，腺癌次之，小细胞肺癌最弱。鳞癌、腺癌、小细胞癌都是肺癌大家族中的分支，而这些分支的确定主要依靠病理。

（4）糖基类抗原（CA）：糖基类抗原可是个大家族，里面包含很多标志物，今天咱们只说说和肺癌有关的。CA125是由免疫卵巢癌细胞株产生的单克隆抗体 OC125 所识别的抗原决定簇，由于与免疫肺腺癌细胞识别的分子 OC125 相同，因此，CA125 是卵巢癌和肺癌细胞共同具有的抗原。卵巢癌中阳性率达 90%，肺癌中的阳性率也达 44%。CA153 存在于多种腺癌内，如乳腺癌、肺腺癌、卵巢癌及胰腺癌。对支气管肺癌患者，是一个具有较高价值的标记物，尤其是肺腺癌，诊断敏感度要高于 CEA。CA153 对肺癌诊断特异性相对高，血清 CA153 异常升高，则应考虑为肺癌的可能。CA199为消化道癌相关抗原，是胰腺癌和结直肠癌的标记物，但其并不是器官特异，多种腺癌中均可升高。

（5）神经元特异性烯醇化酶（NSE）：NSE 是检测小细胞癌的首选标志物，起源于神经内分泌细胞的肿瘤组织的异常表达。小细胞肺癌是具有神经内分泌性质的肿瘤，故 NSE 也是目前小细胞性肺癌的敏感性特、异性最好的肿瘤标记物。60%～100%的小细胞癌患者 NSE 升高，NSE 也可作为神经母细胞癌的首选标志物， NSE 对该病的早期诊断有较高的临床应用价值，健康成人血清 NSE 均值为 5.2ng/ml（正常值＜20ng/ml）。当组织发生癌变时，细胞内的 NSE 释放进入血液，导致此酶在血清中含量增高。一般用于小细胞肺癌与非小细胞肺癌的鉴别诊断。也可用于监测小细胞肺癌的效果，治疗有效时 NSE 浓度逐渐降低至正常水平，复发时便升高。

（6）胃泌素释放肽前体（ProGRP）：还有许多医院开展了 ProGRP 的检测，ProGRP 是近年来新发现的一种小细胞肺癌的肿瘤标志物，它不仅可用于小细胞肺癌的早期诊断，还有助于判断治疗效果及早期发现肿瘤复发。

小玖：您这样说起来内容真的不少呢，咱们来画画重点，肺癌的肿瘤标记物主要有六项：癌胚抗原（CEA）、鳞状细胞癌相关抗原（SCCAg）、细胞角蛋白 21-1（Cyfra21-1）、神经元特异性烯醇化酶（NSE）、糖基类抗原（CA）、胃泌素释放肽前体（ ProGRP）。一般在检查中都合并为一个套餐称为肺癌全项。

马主任：非常正确，小玖，你的小脑瓜真棒！

小玖：肿瘤标志物升高是不是就有肿瘤了？

马主任：你说的问题也是我们日常工作中经常遇到的问题。肿瘤标志物在体检和临床检验中越来越多地被应用，每次体检，特别是年龄稍大或有肿瘤家族史的朋友，拿到体检结果那一刻，总是诚惶诚恐，那些箭头忽上忽下，都是什么意思？遇到这种情况，大家先不要慌。拿到化验单发现肿瘤标志物升高，并不能表示得了癌症。这些肿瘤标志物，在一些炎症性疾病，甚至良性肿瘤中也会升高，换句话说，升高了并不能给出明确诊断。仅靠这些指标的筛查远远不够，还需要结合影像学、病理学、分子生物学等检查手段，结合临床有针对性地做出分析诊断。体检报告中，肿瘤标志物轻度升高，不必过于紧张。一段时间内动态观察肿瘤标志物指标，相对更有意义。我们更关注的是非肿瘤性疾病导致的升高，祛除诱因，会逐渐恢复正常水平。一般升高到较高水平，特别是持续性升高，要提高警惕，可以咨询专科医生，针对性地做进一步检查，以找到具体病因。

小玖：肺癌患者确诊需要病理，做支气管镜和肺穿有什么区别吗?

马主任：其实对于确诊肺癌来说首选无创检查，比如气管镜检查及超声气管镜检查；次选有创的 CT 下经皮肺穿刺，穿刺相比气管镜，风险相对较大，在可以行气管镜检查的前提下一般不选用 CT 穿刺的方法，但对于外周病变，需要 CT 引导下行经皮肺穿刺检查。由于现在肺部结节的切除手术一般都选用微创的方式进行，所以一旦怀疑小结节是恶性的，医生就会建议直接进行切除。但是如果患者年龄偏大或基础疾病较多、小结节的位置比较特殊，不适宜手术或患者不想马上手术的，可以考虑先进行病理学诊断。

小玖：马主任，肺癌还要分类吗？分类和肿块大小有没有关系呢？常说的早期、晚期怎么区分呢？确诊肺癌，也化疗了，可是住院的时候还是要做一大堆检查，有必要吗……

马主任：好好好，慢慢说，我一个一个回答。首先来说，肺癌是原发于呼吸道上皮的肿瘤，包括气管、支气管和肺泡。有些肿瘤，虽然在肺部有病灶生长，但其却来源于其他器官，所以会被称为转移癌而不是为肺癌，也就是说长在肺上的不一定是肺癌哦。肺癌根据其细胞学类型的不同，又可以分为小细胞肺癌、肺腺癌、肺鳞状细胞癌和大细胞肺癌，后三种又被统称为非小细胞肺癌。

小细胞肺癌和非小细胞肺癌的生长过程和治疗方法差异很大。在肿瘤治疗的最初阶段，因为药物的限制，在三种非小细胞肺癌中，治疗方案都是一样的。直到2004年，专家提出了精准治疗的概念，才有了不同的方案。

肺癌的分期主要取决于：肿瘤的大小；侵犯周围组织的深度以及肺癌细胞有无转移。医生常用罗马数字Ⅰ、Ⅱ、Ⅲ和Ⅳ期描述非小细胞肺癌的分期，Ⅰ期为早期癌症，Ⅳ期为晚期癌症，晚期癌症转移到身体的其他部位，如骨骼，脑，肝脏等。

至于说的检查问题，我想说，这都是必需的，因为所有治疗方案都必须建立在对病情足够了解的基础之上，而各类检查则是了解病情的重要手段。首先就是病史和体格检查，医生可以通过这个步骤对患者的身体状况与病情做出初步判断，确定进一步的检查方案或治疗思路。同时一些特殊的生活习惯也可能预示着不同的肺癌分类（如长期吸烟的男性，更容易得肺鳞癌）。接下来就是抽血检查，这也是肺癌治疗中最常见的检查，通过对血液状态的分析，医生可以进一步全面了解患者的整体健康状况，同时血液报告中也能体现出很多与病情相关的信息。在肺癌的治疗过程中，最常见的血液检查是血常规、血生化、肿瘤标志物检查。再来就是影像学检查，它能客观地反映出患者肿瘤的变化情况，帮助医生判断治疗效果，包括 CT、核磁、ECT 等检查，有时候 PET-CT 检查也是非常必要的。对肺癌患者而言，由于肿瘤内部血流丰富，因此增强 CT 更适合确诊及判断转移情况。CT 检查一般用于胸部与腹部的肿瘤诊断与检查、部分骨肿瘤的诊断与检查。需要注意的是，脑部 CT 一般不用于诊断肺癌脑转移，因为脑部核磁的效果更好。骨扫描检查及 PET-CT 检查都是用于判断肺癌是否产生了远端转移的重要检查。顾名思义，骨扫描只能诊断骨骼部位的肿瘤，帮助确定癌症是否转移到了骨头。如果骨扫描提示有骨质破坏，那么必要时该部位还要做核磁检查以确定破坏程度。PET-CT 检查价格比较昂贵，它通过注入放射性糖类物质来分辨出除脑部以外身体各处是否存在肿块、肿块的大小以及该肿块是否为癌症；通过 PET-CT 检查，我们就能清晰地分辨出患者的肿瘤是否存在扩散情况，扩散到了哪些区域，甚至通过肿瘤对该放射性糖类的摄取可分辨出患者的肿瘤活性情况。

小玖：马主任，被诊断为肺癌的患者，是不是都能做手术啊？要是不能手术还有其他的治疗方法吗？效果如何？

马主任：并不是所有的肺癌都可以手术治疗。早期非小细胞肺癌建议手术治疗。分期越早，肿瘤越小，治愈率越高。肺癌的治疗还有多重手段，比如放疗。现在多采用立体定向体放射治疗，也称为放射外科治疗，是一种密集的放射疗法，可从多个角度对癌症进行多束照射，通常在一个或几个治疗中完成。可以作为不能接受手术的早期肺癌患者选择或者应用于晚期患者缓解症状的姑息治疗。而化疗也是肺癌治疗的基石，可以手术后应用化疗来消灭任何可能存在的癌细胞，可以单独使用或与放疗结合。在晚期肺癌患者中，化疗可用于缩小肿瘤，缓解疼痛和其他症状，以及延长生存的。随着研究的不断深入，靶向药物治疗和免疫治疗也成了特定人群的首选。以免疫治疗为例，它是通过使用患者自身的免疫系统来对抗癌症，目前免疫疗法只针对晚期及？

小玖：那您刚才说的那个小细胞肺癌和非小细胞肺癌的治疗方法有区别吗？

马主任：这两种肺癌的治疗方法确实大不一样，小细胞肺癌生物学行为恶劣，其倍增时间短、增殖指数高，就是说它长得特别快，而且早期易发生转移，恶性程度高。虽然一开始患者对化疗的反应较敏感，但之后很容易产生耐药性和复发，一旦到了二线，治疗的有效性就会大打折扣。

现在小细胞肺癌的治疗仍以化疗为主，可联合放疗，也可以序贯放疗，就是在化疗之后做一段时间的放疗然后再化疗，是不是很像咱们吃的三明治呢，中间有个夹心。对仅限于肺实质内的早期患者也可以考虑手术治疗。

小玖：有的患者咨询说，化疗特别痛苦，头发都会掉光，还会吐，太受罪了，是这样吗？

马主任：临床上经常会有患者家属担心化疗副作用大，无法承受痛苦。有的甚至因为对副作用的恐惧失去了治疗的机会。化疗药物的不良反应主要包括两大类，一类是用药后当时和疗程内出现的过敏、恶心呕吐、腹泻；血液学、肝肾功能、手指麻木、皮疹、手足综合征和脱发等。另一类为长期不良反应，指在停药后或停药后多年出现的不良反应，包括神经毒性、造血系统障碍、间质性肺炎、心脏毒性、内分泌失调、畸胎、第二肿瘤等。

第一类不良反应中最常见的是骨髓抑制，可以表现为白细胞/中性粒细胞下降、贫血，血小板下降可单独出现也可同时出现。当白细胞数值小于 1.0×10^9/L，特别是小于 0.5×10^9/L 时，患者发生发热、严重感染的概率会大大增加。血小板小于 50.0×10^9/L，特别是小于 20.0×10^9/L 时，患者则会有出血危险，可发生各种黏膜出血、腔道出血、脑出血、胃肠道及妇女月经期大出血等。因此要求患者在化疗疗程内或是治疗结束一段时间后，定期复查血常规，重点关注白细胞、中性粒细胞、血小板、血红蛋白、红细胞水平。

再有就是消化道反应，其中最常见的是恶心、呕吐。化疗药物的种类、剂量和给药途径是决定恶心/呕吐严重程度的最主要因素。抗癌药物致吐性强弱按引起呕吐的发生率高低分为高致吐性（90%）、中致吐性（30%～90%）、低致吐性（10%～30%）和极低致吐性（＜10%）。便秘是因化疗药所致的神经毒性作用于胃肠道平滑肌，使之蠕动减弱，进而出现肠麻痹。同时，由于患者化疗期间合并用药较多，如止吐药物、阿片类镇痛药，也容易引起便秘。因此，便秘也是化疗期间极为常见的消化道反应。而腹泻则是因化疗药物使胃肠道上皮细胞损伤，增加了肠道蠕动，影响水分和营养的吸收而导致的。其他化疗常见的不良反应还包括肝肾毒性、神经毒性、脱发、心肺毒性、药物局部皮肤反应等。这些副作用虽然听起来吓人，但是绝大多数可以通过相应的药物和饮食调控得到控制和缓解，因此，无须过于担心。

小玖：什么是免疫治疗呢？是不是提高免疫力的治疗？

马主任：你说的那个免疫力和正规的免疫治疗可不大一样。确实随着 2015 年第一个 PD-1 免疫抑制剂的上市，这些年免疫治疗的数据越来越多。免疫治疗已成为很多肺癌及多个癌种患者的重要选择。不过很多人误以为免疫治疗就是帮助身体提高免疫力的方法，其实不然。免疫治疗分主动免疫和被动免疫。主动免疫就是通过疫苗、药物等激发人体的免疫反应杀死肿瘤细胞；被动免疫，就是我们平常使用的注射胸腺素、白介素等。目前我们所说的肺癌免疫治疗是主动免疫的一种，称为免疫检查点抑制剂，包括细胞毒 T 淋巴细胞抗原-4（CTLA-4）和程序性死亡分子 1/程序性死亡分子 1 配体（PD-1/PD-L1）。这里我们主要介绍最近研究非常多的免疫检查点 PD-1/PD-L1，目前国内外 FDA 已经批准了针对 PD-1/PD-L1 的免疫检查点抑制剂：纳武单抗（Nivolumab）、派姆单抗（Pembrolizumab）、阿替珠单抗（Atezolizumab）等。这些药物并不是直接杀伤肿瘤细胞，而是通过阻断免疫检查点来增强患者自身的抗肿瘤免疫反应。所谓的免疫检查点就是免疫细胞的表面所存在的一些起抑制作用的蛋白，即PD-1。肿瘤细胞之所以能够逃脱人体免疫系统的杀伤作用，主要是因为肿瘤细胞表面存在与 PD-1 结合的蛋白 PD-L1，使免疫细胞的功能受到抑制。而免疫检查点抑制剂，其作用就是为了阻止肿瘤细胞表面的蛋白 PD-L1 与免疫细胞表面的 PD-1 结合，从而增强患者自身的抗肿瘤作用。

小玖：免疫治疗有没有副作用？是否可以在家输注？

马主任：这可不行。虽然免疫治疗的副作用通常比较可控，但使用过程中仍然要注意随诊和监控。现在市面上的免疫抑制剂是通过特异而且强烈地激活针对癌细胞的免疫反应，从而达到杀灭癌细胞的效果的。而这个过程中，难免会对正常细胞造成一定伤害，这就产生了副作用。国际各大医学专业组织，为了预防和处理这些副作用，还先后出台了针对免疫治疗副作用（irAE）管理的指南。中国的肿瘤权威组织——临床肿瘤学会（CSCO）的专家组，最近也专门出台了相关指南。比较常见的有：①皮肤毒性，这是最常见的免疫相关副作用，1/3 患者都会遇到，但绝大多数都比较轻微，容易控制管理。其中斑丘疹和瘙痒较多，而苔藓病、湿疹、牛皮癣等也可能发生。②消化道毒性，这也是很常见的免疫治疗的副作用，20%左右的患者会遇到，其中腹泻最常见。一般比较轻微，但需要警惕结肠炎等并发症。③肝毒性，这个是比较经典的免疫副作用，一般在治疗开始后 6～14 周出现。④肺毒性，最常见的是间质性肺炎，单独用 PD-1 药物的时候，发生率不高，严重副作用比例不到 1%。但随着更复杂的治疗，尤其是各种组合疗法的使用，使肺炎的发生率逐步提高。

除了上面的这些副作用之外，还有一些罕见的副作用，它们的发生率较低，但也需要关注，比如说：疲劳感、食欲降低、咳嗽、恶心等。当出现相关症状时一定要及时到医院就医，及时处理，这样才能保证免疫治疗的安全性。

小玫：马主任，很多人都建议吃中药，究竟能不能吃呢？

马主任：中医治疗也是肿瘤治疗的一种重要手段。可以从宏观上通过平衡全身阴阳，调畅气血，消除体内的痰浊瘀血和邪毒，来达到祛除病邪的目的。也就是更侧重于对人体体质的调整和脏腑功能的恢复。但是，到目前为止还没有明确的实验数据提示它的作用靶点和作用效果。而民间所谓的偏方更是缺乏临床数据，往往疗效会因时令、地域和各人的身体状况不同而不同，毒副作用难以控制。有部分患者甚至会出现肝肾功能的损害。因此，不加分析辨证，盲目服用，很容易出意外。在开中医药方时，一定要请有经验的医生指导，了解方子是否适合病人体质和病情，是否有明确的毒副作用，以及使用中应当注意的事项，切莫自作主张。在化放疗期间，由于放化疗的毒副作用，造成身体气血不足，脏腑损伤，中医的治疗可以用来减轻放化疗的毒副反应，增强身体正气，防止身体过分的虚弱，促进身体尽快恢复，帮助患者能够顺利完成治疗，这个时候我们倒是建议患者可以适当服用中药，但一定要去正规医院，千万不能盲听盲从，以免错过最佳治疗时机。

小玖：马主任，化疗期间吃什么呢？是不是吃得越好肿瘤长得越快？

马主任：这个观点可是错误的啊。营养可是治疗的基础，只有当患者有了足够的营养做支撑，再配合放化疗或手术，才可以抵抗肿瘤。所以患者应该能吃、会吃，保证营养。肿瘤组织比人体更容易抢夺糖分物质作为能量需求；而由肉类、坚果等提供的脂肪更多的是被人体利用了。所以，对于癌症患者的供能，需要将碳水化合物的比例调低，将脂肪的供给增加，将其提高到占总能量 35%～50%。但不是所有脂肪都是好的，建议增加植物油、坚果、深海鱼、奶酪等食物的摄入。如果患者出现食欲下降，则可以少食多餐，除三餐正常进食外，每日加餐三次。加餐多选用优质蛋白含量丰富、能量密度较高的食物，如牛奶谷物片、酸奶水果沙拉、坚果等。晨起，食用馒头片、苏打饼干等能对晨呕有所缓解；饭前食用柠檬片、山楂糕等开胃；饭后恶心、嗅觉改变的可含水果糖、话梅糖、薄荷糖等。另外，有的患者会出现口腔的异味，这时可以饭前饭后用淡茶水、柠檬水或淡盐水等漱漱口。如果自然饮食实在不能满足每日热量需求，则可以在临床医师的指导下补充口服营养制剂，必要的时候也可以联合静脉营养制剂的输入。总之要确保患者充足的营养摄入。

食管癌科普之早发现、早治疗

小玖：马主任，食管癌都有什么表现呢？

马主任：食管癌在早期时症状常不明显，但在吞咽粗硬食物时可能有不同程度的不适感觉，包括咽下食物哽噎感，胸骨后烧灼样、针刺样或牵拉摩擦样疼痛。食物通过缓慢，并有停滞感或异物感。哽噎停滞感常通过吞咽水后缓解消失。症状时轻时重。在中晚期时，食管癌典型的症状为进行性咽下困难，先是难咽干的食物，继而是半流质食物，比如稀饭、面汤等。最后水和唾液也不能咽下，常吐黏液样痰。患者逐渐消瘦、脱水、无力。持续胸痛或背痛表示为晚期症状，癌已侵犯食管外组织。若癌肿侵犯神经可出现声音嘶哑；若侵入气管、支气管，可形成食管、气管或支气管瘘，出现吞咽水或食物时剧烈呛咳，并发生呼吸系统感染。最后出现恶病质状态。若有肝、脑等脏器转移，可出现黄疸、腹腔积液、昏迷等状态。以上症状和体征也不都是食管癌特有的，因此当有不舒服的情况时要第一时间来医院就诊，以明确诊断。

小玖：是不是有吞咽不适的症状就一定是食管癌？

马主任：绝大多数有吞咽不适症状的患者不一定是食管癌。出现类似症状者一定要到医院消化科等相关科室，找专门医生来诊治以鉴别诊断。如果咽东西无困难时，应与食管炎、食管憩室和食管静脉曲张相鉴别。已有咽下困难时，应与食管良性肿瘤、贲门失弛症和食管良性狭窄相鉴别。咱们可以去医院做个吞钡的X线食管摄片或者是纤维食管镜检查，也就是老百姓常说的“胃镜”。X线可以从外面看到有没有狭窄、溃疡等病变，胃镜更加直观，遇到有病变的地方还可以取一块组织做病理。现在使用的胃镜管径与以前相比要细得多，还有一些辅助药物可减轻恶心和腹胀，一般人都可耐受。

小玖：食管癌会遗传吗?

马主任：尽管目前有少量研究证实食管癌的发生可能与某些基因相关，但是还没有明确发现确切基因。在家族谱系中某些集中的患者可能因为饮食习惯相同所导致。因此目前认为食管癌是不遗传的。

小玖：食管癌会传染吗?

马主任：这确实是个实际问题，尽管这些年来对癌症知识普及工作做得越来越多，但是很多人还是“谈癌色变”，因为身边朋友、电视、电影讲述了太多的关于癌症的负面信息，包括食管癌。有一个疑问就是食管癌会传染吗？甚至在有的家庭中，一旦有人得了食管癌，都不让孩子接触患者，所有使用物品都不让其他人接触，唯恐传染上。其实食管癌是一种自身细胞恶变后产生的，离开患者自身的体内环境很难生存，根本不存在传染的问题。所以对于所有恶性肿瘤的患者，大可不必担心其传染性的问题。即使得了食管癌，共同居住也是没问题的。

小玖：食管癌究竟是什么原因引起的呢?

马主任：准确地说，食管癌还没有找到明确的病因。和许多其他恶性肿瘤一样，食管癌并不是单种病因的疾病，是包括环境、自身等多种因素相互作用的结果。但是在现实生活中我们还是可以避免一些可能相关的因素的。比如说亚硝胺，说这个您可能比较陌生，其实它往往就在我们平时吃的咸菜、酸菜等饮食中。还有一些微量元素和维生素，比如钼、铁、锌、氟、硒等。还有维生素 A、维生素 B_2、维生素 C。只要在平时注意多吃动物蛋白、新鲜蔬菜、水果就能避免摄入不足。还有一个就是烟、酒、热食、热饮、口腔不洁等因素。长期饮烈性酒、嗜好吸烟，食物过硬、过热，进食过快，引起慢性刺激、炎症、创伤等均可能与食管癌的发生有关。尤其是喜欢进食过热食品和热茶饮的人更应该注意。您想啊，吃下去的食物、饮品直接刺激的是食管，食管黏膜损伤了就要修复，修复多了出错的可能性就越大，食管癌的发生率也就高了。有的地方喜欢吃饼子加咸菜，喜欢吃胡辣汤。这种粗、硬、烫一定会对食管造成伤害的。所以平时吃饭的时候一定要善待我们的食管，细嚼慢咽，这样它才能使食道保持良好的工作状态。

小玫：食管癌是不治之症吗？

马主任：好多病人和家属都担心这个问题，也有因此就放弃治疗的。其实，恶性肿瘤本身并不可怕，只要是早发现早治疗，治愈的希望还是非常大的。食管癌同样也是，对于早期仅仅是侵犯黏膜层的食管癌，甚至不需要创伤较大的外科手术，胃镜下黏膜切除就可以根治。所以大家要知道食管癌不是不治之症，只要发现早，规范治疗还是有治愈的可能的，并且发现越早，治愈的可能性越大！

小玖：怀疑得食管癌都需要做什么检查呢？

马主任：可以先约一个食管吞稀钡X线双重对比造影。这种检查相对痛苦小，但是要注意的是对于已经完全不能进食的患者是不能做的。食管癌稀钡X线双重对比造影早期可见：①食管黏膜皱襞紊乱、粗糙或有中断现象；②小的充盈缺损；③局限性管壁僵硬，蠕动中断；④小龛影。中、晚期有明显的不规则狭窄和充盈缺损，管壁僵硬。有时狭窄上方口腔侧食管有不同程度的扩张。但是对于食管癌最有效的诊断是胃镜。刚才咱们也提到了，通常情况下胃镜可以针对有病变的地方，直接取病理，进行活检。病理活检标本送到病理科，通过显微镜将病变组织放大到几百倍，可以明确诊断到底是不是恶性肿瘤细胞，是哪种类型的肿瘤细胞。同时还可以根据活检的标本，行相关的基因检测和免疫组化等检查来进一步认识病，从而指导将来确定治疗方案。

小玖：既然胃镜这么好，是不是只做胃镜就可以了？

马主任：胃镜主要是用来明确病理诊断的，也就是说分清良性还是恶性，而胸部强化CT、腹部强化CT和头MRI主要是用来明确疾病侵犯的范围的，也就是老百姓常说的这个病都窜到哪里去了。两种检查是不能互相替代的。累积的部位越多，分期就越晚，生存期越短，所以只有在明确诊断、确定疾病的范围后才能为患者制订最合理的治疗方案，让患者承受最小的负担（精神上和经济上）。还有患者想问问 B 超检查是否可以替代 CT，如果已经行全腹部 CT 检查，B 超可以不做。当然还要配合其他实验室检查，比如血常规、肝肾功能、肿瘤标志物等，全面评估患者的状态，为进一步治疗打基础。

小玖：得了食管癌要不要告诉患者？

马主任：好多家属在明确患者食管癌诊断后，和医生说的第一句话便是千万别告诉病人，担心患者不能承受这样的打击，会放弃治疗。其实，从医生的角度来看，最好的方式还是向患者慢慢渗透病情。因为抗肿瘤治疗多数还是有一些不良反应的，对患者隐瞒病情会影响患者的依从性，增加对治疗的抗拒。一旦患者明确自己病情，绝大多数患者都能很好地配合治疗，因为生命只有一次，对他而言是在和死神赛跑，只有配合医生的治疗才是唯一的出路。

小玖：早期食管癌应该怎么治疗？治疗效果好吗？应该怎么配合医生进行治疗呢？

马主任：如果可能，对于发现很早的食管癌，最佳的治疗莫过于内镜下黏膜切除。很小的病灶在门诊做胃镜，就可以将黏膜切除。平层面积比较大的病灶，在全身麻醉下做内镜下切除更为稳妥，但是要求医生的技术更高。因为切的范围大，黏膜损伤大，切的深，又有可能伤及血管，造成大出血，甚至有可能将食管切穿，导致严重并发症。

我这么一说，可能有些人会觉得可怕，但实际上它是一种很安全的治疗方式。就像飞机是最安全的交通工具一样。在治疗上不能总，瞻前顾后，犹豫不决，否则耽误最佳治疗时机。医学确实存在不确定性，但是这些毕竟都是小概率事件，如果因为过多顾虑失去最佳治疗时机，就得不偿失了。如果食管癌患者能做到早发现、早诊断、早治疗，及早手术，早期食管癌患者的五年生存率能达到95%以上。而食管癌中晚期的患者，其总生存率不超过15%。一旦确诊肿瘤患，者和家属都会面临较大的心理压力，作为家属更需要保持乐观的心态，并给予患者更多的关爱和陪伴，让患者保持良好的心理状态，这对疾病的治疗和康复意义重大。家属可以在生活中多和患者聊聊天，如果体力状态允许，找个离家近的地方疗养一下，或者用画画、写书法等方式转移注意力，都是可以的。总之，有家人的陪伴，患者会更容易度过心理难关。

小玖：中晚期食管癌有什么治疗手段?

马主任：对于中晚期食管癌，最佳的治疗模式是综合治疗。包括手术前可以做放化疗、手术切除、术后化疗、全身化疗、靶向治疗、免疫治疗等手段。这些手段一定要有机结合在一起，单靠某个医生是很难完成的，因此需要一个治疗的团队。比如手术治疗它是治疗，食管癌首选方法，也是目前根治食管癌的主要方法。若全身情况良好、有较好的心肺功能储备、无明显远处转移征象者，可考虑手术治疗。然而也有因瘤体不太大，且与主要器官如主动脉、气管等紧密粘连而不能手术者。对较大的鳞癌估计切除可能性不大而患者全身情况良好者，可先采用术前放疗，待瘤体缩小后再做手术。而食管癌是对放疗相对敏感的肿瘤，因此放疗也是治疗该病很重要的手段。尤其是对于有的患者发现就比较晚，局部和周围侵犯比较密切，直接手术比较困难的，先行放疗联合化疗，肿瘤可能明显退缩，甚至有的患者可通过同步放化疗将肿瘤完全消灭。采用化疗与手术治疗相结合或与放疗、中医中药相结合的综合治疗，有时可提高疗效，或使食管癌患者症状缓解，使存活期延长。但要定期检查血常规和肝肾功能，并注意药物反应。

小玖：食管癌已经有远处转移了，还有治疗的必要吗?

马主任：很多患者及家属检查完，一听食管癌已经发生转移就要放弃治疗。说的最常见的一句话就是不想让患者受罪了，提前就宣判了患者的死刑。其实，医学经过这么多年的发展，尤其是近 20 年，已经取得了突飞猛进的发展。即使晚期食管癌目前还不能治愈，但是通过我们合理的治疗，也能明显延长患者的生存时间和生活质量。食管癌患者如果在诊断的第一时间不接受治疗，病情只会越来越重，消耗越来越厉害，进而丧失治疗的机会。

小玖：食管癌治疗后吃饭应该注意什么呢? 家里人应该如何预防?

马主任：这是个普遍的问题。好多家属都非常纠结应该如何为食管癌患者提供饮食。市面上好多养生也好，民间说法也好，讲了好多恶性肿瘤患者不能吃的东西。从我们的角度来说，对于食物要求就两点：第一有营养，第二好消化。告诉患者进食时细嚼慢咽，避免进食过烫、过硬、粗糙的及刺激性强的食物，尽量避免食用含亚硝胺的食物，如腌菜、咸鱼、咸肉等以及发霉的食物、被真菌污染的食物。

提到预防就是需要注意一些平时生活的细节，比如改善日常饮食营养、杜绝不良生活习惯、加强体育锻炼、保持健康乐观的心理和心态等。尽可能提高自身对食管癌的警惕性，做到早发现、早诊断、早治疗。认识了解食管癌的症状，有食管癌阳性家族史的人群，每 1～2 年去医院进行检查，积极治疗与食管癌发生相关的疾病如食管炎、食管白斑等。

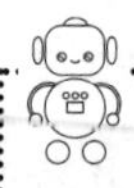

特别提示：

本文内容旨在普及老年人常见肿瘤的诊断、治疗、食疗，特别是肺癌食管癌相关的一些常识性、科普性知识。提高大家对相关疾病的认识，避免一些错误的理解，并提供一些相关的保健、诊疗建议。然而，每一位患者患有的每一种疾病都具有特殊性和复杂性，非专业的判断会存在一定的片面性。如果出现相应症状，应及时到正规医院，找专科医生寻求帮助，接受规范化、个体化的诊治，以免贻误病情。

本章编者：马晴、顾立彦、刘夏、秦琼

第十章　神秘的介入科

小导管大担当——关于介入治疗应该知道的那些事

王大爷：最近我一个朋友在疫情期间得了重病，手术都做不了了，有些大夫推荐去介入科接受介入治疗，这是什么科呀？

小玖：顾名思义，介入科就是对相关疾病进行介入诊断和治疗的科室，下面我给您连线天津医科大学总医院微创介入治疗科的郎旭主任，让专家给咱们大家讲讲吧。

郎旭主任：大家好！到医院看病，患者首先想的是去哪个科看，是内科还是外科呢？其实除了内外科，还有一个选择，就是介入科，比如对于肿瘤可以看肿瘤内科（包括放化疗）、肿瘤外科（一般按照系统分为各个外科）和肿瘤介入科。简单来讲，介入治疗不像通常老百姓理解的手术，也不是靠药物或放射的治疗，它介于两者之间。我们的工作环境大家不能看到，有点儿神秘，介入科医生在不开刀暴露病灶的情况下，在皮肤上做直径几毫米的微小通道，或通过人体原有的腔道（血管、消化道、气管、胆管、输卵管等等），在 CT、MRI、DSA 或超声等影像设备的引导下，看患者体内的各个器官，并直接对有问题的器官进行治疗。它的优势在于："精准"，避开要害，无须开刀，对病灶局部进行诊断或治疗，按治疗病种可以分为肿瘤介入、非血管介入、神经介入、妇科介入等，所以国际上将它命名为"intervention"（介入干预的意思），我国介入领域先驱天津医大总医院的贺能树教授将其翻译过来，即"介入"。

小玖：那介入治疗的优势和特点是什么呢?

郎旭主任：介入在诊疗疾病中有其独特的优势。①微创、安全：往往仅通过血管穿刺、插管即可完成诊断和治疗，病人痛苦少，创伤很小。②疗效高、见效快：介入治疗成功后的疗效显著——出血立刻停止，管腔立即开通，伴随症状消失。③定位准确：所有操作均在影像引导下进行，可插管至病灶局部进行治疗。④重复性强：在一次性治疗不彻底或病灶复发时可经同样的途径多次进行治疗，以加强疗效。

王大爷：听小玖和郎主任这么一讲就明白多了，太感谢了。

咯血的介入治疗

马大姐：对了，小玖，我那得了支气管炎和有过咯血的亲戚就是在总医院郎主任那治好的，效果挺好的，请郎主任给大家讲讲吧。

郎旭主任：咯血是呼吸系统常见急症之一，在春季和秋季气温变化比较大时发病率较高。咯血由多种疾病引起，如炎症、支气管扩张、结核、血管畸形、肿瘤等。大咯血具有较高的死亡率，尤其 24 小时内出血量超过 300ml 的大咯血患者，其死亡率高达 75%，大咯血患者因为病情危重、进展迅速，如果不能及时控制出血症状，患者随时可能有出血窒息等危险状况的出现。介入治疗就是在数字剪影血管造影（简称 DSA）影像设备引导下，在腹股沟处穿刺，将特制的导管送至胸主动脉附近，寻找出血病变的血管，然后用特殊的栓塞材料将出血“破口”堵塞掉即可。因其微创、安全、有效、可重复性高、快速控制出血等优势，已经越来越多地应用于治疗咯血。

消化道出血的介入治疗

李大哥：小玖，我前一阵子大便颜色发黑，我也没当回事，可最近胃里开始反酸水，还呕血，可把我吓坏了，超声 CT、胃镜、肠镜都做了，还是找不到出血地方，可是急死人了，听消化科的大夫说可以试试介入方式寻找出血病灶并止血，你能帮帮问问吗？

小玖：好的，关于消化道出血的介入治疗，小玖给您连线天津医科大学总医院微创介入治疗的郎旭主任，请他具体讲一讲。

郎旭主任：消化道出血是消化系统病变常见的临床症状之一，而介入的血管造影对消化道出血的诊断和治疗非常有效。对消化道出血的诊断，通过临床病史分析、实验室检查、影像学检查和器械检查，大多能明确诊断。但仍有一部分病人虽经各种检查，却不能发现出血的原因和出血部位，无法进行有效的治疗。对这部分病人，做选择性腹部动脉血管造影就十分必要，选择性血管造影不但可显示造影剂外渗的直接征象，同时也显示出病灶，包括血管丰富的隐匿性病灶，经综合分析最终选择外科、内科或介入治疗的最佳方案，控制病情。经导管内灌注血管收缩药物或栓塞治疗方法安全简便，疗效迅速可靠，往往达到立竿见影的作用。

李大哥：好的，谢谢您！听了您的话，我就安心多了，我回头就去介入科门诊。

肝血管瘤的介入治疗

郭大姐：我一年前就经常出现右上腹不适，因为疼痛不厉害，也就没在意，今年我单位体检，体检单上显示的“肝脏占位”可把我吓坏了，赶紧去医院做了强化 CT，又做了核磁，大夫说是肝血管瘤，是个良性病变，因为比较大，可以做手术，我对手术比较恐惧，小玖，你说这个病能介入吗？

小玖：肝血管瘤是一种良性的肝脏肿瘤，如果肝血管瘤直径大于 5 厘米，合并临床症状，主要是压迫症状，导致患者腹痛、腹胀等，建议给予治疗。目前，治疗血管瘤的手段分为两种，一种是常规的外科手术，一种是介入治疗。小玖给您连线郎旭主任，请他给您具体讲一讲。

郎旭主任：肝血管瘤是肝脏最常见的良性肿瘤，好发于

30～50 岁，女性较为多见，多在成人体检时发现，一般为单发，亦可多发，一般没有什么症状，确诊后每年定期复查肝脏彩超即可。少部分肝血管瘤较大或位于肝脏边缘时，可能会出现腹部持续隐痛、餐后饱胀、消化不良等症状。如果自发破裂出血或外力撞击导致出血，则会危及生命。在治疗方面，药物治疗没有效果，传统的外科手术，因手术风险较大，术后恢复时间长，对身体创伤较大，患者会有顾虑。近年来，肝血管瘤的介入治疗发展非常迅速，临床已得到广泛推广应用，已经替代大部分传统外科手术治疗，主要分为两种，一种是肝动脉硬化栓塞治疗，还有一种是直接经皮穿刺瘤内注射治疗。如果血管瘤体积较大，这两种技术手段可以联合应用。多数经过 1 次治疗后，血管瘤可在 6 个月后明显缩小，少数瘤体较大可行第二次补充治疗。

肝癌的介入治疗

高大哥：小玖啊，我父亲有肝硬化十几年了。最近右上腹一直不舒服，去医院一查，居然是肝癌，肿瘤直径有 8 厘米，去外科一打听，医生说考虑我父亲岁数比较大，而且肝上肿块也比较大，不建议手术治疗，让试试介入治疗，针对肝癌的介入治疗效果怎么样啊？

小玖：介入治疗的确是肝癌的非手术治疗的首选，我给您连线郎旭主任，请他给您具体讲一下吧。

郎旭主任：肝癌的发病率居我国恶性肿瘤发病率的第三

位，每年我国因肝癌死亡的患者在 10 万人以上。我国肝癌患者常为继发于肝硬化的原发性肝癌，且患者就诊时多为晚期。由于并发慢性肝炎、肝硬化、肝功能不良及多发病灶、血管受侵等原因，我国原发肝癌的手术切除率仅 5.5%～28%。介入治疗为不能手术切除的肝癌患者提供了一种有效的治疗手段，成为无法手术切除的中晚期肝癌患者的首选疗法，包括以下几种治疗。

（1）肝动脉化疗栓塞术（TACE）：利用碘油化疗药物乳剂或载药微球栓塞肿瘤的供血动脉达到使肿瘤缺血缺氧坏死的目的，同时将化疗药带到肿瘤局部而起到缓慢释放、长期杀伤瘤细胞的作用。通俗地讲，即通过栓塞阻断肿瘤营养血管，并联合化疗药物“饿死、毒死”肿瘤细胞。

（2）肿瘤的消融术：通过不同的原理在肿瘤局部产生热效应，通俗地讲，即通过局部高温加热的方法将肿瘤“烤死”。

（3）放射性粒子植入：碘 125 放射性粒子植入为肝癌内放射治疗的主要手段，可对肿瘤进行精确、持续的内放射治疗，而对周围正常组织辐射非常小，从而有效保护周围正常组织器官。

（4）经皮瘤内注药：经皮瘤内注药可实现瘤体内局部高药物浓度而无明显全身不良反应，可较为安全、有效地治疗位于膈顶、胆囊、大血管旁等危险区域的病灶，可作为 TACE 术后残留病灶的经济、有效的补充治疗方法。

（5）经皮胆道置管引流（PTCD）及支架植入术：中晚期肝癌和胆管细胞癌常侵犯、压迫胆管导致出现梗阻性黄疸、继发胆道感染等，PTCD 创伤小、见效快，可快速缓解梗阻症状、改善肝脏功能，且可为后续胆道支架植入、放射性粒子条等其他介入微创治疗打下良好基础，有效改善肿瘤晚期患者的生活质量。

高大哥：太好了，感谢郎主任和小玖，我感觉我父亲有希望了。

其他肿瘤的介入治疗

小玖：郎主任，除了肝癌，其他的肿瘤如肺癌、胰腺癌、膀胱癌也可以进行介入治疗吗?

郎旭主任：小玖，你的问题很好。其他肿瘤也有相应的介入治疗办法。肺癌的介入治疗：肺癌的介入治疗分为针对原发病灶的介入治疗和针对肺癌并发症的介入治疗。原发病灶的介入治疗如下。

（1）通过血管途径的局部化疗灌注+栓塞治疗，通过将微导管超选择至肺癌的肿瘤供血血管，局部灌注化疗药物，增加肿瘤内的药物浓度，减少全身化疗副反应，再视情况栓塞肿瘤供血血管。

（2）通过非血管介入方式对病灶进行射频消融或微波消融，直接把肿瘤“烧死”，部分病例能达到根治的效果。

（3）通过给肺肿瘤内部植入放射性粒子的方式，使放射性的碘[125]粒子在肿瘤内部照射，达到局部放疗、精准照射的目的。

（4）对于某些肺部结节，我们还可以在CT定位下经皮穿刺活检，明确病理，进行基因检测，再联合靶向药物治疗。另外，还有针对肺癌并发症比如咯血压迫症状的介入治疗。

胰腺癌的介入治疗：介入治疗最早是应用于胰腺肿瘤的诊断，后随着肝癌经动脉灌注化疗的推广，经动脉灌注化疗也逐渐成为治疗胰腺癌的方式。随着技术和材料的改进，对于胰腺癌这个真正的“癌中之王”，我们有了越来越多的介入手段去治疗、去缓解。

胃癌的介入治疗：胃癌为国内常见肿瘤，早期治疗效果较好。晚期患者，目前尚无理想的治疗措施。其中，胃动脉的灌注化疗术（GAI）能明显提高患者的生活质量，延长患者的生存期，国内外均已有较多报道。胃动脉栓塞术（GAE），尤其是载药微球的栓塞，已有很多病例获得很好的效果。

泌尿系肿瘤（肾癌、肾上腺肿瘤、膀胱癌）的介入治疗：对无法手术的肾或肾上腺肿瘤，动脉内化疗栓塞能明显减轻患者的疼痛症状，延长其生命。我国的泌尿系统肿瘤中，以膀胱癌最为多见。目前，手术切除仍是膀胱癌治疗的首选方法。膀胱癌介入治疗的意义在于：术前灌注化疗或栓塞使肿瘤变小，易于切除，减少术中出血、降低手术难度，增加了手术切除率。术后灌注化疗，有助于消灭残余癌灶及早期转移；对无法切除的肿瘤，介入治疗的局部化疗药物灌注+栓塞，亦可能达到缩小肿瘤体积、延长患者生命的效果。

妇科肿瘤的介入治疗：妇科肿瘤主要包括宫颈癌、宫体癌、绒癌、卵巢癌等，早期肿瘤手术治疗效果较好。但在我国，因医疗条件有限及保健意识淡薄等原因，患者就诊时肿瘤多已发展至晚期，丧失手术机会的情况并非少见。有些患者虽然接受了手术治疗，但因术中难以将原发灶及盆腔转移灶彻底清除，而致手术后短期内复发。随着介入导管技术的发展，现在已能很方便地经单侧穿刺行双侧子宫动脉或卵巢动脉超选择性插管，一次大剂量给药后再行栓塞治疗，以达到减缓肿瘤进展、延长患者生存时间的效果。

小玖：好的，谢谢郎主任，我今天才知道原来还有这么多肿瘤还可以用介入治疗的办法去医治。

特别提示：

本文内容旨在普及介入治疗相关疾病的一些常识性、科普性知识。提高大家对相关疾病的认识，避免一些错误的理解，并提供一些相关的保健、诊疗建议。然而，每一位患者患有的每一种疾病都具有特殊性和复杂性，非专业的判断会存在一定的片面性。如果出现相应症状，应及时到正规医院，找专科医生寻求帮助，接受规范化、个体化的诊治，以免贻误病情。

本章编者：郎旭

第十一章　老年人常见的风湿免疫疾病

类风湿关节炎

62岁的段阿姨，这几年一直被关节痛的问题所困扰。刚开始只是一两个手指关节偶尔会肿会痛，早晨起床后会觉得手很僵硬，但活动一会儿就能好一些。段阿姨觉得人年纪大了，偶尔有个关节痛也很正常，就没放在心上。但是渐渐的肿胀疼痛的关节越来越多，疼痛也越来越剧烈，严重的时候自己吃饭、穿衣都很困难。家里人急忙带段阿姨到天津医科大学总医院风湿免疫科找李昕主任就诊。经过李昕主任详细检查及抽血化验后确诊为类风湿关节炎。那么什么是类风湿关节炎？如果得了类风湿关节炎要怎样治疗？类风湿关节炎患者日常生活都需要注意些什么？让我们请出“小玖”来帮我们解答一下吧。

“嗨！大家好，我是小玖，让我来为大家答疑解惑吧！”

什么是类风湿关节炎?

类风湿关节炎是一种以慢性破坏性关节病变为特征的全身性自身免疫病。主要表现为双手、腕和足关节等小关节受累为主的对称性、持续性多关节炎，也可累及膝、髋等大关节。血清中可出现多种自身抗体。

类风湿关节炎常见吗?

我国类风湿关节炎的患病率为0.2%～0.4%。本病可发生于任何年龄，以30～50岁为发病的高峰。以女性多发，男女患病比例约为1∶3。

哪些因素可能引发类风湿关节炎?

目前来看，类风湿关节炎发病的原因还不是很明确，很多因素可能都参与了类风湿关节炎的发生和发展。在环境因素当中，主要是感染，包括细菌、病毒及其他致病菌感染。此外，从生活方式上来说，吸烟是类风湿关节炎发病的重要因素。

类风湿关节炎遗传吗?

从遗传的角度来说，类风湿关节炎患者携带一些易患基因，但这些易患基因并不会导致直接的遗传病。也就是说，类风湿关节炎患者的后代，相比没有类风湿关节炎的家庭，发病率可能会高一些。但类风湿关节炎并不属于遗传性疾病。

类风湿关节炎与风湿性关节炎是一回事吗?

不是！这两种疾病无论从病因，还是从临床表现、治疗方法上来说，都是不一样的。

类风湿关节炎是一种多因素参与的自身免疫性疾病，发病高峰年龄在30～50岁；而风湿性关节炎是由A组乙型溶血性链球菌感染引起的，儿童多见。

两者的临床表现不同。类风湿关节炎是以对称性、持续性小关节受累为主。而风湿性关节炎表现为游走性、多发性关节炎，以膝、肘、肩等大关节受累为主。此外，患者在感染溶血性链球菌后，除了会出现关节症状外，还可能会出现心肌炎、心包炎、心内膜炎、环形红斑、皮下结节、舞蹈症等全身症状。

两者的治疗方案不同。类风湿关节炎主要应用非甾体抗炎药、抗风湿慢作用药等药物治疗。而风湿性关节炎，除了应用非甾体抗炎药、激素等抗风湿药物外，更重要的是应用抗生素（首选青霉素），以消除链球菌感染。

类风湿关节炎的症状有哪些?

由于延误诊断及治疗不规范等问题，部分类风湿关节炎患者会出现关节畸形。有研究显示，25%的类风湿关节炎患者在发病约 6.4 年时丧失工作能力，而到发病约 20.9 年时有 50%的患者丧失工作能力。因此，类风湿关节炎要早诊断、早治疗，把握最佳治疗时间。

一般来说，类风湿关节炎以小关节最先出现症状，主要包括手指关节、足趾关节、腕关节，也有部分患者是大关节先出现症状，如肩、肘、膝关节。主要表现为关节的肿胀、疼痛，并有早晨起床后关节的僵硬感。注意观察从早晨起来发现关节僵硬到关节可以活动的这段时间，如果超过 30 分钟，甚至整个上午都僵硬，那一定要警惕自己是否有类风湿关节炎。

另外，除了上面提到的常见受累关节之外，还有一些关节改变也与类风湿关节炎相关，但却常常被人们所忽视。例如：①脊柱关节，其中寰枢关节是最常受累的关节。寰枢关节由第 1 颈椎（寰椎）和第 2 颈椎（枢椎）共同组成，为可动滑膜关节。此关节受累时，患者可出现颈部疼痛、无力或感觉异常。由于关节及其周围结构损伤，导致关节结构不稳，病情严重时，可出现寰枢关节向前、向后或垂直半脱位，进而压迫脊髓、神经根及血管。根据压迫部位不同，患者可出现肢体麻木、肌力下降、眩晕、吞咽困难、偏瘫等不同症状。②颞颌关节，约半数的类风湿关节炎患者在病程中会出现颞颌关节病变，主要表现为局部疼痛、肿胀，张口困难，咀嚼无力，关节弹响及杂音。③听小骨关节，类风湿关节炎可导致听小骨破坏和缩短，出现听力下降和传导性耳聋。

什么是晨僵?

晨僵是指患者清晨起床或者静止不动一段时间后出现关节发紧、僵硬、活动不灵或受限，经活动后症状缓解，甚至消除。95%以上的类风湿关节炎患者有晨僵。其他病因产生的关节炎也可以出现晨僵，但不如本病明显。

为什么会出现晨僵?

在关节静止不动或活动减少时，水肿液蓄积在炎性组织中，使关节周围组织肿胀。当患者开始活动关节后，水肿液被关节附近的淋巴管和小静脉吸收，晨僵症状缓解。

为什么一到阴天下雨，关节症状就会加重?

一方面患者关节周围的神经和血管功能不全，血管舒缩缓慢，神经反应敏感，不能适应气温改变；另一方面气温下降、湿度增加，使得血流速度减慢，使关节滑液黏度增高的物质滞留在关节周围，增大了关节活动时的阻力。

类风湿关节炎只是关节有问题吗?

不是！类风湿关节炎除关节肿痛外还会出现以下表现。

（1）类风湿结节：多见于关节伸面的皮下。

（2）类风湿血管炎：可引起局部组织缺血性坏死。

（3）呼吸系统：可出现胸膜炎、间质性肺炎、肺间质纤维化、肺动脉高压等。

（4）心脏：可出现心包炎、心内膜炎、心肌损害等。

（5）还可以影响到胃肠道、肾脏、神经系统、血液系统。

关节有肿痛就代表得了类风湿关节炎吗?

不一定！骨关节炎、反应性关节炎、痛风性关节炎、银屑病关节炎等多种疾病都可出现关节肿痛。很多患者看到自己关节肿痛，就以为自己得了类风湿关节炎，然后购买一些药物进行治疗，这样是不对的。要知道疾病的诊断需要专科医生综合的判断，自行诊治，可能会导致判断错误或治疗不规律，从而使病情加重。

怀疑自己得了类风湿关节炎，应该去医院做哪些专科检查?

首先需要去医院找风湿科医师就诊。需要完善的检查如下。

（1）血常规：部分患者可有轻到中度的贫血；病情活动时可出现血小板增高。

（2）C 反应蛋白和血沉：这两项是与炎症相关的指标，可用来评估疾病活动情况。

（3）类风湿因子、抗 CCP 抗体等类风湿关节炎血清标记。

（4）抗核抗体、抗双链 DNA 抗体、HLA－B27、血尿酸等，以除外其他可能引起关节炎的疾病。

（5）受累关节影像学检查：X 线无法明确显示疾病早期表现，可以做关节超声或核磁共振。

类风湿因子阳性就一定是类风湿关节炎吗?

不一定！类风湿因子阳性也可以出现在其他疾病检查中，如系统性红斑狼疮、原发性干燥综合征、系统性硬化症、高球蛋白血症等。甚至一部分正常人也可出现类风湿因子阳性。因此，类风湿因子阳性的患者，一定要结合临床症状，才能诊断本病。

类风湿因子阴性就一定不是类风湿关节炎吗?

不一定！在类风湿关节炎患者中，有部分患者类风湿因子是阴性的。类风湿因子只是诊断类风湿关节炎的一项指标，这一项指标阴性，不能确定患者不是类风湿关节炎。

得了类风湿关节炎一定会出现关节畸形吗?

不一定！类风湿关节炎是一种慢性进展性疾病。在疾病早期，患者关节腔内出现滑膜炎，滑膜充血、水肿，这时的主要症状是关节肿胀、疼痛。如果此时滑膜炎症没有得到有效控制，就会出现关节软骨、骨结构破坏，最终导致关节畸形和功能丧失。如果早期干预，治疗滑膜炎症，就可以控制类风湿关节炎的病变进展，避免出现关节畸形。所以，风湿科医师一直强调类风湿关节炎要早诊断、早治疗。

类风湿关节炎的治疗药物有哪些?

治疗类风湿关节炎的常用药物包括以下四大类。

（1）非甾体抗炎药：具有止痛和抗炎的双重作用。包括洛索洛芬钠、双氯芬酸钠、塞来昔布等。

（2）改善病情的抗风湿药：是治疗与缓解类风湿关节炎的主要药物。目前分为传统合成型，如甲氨蝶呤、柳氮磺吡啶、来氟米特等；生物制剂型，如肿瘤坏死因子α抑制剂、抗IL－6受体抗体；靶向合成型，如JAK抑制剂。

（3）糖皮质激素：如泼尼松、甲泼尼龙等。

（4）植物药制剂：如雷公藤、白芍等。

目前，用于治疗类风湿关节炎可以选择的药物已有许多，但患者千万不要自己随意用药，要在风湿科医师的指导下，选择适合自己的药物。

类风湿关节炎可以被治愈吗?

目前认为绝大多数类风湿关节炎不能治愈。但是通过治疗可以减轻、控制关节肿痛，改变病程，防止发生残疾，降低并发症的发生率，改善患者的生活质量。早诊断、早治疗对患者的整体健康水平非常重要。

关节不肿不痛了，就可以停药了吗?

在现实生活中，患者主要关注关节还肿不肿、痛不痛。而医生除了关注这些症状外，还会关注疾病对关节的破坏是否得到有效控制。尽可能地保护关节结构，维持关节功能。

像非甾体抗炎药、糖皮质激素等可以在短时间内缓解患者关节症状，但此时关节腔内的病变过程并没有停止，需要及时加用改善病情的抗风湿药，才能进一步阻止病情的进展。

两种非甾体抗炎药一起吃会不会效果更好?

不会！两种非甾体抗炎药同时应用，它们的止痛抗炎效果并不会增强，相反，发生药物副作用的风险会更大（例如消化道出血、急性肾功能不全等）。所以一定要在专科医师的指导下用药。

吃止痛药会上瘾吗?

类风湿关节炎患者最常应用的止痛药是非甾体抗炎药，该类药物通过抑制特定的酶来减少导致炎症的物质的释放，从而起到抗炎、止痛、减轻关节肿胀的作用，无成瘾性。日常生活中，大家经常提到的、吃了会上瘾的“止痛药”，指的是阿片类药物，如吗啡、哌替啶等。与类风湿关节炎患者治疗应用的非甾体抗炎药不是同一类药物。

吃了非甾体抗炎药，总是胃不舒服怎么办?

胃肠道损伤是非甾体抗炎药最常见的不良反应之一。在高龄、感染幽门螺杆菌、有消化道溃疡病史、同时服用抗凝剂等情况下，患者发生胃肠道损伤的风险更高。在治疗初期，风湿科医师会判断患者发生胃肠道的损伤风险，给予相应的抑酸剂、胃黏膜保护剂。感染幽门螺杆菌的患者建议根除幽门螺杆菌治疗。此外，餐后服用，三餐定时，不暴饮暴食，少食用刺激性食物或饮料等，均有利于减轻胃肠道反应。治疗过程中，若胃肠道不适加重，或出现黑便、血便，一定要及时就医。

为什么口服甲氨蝶呤的同时要加用叶酸?

甲氨蝶呤是一种叶酸拮抗剂，可以抑制炎症细胞的增长，发挥抗炎作用，但同时会干扰细胞对叶酸的利用，产生相应的副作用。因此适当补充叶酸可以降低甲氨蝶呤的副作用，且不会影响疗效。

类风湿关节炎患者可以运动吗?

可以！适度的活动可以改善患者关节症状，维持关节功能，预防骨质疏松。在疾病活动期应以休息为主，而在关节肿痛缓解后应尽早开始关节的功能锻炼，持之以恒，循序渐进。锻炼的强度，以自己不感到过度疲惫为宜。适度的有氧运动可以缓解关节周围组织痉挛，改善关节局部血液循环，减轻炎症，但要避免长时间上楼梯、登山等容易加重关节损伤的活动。进行力量训练应以抗阻运动为主，来提升肌肉质量。此外还可以有针对性地做关节体操，保持各关节的活动度。

类风湿关节炎需要定期复查吗?

需要！类风湿关节炎是慢性病，与高血压、糖尿病一样需要长期治疗。在制订了初步治疗方案后，患者应听从医生安排，定期复查并进行相关检查。由医生系统评估疾病活动度及治疗效果，争取尽早达到疾病缓解或降低疾病活动度的目的，减少患者出现关节畸形的风险。此外，在治疗期间，需定期监测药物副作用，保证治疗的安全性。

类风湿关节炎患者在日常生活需要注意些什么?

建议患者保持良好乐观的心态，戒烟及避免吸入二手烟，戒酒，注意口腔卫生，均衡饮食，控制体重。

类风湿关节炎患者饮食上应注意哪些问题?

经常有一些患者会问，得了类风湿关节炎是不是需要忌口。一般认为，在疾病活动期，尤其是关节肿痛明显，且炎性指标都很高的时候，机体分解代谢增强，此时需要摄入一些富含蛋白质和钙质的高能量饮食，来帮助患者抵抗炎性疾病的消耗。而在疾病稳定期，患者应注意合理膳食，增加纤维素的摄入，少食辛辣刺激、油腻的食物。因为疾病本身及长期服用药物，使类风湿关节炎患者容易出现胃肠道不适症状，所以应食用易于消化吸收的食物。

类风湿关节炎患者可以生育吗?

可以！但必须是在病情得到适当控制的前提下才可以妊娠。当患者有生育计划时，首先要请专科医生评估病情是否适合怀孕，不应草率行事，更不能擅自停药。如果孕期类风湿关节炎疾病活动，对母体及胎儿都是不利的。病情允许时，也应提前停掉对生育有影响的药物，如甲氨蝶呤、来氟米特等。妊娠期间，由于激素水平的变化及免疫系统的改变，类风湿关节炎患者的关节症状会有所缓解，但在产后会再次出现关节肿痛症状。因此类风湿关节炎患者在产后仍需在专业医师的指导下进行系统治疗。

干燥综合征

65岁的方阿姨从一年前开始出现关节肿痛，热心的邻居跟她说，你这应该是得了类风湿关节炎，还说，你看陈家奶奶跟你一样，也是关节痛，吃了治类风湿关节炎的药就好了。方阿姨听了邻居的话，自己去药店买了治类风湿关节炎的药，吃了几个月也没有效果。于是来到天津医科大学总医院风湿免疫科李昕主任门诊，李昕主任在问诊时发现，方阿姨每说几句话就要喝水，于是便问她平时会不会觉得口干、眼干。方阿姨说，她最近这几年都觉得口干、眼干，吃饼干、馒头这种有点儿干的食物就一定要喝水。经过李昕主任系统诊断后，确诊方阿姨患有干燥综合征。原来口干、眼干也是病，那到底什么是干燥综合征呢？得了干燥综合征又该怎么治疗呢？让我们请出“小玖”来帮我们解答一下吧。

“嗨！大家好，我是小玖，让我来为大家答疑解惑吧！”

什么是干燥综合征？

干燥综合征是一种以侵犯外分泌腺为主的慢性自身免

疫性疾病，以唾液腺、泪腺病变为代表。病理表现为腺体间质大量淋巴细胞浸润、腺体导管管腔扩张或狭窄。小唾液腺的上皮细胞破坏和萎缩，功能受到严重损害。

该病可分为原发性和继发性两种。不并发其他疾病者称为原发性干燥综合征。继发于结缔组织病（如类风湿关节炎、系统性红斑狼疮和硬皮病等）和特殊病毒感染等的称为继发性干燥综合征。

干燥综合征常见吗?

多年以来，在我国，干燥综合征一直被认为是一种“少见病”。这是因为以前对该病认识不足，患者认为口干多喝水就可以了，不去医院就诊。事实上，我国人群中原发性干燥综合征的患病率为0.29%～0.77%，老年人患病率为2%～4.8%。本病好发年龄为40～50岁，男女患病率约为1∶9。

干燥综合征有哪些临床表现?

干燥综合征，顾名思义，“干”是患者最常见的表现。因为唾液分泌减少，患者会感到口腔干燥，讲话时需频频喝水，甚至夜间也时常起来喝水。进食干燥食物时，会感到吞咽困难，需要用水或汤等流质送服。还可表现为舌痛，舌面干、裂，舌乳头萎缩。因为唾液对口腔有清洁及抗菌作用，当唾液减少后，口腔菌落组成发生变化，容易出现猖獗性龋齿，这种龋齿和一般的龋齿不一样，一般的龋齿是牙齿从内向外烂，这种龋齿先是牙齿逐渐变黑，继而像瓷片一样一片片脱落，最后只留下残根。此外，患者还可反复出现腮腺及颌下腺肿痛。

另外，因为泪腺分泌减少，患者容易出现眼干涩、灼烧感、异物感，甚至哭时无眼泪流出。因为汗腺分泌减少，可出现皮肤干燥、瘙痒及脱屑。

但是大家千万不要以为，干燥综合征就是口干眼干这么简单，在以往国际会议上，曾经提出过“干燥轮”的概念，意在强调干燥综合征变化的全身性，即以外分泌腺为中心，可以影响到全身各个脏器系统。当累及皮肤时，可以出现紫癜样皮疹；当累及骨骼肌肉时，可以出现关节痛、肌肉痛；当累及肾脏时，会出现肾小管酸化功能的异常，此时容易出现低钾血症，严重者可出现低血钾性肌肉麻痹，患者会出现肢体无力等症状；累及呼吸系统时，可出现间质性肺病；累及消化系统时，可出现萎缩性胃炎、肝损害；累及神经系统时，可出现周围神经及中枢神经受累；累及血液系统时，可出现白细胞减少、贫血、血小板减少，而且本病易合并淋巴瘤。

怀疑得了干燥综合征，应该完善哪些检查?

（1）完善血、尿常规及其他常规检查：血常规变化无明显特异性，但确是评估病情的重要指标。本病可累及红系、髓系或血小板中的任意一系细胞，出现贫血、白细胞减少、血小板减少。干燥综合征可引起肾损害，主要表现为肾小管酸中毒，尿 pH 值升高。部分患者存在肾小球损害，可出现蛋白尿。

（2）完善免疫球蛋白检查：大多数干燥综合征患者有高球蛋白血症，以 IgG 增高为主，与疾病活动性相关。

（3）完善自身抗体检查：抗核抗体、抗 SSA 抗体及抗 SSB 抗体与本病关系密切。

（4）完善泪腺功能检测：包括 Schirmer 试验、泪膜破碎时间、角膜染色试验。

（5）完善唾液腺功能及形态检测：包括自然唾液流率、腮腺造影、腮腺超声、放射性核素造影。

（6）完善唇腺活检：局部大量淋巴细胞浸润，符合本病病理表现。

（7）完善胸部 CT 检查：本病可出现肺间质病变。

干燥综合征怎么治疗?

对干燥综合征的治疗，不仅仅是改善患者口眼干燥的症状，更重要的是终止或者抑制患者体内发生的异常免疫反应，保护患者脏器功能。

干燥综合征的治疗包括三个层次：①唾液和泪液的替代治疗以改善症状；②增强外分泌腺的残余功能，刺激涎液和泪液分泌；③系统用药改变干燥综合征的免疫病理过程，最终保护患者的外分泌腺体和脏器功能。

首先对于唾液和泪液的替代，可以选择人工泪液和人工唾液，不过人工唾液效用时间短，口干改善较差，应用并不广泛。另外可以应用刺激外分泌腺分泌的药物，增加唾液流率。对于已出现脏器系统损害的患者，可以加用糖皮质激素、免疫抑制剂或生物制剂治疗。

干燥综合征患者日常生活有哪些注意事项?

建议干燥综合征患者保持周围环境的湿润，戒烟戒酒，尽量避免服用可引起口干的药物。保持良好卫生习惯，注意口、眼卫生，勤漱口，保持口腔清洁，减少龋齿发生。

骨关节炎及骨质疏松

66 岁的乔大爷最近这两年总觉得膝关节疼痛不适，平路走久了或者蹲起、上下楼的时候就觉得关节痛得厉害，有的时候还会听到膝盖咯嘣咯嘣地响。以前乔大爷很喜欢每天下楼跟老朋友聊聊天、下下棋，自从开始关有节痛以后，也不愿意下楼了。为此，家人带着乔大爷来到了天津医科大学总医院风湿免疫科李昕主任门诊，李昕主任详细检查后告诉乔大爷，他这是得了骨关节炎，同时还伴有骨质疏松。那么什么是骨关节炎？为什么会得骨质疏松？让我们请出“小玖”来帮我们解答一下吧。

“嗨！大家好，我是小玖，让我来为大家答疑解惑吧！”

什么是骨关节炎?

骨关节炎是一种慢性退行性疾病，年龄越大，发病率越高。因为年龄增长、体重增加、运动损伤等因素，导致关节软骨损害，出现关节面的磨损、软化和变薄，并伴有关节边缘骨质增生，也就是老百姓俗称的“长骨刺”。

骨关节炎有哪些症状?

全身具有软骨面的关节都可以出现骨关节炎，而负重和易被磨损的关节更容易受累，如手、膝、髋、足、颈椎和腰椎关节等。受累关节可出现疼痛、压痛、晨僵，关节肿胀或积液，骨性隆起或肥大，活动时可出现关节弹响、摩擦音，严重时可出现关节畸形或功能障碍。骨关节炎患者也可出现晨僵，但一般持续时间较短，多不超过30分钟。

哪些人容易得骨关节炎?

在所有发病因素中，年龄增长是最重要的因素之一，因此中老年人的发病率更高。骨关节炎的发病在性别上有一定差异，女性较男性多见。肥胖者也易患骨关节炎，一方面因为体重增加导致关节负荷加重，另一方面肥胖会改变患者姿势、步态等活动方式，导致关节负荷不均。此外，长期、反复使用某些关节，也会使这些关节患病率增加，如棒球运动员的肩、肘，足球运动员的膝、足、踝等。

走路能把“骨刺”磨掉吗?

不能！不少骨关节炎患者坚信“只要功夫深，铁杵磨成针”，认为忍着痛多活动，就能将增生的骨刺磨平，结果适得其反，关节症状越来越重。事实上，当已经出现骨质增生的时候，患者的关节面已经存在不同程度的损伤，此时再反复负重刺激，只会加重局部炎症反应，增加关节磨损。

药物能溶掉骨刺吗?

不能！骨刺就是骨质增生，是不能通过药物溶解的。在关节软骨受损后，关节间持续磨损，之后在关节的骨缘长出一些毛刺，这就是人们常说的“骨刺”。它与正常骨骼成分相同，如果有一种药物可以将“骨刺”溶掉，那对人体骨骼也必然会造成损伤。

有人说把“骨刺”去掉关节就不痛了，是真的吗？

不是！我们前面提到了“骨刺”产生的原理，它只是关节面损伤后出现的“副产品”。如果仅仅关注“骨刺”，而忽略整个关节，这样的治疗是片面的。

怎样预防骨关节炎？

超重者应重视减轻体重，不背负过重物体，减轻关节负荷。尽量少穿高跟鞋。避免运动损伤，可使用保护关节的弹性套（如护膝等）保护关节。

怀疑自己得了骨关节炎，应该做哪些检查？

骨关节炎患者的血常规、类风湿因子、抗核抗体等指标一般在正常范围内。血沉和C反应蛋白大多数情况也在正常范围内，临床症状加重时可一过性升高。可以抽取关节滑液检查，滑液一般为淡黄色透明液体，偶尔可有混浊和血性渗出，有时还可看到软骨或骨碎片。

骨关节炎影像学检查有很多种，其中最基础和常用的是X线检查，典型的骨关节炎改变在X线片上可以看到关节间隙狭窄，宽度不均匀，软骨下骨硬化和/或囊性变，关节边缘骨赘形成，部分患者可出现关节半脱位及关节游离体等。但是骨关节炎早期软骨变性，在X线片上常无法表现出来。关节超声能反映骨关节炎最早的病理改变，能反映出软骨局灶性变薄和缺损。在骨质改变方面，核磁共振（MRI）检查和X线片均能显示骨关节炎病变，但前者更清晰。且在骨关节炎骨质未出现病变之前，MRI可以显示关节软骨、韧带、半月板及关节腔积液等病变情况，还可显示骨髓水肿情况。

此外，关节镜检查能直接伸入关节内，更准确观察、诊断关节软骨病变情况。

骨质增生与骨质疏松会同时存在吗?

会的！我们前面说过，骨质增生是因为关节面损伤后，机体对磨损进行修复而产生的。而骨质疏松则是由于各种原因导致骨量减少，骨组织微结构改变的一种全身性骨骼疾病。打个比方来说，正常的骨组织就好像经纬线织的致密的渔网，而出现骨质疏松的骨骼，则像是经过风吹日晒、经年累月使用后破烂的渔网。由此可见，骨质增生与骨质疏松是两种不同的疾病，可以同时存在。

骨头汤能补钙吗?

动物骨骼如猪骨、鸡骨等钙含量很高，但难溶解于水，有实验显示，每240ml骨头汤中钙的含量约为3.84mg，这是个什么概念呢，我们平时常喝的牛奶中钙的含量为100～125mg/100ml。这样一比较，骨头汤里的钙含量真的是微乎其微了，与其小火慢熬几个小时得到一碗骨头汤，还不如直接喝杯牛奶。更何况，骨头汤里还有大量脂肪和嘌呤，都不利于老年人健康。

补钙能治好骨质疏松吗?

骨骼是一种特殊的结缔组织，骨组织的重建过程贯穿人的一生。正常情况下，当某部分骨组织被吸收后，就会有成骨细胞在此部位形成新骨填充。而当骨吸收大于骨形成时，就会出现骨质疏松。补充钙剂和维生素D是骨质疏松最基本的治疗。但只做到这一点是不够的，还需要应用抗骨质疏松的药物，抑制骨的吸收、促进骨形成。

系统性红斑狼疮

63岁的文大妈最近总感觉头晕，脸上出现红斑，社区医院检查发现血小板减少，于是文大妈在家人的陪伴下，来到了医院，初步检查发现有贫血、白细胞下降、血小板减少，也就是常说的三系减少。进一步检查，排除了血液系统疾病。医生为文大妈检测了自身抗体，结果显示血清中多种自身抗体阳性，补体下降，同时尿液检查发现蛋白尿和血尿，文大妈转到了风湿免疫科继续就诊。风湿免疫科李昕主任初步诊断为系统性红斑狼疮。文大妈和家属完全不了解这种疾病，很是疑惑，本以为就是血常规出现问题，怎么变成了系统性红斑狼疮呢？医生说文大妈得了系统性红斑狼疮，属于风湿性疾病，可是文大妈并没有感觉关节痛，怎么会是风湿病呢，那么系统性红斑狼疮究竟是一种什么病呢？怎样早期发现这种疾病以及如何治疗？让我们请出“小玖”来帮我们解答一下吧。

“嗨！大家好，我是小玖，让我来为大家答疑解惑吧！”

何谓风湿病?

风湿病是一组以侵犯关节、骨骼、肌肉、血管及软组织或结缔组织为主的疾病，其中多数为自身免疫性疾病。发病多较隐蔽而缓慢，病程较长，诊断及治疗均有一定难度，血液中多可检查出不同的自身抗体。广义上认为，凡是引起骨关节肌肉疼痛的疾病皆可归属为风湿病。延续下来，至今在风湿病分类上，广义的已有100多种疾病，包括了感染性、免疫性、代谢性、内分泌性等。因此，风湿病的表现不仅局限于关节症状，未发生关节症状的很多疾病也是风湿性疾病。

什么是弥漫性结缔组织病?

弥漫性结缔组织病是风湿性疾病中重要的一类，系统性红斑狼疮又是结缔组织病中有代表性的疾病。系统性红斑狼疮是一种累及多系统、多器官并有多种自身抗体出现的弥漫性结缔组织病，具有较强的异质性。系统性红斑狼疮的两个临床特征是以抗核抗体为代表的多种自身抗体和多器官系统受累，基本病理改变是免疫复合物介导的血管炎。

系统性红斑狼疮是年轻人容易得的疾病，老年人怎么会患上这种疾病?

流行病学数据显示，系统性红斑狼疮的确好发于生育年龄的女性，多见于15～45岁年龄，男女比例为1：(7～9)。老年人患病相对较少。但本病可发生在人体生长的任何年龄段。易感机体在遗传因素、环境因素（阳光、药物和化学试剂，及以微生物病原体的感染）和雌激素等因素的影响下，引起免疫异常而导致疾病发生。

系统性红斑狼疮是否必须有皮肤表现？

不是。狼疮这一术语在中世纪时首次被应用。描述与狼咬后相似的糜烂性皮肤损伤。皮肤病变是系统性红斑狼疮常见的临床表现。皮疹形态多样，鼻梁和双颧部蝶形红斑是特异性皮疹，皮肤损害还包括光敏感、脱发、手足掌面和甲周红斑、盘状红斑、结节性红斑、脂膜炎、网状青斑和雷诺现象等。口腔溃疡也是本病较为常见的临床表现。皮肤表现在系统性红斑狼疮患者中虽然常见，但并非必须发生。

系统性红斑狼疮还会有哪些器官或系统受累？

除了皮肤表现、关节症状、血液系统损害之外，系统性红斑狼疮导致的重要脏器受累还包括肾脏异常、肺受累、心脏受累以及神经系统并发症。因此，在诊断系统性红斑狼疮的同时，还要关注重要脏器受累情况，为制订合理治疗方案奠定基础。

系统性红斑狼疮治疗的原则是什么？

一般治疗包括心理及精神支持、避免日晒或紫外线照射、预防和治疗感染或其他并发症，以及依据病情选用适当的锻炼方式。药物治疗包括非甾体抗炎药、糖皮质激素、抗疟药、免疫抑制剂以及植物药雷公藤多苷等。绝大多数系统性红斑狼疮患者初始治疗均需要给予糖皮质激素，必要时联合免疫抑制剂。

系统性红斑狼疮患者上饮食需要注意些什么?

一般来讲，会增加紫外线吸收和摄入的饮食要尽量少食，比如芹菜、木耳以及菌类。在疾病活动期，患者易产生对多种食物的超敏反应，容易引发过敏的食物包括海鲜、羊肉等。合并狼疮肾炎的患者，应减少植物蛋白摄入，清淡、低脂低钠饮食。

服用糖皮质激素的老年人需要注意哪些问题?

众所周知，系统性红斑狼疮的治疗需要应用糖皮质激素，激素类药物可以产生一些副作用，如血压升高、血糖升高、骨质疏松、电解质代谢紊乱等。长期服用糖皮质激素的老年患者，应定期随诊，监测血糖、血压、电解质，同时按需补充口服氯化钾、钙剂以预防电解质和血钙降低。轻微适度活动，防止跌倒造成骨折而引发更严重的并发症。控制碳水化合物的摄入量，谨防血糖升高。如果出现上述问题，应在专科医生指导下尽快治疗，以免延误病情。

系统性红斑狼疮患者是否可以服用抗生素以及感冒药?

系统性红斑狼疮患者由于疾病本身因素和治疗后，免疫功能会有不同程度的下降，可能发生感染等并发症。轻度感冒，只要没有相关药物过敏史，可以服用感冒药。有明确感染症状时，需要应用抗生素，应在有经验的专科医生指导下应用，尽量避免应用青霉素类药物，因为青霉素类药物容易导致系统性红斑狼疮患者过敏的发生。

系统性红斑狼疮患者是否可以注射疫苗?

系统性红斑狼疮患者由于其自身免疫状态的异常，除非必需，一般不建议注射疫苗预防感染性疾病。如果的确需要注射，则应注射灭活的疫苗，不能注射减毒活性疫苗。

ANCA 相关性血管炎

68 岁的索大爷自觉发热已经有 1 个月了，开始发热的时候没有任何原因，只觉得身上燥热、乏力，食欲下降，自测体温 37.9℃、索大爷在家人的陪伴下来到社区医院，初步检查后，医生认为索大爷是呼吸道感染，加用了抗生素和退热药物，后体温正常。过了几天，索大爷体温再次升高，并出现了左耳听力下降，双足麻木，且逐渐加重，辗转于几个医院均认为是感染，先后应用多种抗生素病情未见好转，且逐渐加重。索大爷最终来到天津医科大学总医院风湿免疫科，经过李昕主任详细排查，初步诊断为“ANCA 相关性血管炎”，于是安排索大爷住院接受进一步诊治。索大爷百思不得其解，从未听说过这种疾病，家人也是非常疑惑，什么是 ANCA 血管炎？索大爷是如何患上这种疾病的？这种疾病是否非常严重？让我们请出“小玖”来帮我们解答一下吧。

“嗨！大家好，我是小玖，让我来为大家答疑解惑吧！”

何谓血管炎？是血管发炎吗?

血管炎是一组以血管的炎症与破坏为主要病理改变的异质性疾病，血管壁及血管周围炎症细胞浸润，并伴有系统损害的自身免疫炎症性疾病。血管炎病变不仅累及血管本身，还累及血管所支配的组织和脏器，临床症状轻重不一，血管种类、大小和功能不同，血管炎的临床症状和体征也不同。

ANCA 相关性血管炎是一种什么疾病?

ANCA 相关性血管炎，即抗中心粒细胞胞浆抗体（Anti-Neutrophil Cytoplasmic Antibodies，ANCA）相关性血管炎，属于系统性血管炎的一类疾病，常累及靶器官中的小血管和中等血管，多有 ANCA 阳性。本病主要以小血管壁的炎症和纤维素样坏死为病理特征，从而导致各个脏器、组织因血管受损后出现缺血症状。主要包括以下几种疾病：肉芽肿性多血管炎，即韦格钠肉芽肿病；显微镜下多血管炎；嗜酸性肉芽肿性多血管炎，即 Churg-Strauss 综合征；肾局限性寡免疫复合物性坏死性新月体性肾小球肾炎。本病可发生于任何年龄段，但老年人居多，预后较差，需要引起足够重视。

老年患者出现哪些症状应警惕 ANCA 相关性血管炎?

老年患者出现发热，尤其以低热和中度发热为主，有些患者可以在早期出现听力下降，鼻塞、流涕、流脓涕，四肢远端麻木、运动和感觉异常，要警惕血管炎的可能。在排查了感染性疾病、神经系统疾病的同时要注意筛查血管炎，尤其是出现肺部和肾脏异常，更应积极排查，以期获得早期诊断。

ANCA 相关性血管炎的治疗原则是什么?

本病一经确诊，即应开始积极治疗，糖皮质激素和免疫抑制剂是常用治疗药物。难治和重症患者可以应用血浆置换、静脉注射免疫球蛋白以及靶向药物。治疗中应定期评估治疗反应，及时调整治疗策略，同时重视重要并发症和感染的发生，提高疗效，延长患者生存期。

ANCA 相关性血管炎的治疗中为什么不用抗生素?

本病属于自身免疫性疾病，虽然发病因可能与遗传、感染有关，如 EB 病毒、巨细胞病毒及金黄色葡萄球菌感染，但在治疗中无须使用抗生素，并非如大家所想“消炎了”病就能好了。而是需要免疫药物治疗，长期维持治疗才能获得较好的疗效。

ANCA 相关性血管炎患者在饮食上需要注意什么?

本病饮食需要根据不同病情而有所调整，合并肾脏损害的患者宜清淡、低盐、低脂饮食，尽量减少植物蛋白摄入，适当补充动物蛋白和维生素。其他情况，对饮食无特殊要求，总体提倡清淡、忌辛辣等。

ANCA 相关性血管炎患者是否需要终身服药?

目前来看，本病需要长期维持治疗，但并非需要终身服药。一旦疾病获得缓解，病情稳定，药物减量到维持剂量甚或停药，疾病仍能保持稳定不复发，提示疾病痊愈，无须再用药物治疗。

风湿性多肌痛

67 岁的申大爷两个月前开始感觉乏力，周身发热，自测体温 37.6℃，同时自觉肩关节疼痛伴有晨僵，逐渐出现肩胛带以及骨盆周围肌肉疼痛和晨僵，症状逐渐加重，体重减轻，申大爷就诊于多家医院，均未获得明确诊断。申大爷经人推荐来到天津医科大学总医院风湿免疫科就诊，门诊做了初步排查，李昕主任初步考虑申大爷患了风湿性多肌痛，建议他住院进一步接受诊治。申大爷怎么会得风湿病呢？风湿性多肌痛有事什么疾病？让我们请出“小玖”来帮我们解答一下吧。

“嗨！大家好，我是小玖，让我来为大家答疑解惑吧！”

何谓风湿性多肌痛?

风湿性多肌痛为一种和其他诊断明确的风湿性疾病、感染以及肿瘤无关的疼痛性疾病，常见于老年人，伴有血沉增快。风湿性多肌痛是一种以四肢及躯干近端肌肉疼痛为特点的临床综合征，对小剂量激素治疗反应敏感。常表现为颈、肩胛带及骨盆带肌中 2 个或 2 个以上部位的疼痛及僵硬，持续 30 分钟或更长时间，不少于 1 个月时间，年龄大于 50 岁。诊断需除外类风湿关节炎慢性感染、肌炎以及恶性肿瘤等疾病。

风湿性多肌痛的病因有哪些?

本病具体病因尚不清楚，年龄因素、环境因素和遗传因素都可能发挥作用。也有认为感染尤其是病毒感染与发病有关，但有待于深入研究。风湿性多肌痛有家庭聚集现象，可能与 HLA-DR4 基因相关。

老年患者出现哪些情况要警惕风湿性多肌痛?

老年人出现不明原因的长期发热，多数伴有肩胛带肌、骨盆带肌疼痛，周围关节（肩节节、膝关节）疼痛，同时伴有肌肉和关节晨僵，进而出现肌肉萎缩，实验室检查发现血沉明显增快，急时相反应物 C 反应蛋白升高，常常提示患本病的可能。

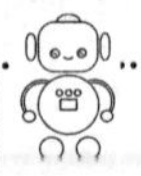

特别提示：

本文内容旨在普及老年人常见风湿免疫疾病的一些常识性、科普性知识。提高大家对相关疾病的认识，避免一些错误的理解，并提供一些相关的保健、诊疗建议。然而，每一位患者患有的每一种疾病都具有特殊性和复杂性，非专业的判断会存在一定的片面性。如果出现相应症状，应及时到正规医院，找专科医生寻求帮助，接受规范化、个体化的诊治，以免贻误病情。

本章编者：李昕、王颖媛

第十二章　消化系统疾病

最近，社区居委会刘主任听说社区的一些老年人都反映肠胃不大好，去医院消化科看病，医生让做胃肠镜检查。好多需要做消化内镜检查的老年人都有些抵触，想着把内镜插入自己的消化道就恐惧，患者及家属总有很多问题，于是就请健康志愿者小玖来给大家答疑解惑。

胃肠镜那点儿事

什么是电子胃镜检查?

①电子胃镜检查是将一条纤细、柔软的检查管伸入胃中，医生直接观察食道、胃和十二指肠黏膜病变的检查方法。②它是诊断、筛查和治疗上消化道（食管、胃和十二指肠）疾病最重要的手段，也是上消化道早期癌症的最佳筛查方法。

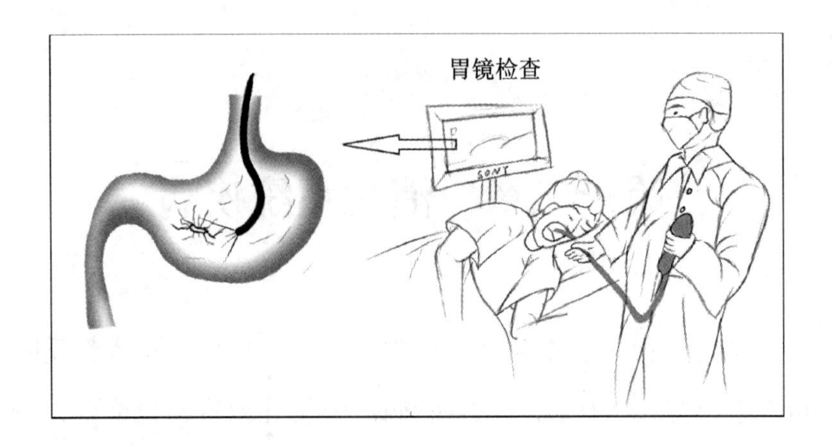

哪些人群需要进行电子胃镜检查?

有以下情况的人建议前往正规医院就诊，在医生指导下进行电子胃镜检查。①出现不明原因的上消化道不适症状：吞咽困难、上腹部疼痛、上腹明显饱胀感、胃部反酸烧心、食欲不振、打嗝嗳气、呕吐等；②不明原因的上消化道出血，症状为呕血、黑便；③已确诊上消化道疾病需要随访复查；④已确诊上消化道疾病，需进行胃镜下治疗；⑤常规体检，包括有上消化道肿瘤家族史的患者。

哪些人群不宜进行电子胃镜检查?

①神志不清、精神失常、不能合作的患者；②严重的心肺疾病或极度衰竭不耐受检查者；③怀疑胃肠穿孔或腐蚀性食管炎、胃炎的急性期；④严重急性咽喉疾病、严重的脊柱成角畸形或纵隔疾患如胸主动脉瘤等；⑤严重高血压患者；⑥医生不建议进行胃镜检查的其他情况。

电子胃镜检查前的注意事项是什么?

①检查前一天进食易消化饮食，检查前禁食水 6~8 小

时，胃潴留者按照医生要求延长禁食、水时间；②钡餐检查者 3 天后可行胃镜检查；③胃镜检查需组织活检及治疗者在医生指导下停服抗凝药（阿司匹林、华法林、氯吡格雷等）1 周左右；④检查前按要求服用祛泡剂及咽部麻药等准备试剂。

电子胃镜检查过程中需要注意什么？

①检查中配合医护人员指导，患者取屈膝左侧卧位，松解衣领扣和裤带，取下活动假牙及眼镜，头稍向后仰，使咽喉和食管成一条直线。②患者头下垫垫巾，口含牙垫。③在医护人员的指导下，鼻吸气，口呼气，放松全身。④检查开始后，轻咬牙垫，头部不能移动，不能咬镜或以手夺镜，以免发生意外。⑤检查中出现恶心、腹胀等不适感觉属于正常现象，检查后可自行缓解。

电子胃镜检查后有哪些注意事项？

①遵照医生要求在规定时间恢复饮食。一般情况下，检查后 1～2 小时可进食水。检查当天进食易消化的食物，避免刺激性、过烫食物。②检查后出现咽部不适、腹胀属于正常现象，缓解。③检查后出现异常症状不能缓解者，应立即前往正规医院就诊。

什么是电子结肠镜检查？

①电子结肠镜检查是经肛门将肠镜通过肠腔插至回盲部，是观察结肠病变最安全、 最可靠的检查方法。②定期肠镜检查对于结肠癌及癌前病变的早期发现十分重要。③肠

镜检查可以清晰地观察肠道，在直视下钳取可疑病变组织进行病理学检查，及进行镜下治疗。

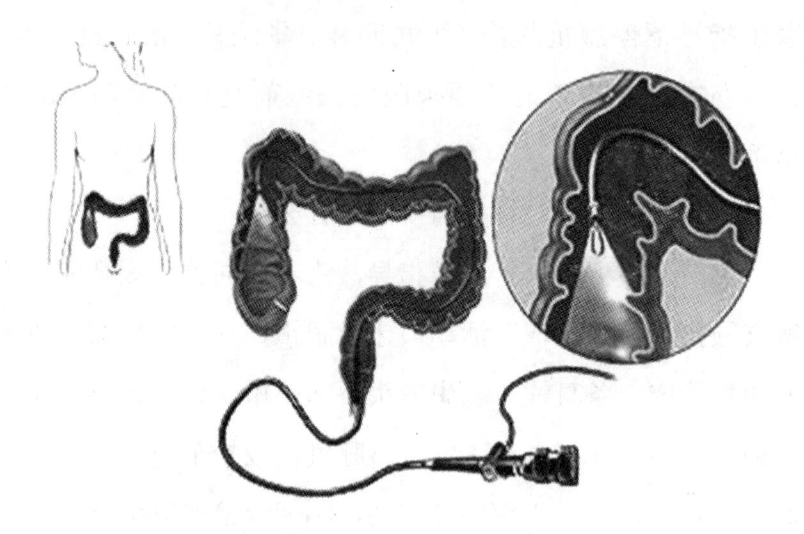

身体出现哪些情况需要进行电子结肠镜检查?

出现以下情况者建议前往正规医院就诊，在医生指导下进行电子结肠镜检查。

①原因不明的下消化道出血，常见症状如便血；②原因不明的腹泻；③结肠息肉、早期癌的诊治；④其他检查发现异常，需明确诊断；⑤原因不明的低位肠梗阻，常见症状如腹痛、呕吐、腹胀，无大便和停止排气；⑥腹部肿块需明确诊断；⑦治疗手术后复查；⑧常规体检，特别是有结肠癌家族史者；⑨大肠癌普查；⑩其他内镜下治疗。

哪些情况不宜进行电子结肠镜检查?

以下情况不宜进行电子结肠镜检查。①患有严重心肺功能不全。②近期发生心肌梗死或肺栓塞。③休克。④主动脉瘤。

⑤爆发性结肠炎、中毒性巨结肠、急性腹膜炎、肠穿孔。⑥晚期妊娠。⑦不能耐受肠道准备、不能配合检查等其他情况。

检查前肠道准备的重要性是什么?

肠镜检查是发现肠息肉与大肠癌的最直接诊疗方法。如果肠道准备不好，可能导致以下后果。①重新喝肠道清洁剂进行肠道准备，重新检查或改期进行检查。②大便及残留物遮挡导致结直肠病变的漏诊。③肠道黏膜损伤甚至穿孔。

结肠镜检查前饮食注意事项有哪些?

（1）检查前 1 天食用易消化的低渣、低纤维饮食，如稀饭、面条、馒头、面包。

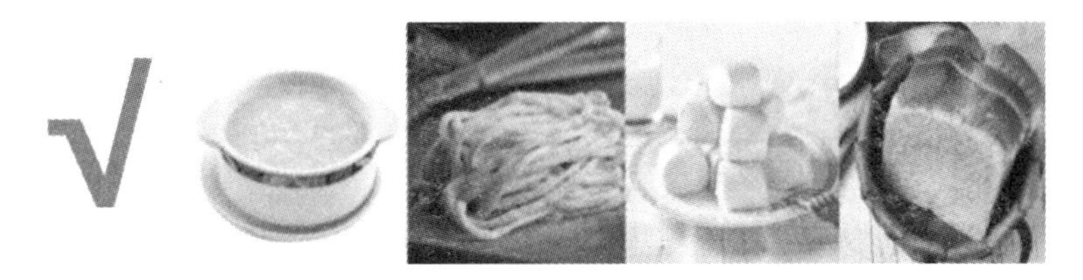

（2）不吃粗纤维、带皮、带籽和高油脂等难消化的食物，如西红柿、火龙果、奶、菠菜、韭菜等粗纤维蔬菜，以及豆浆、西瓜、枣、木耳、大块儿肉类。

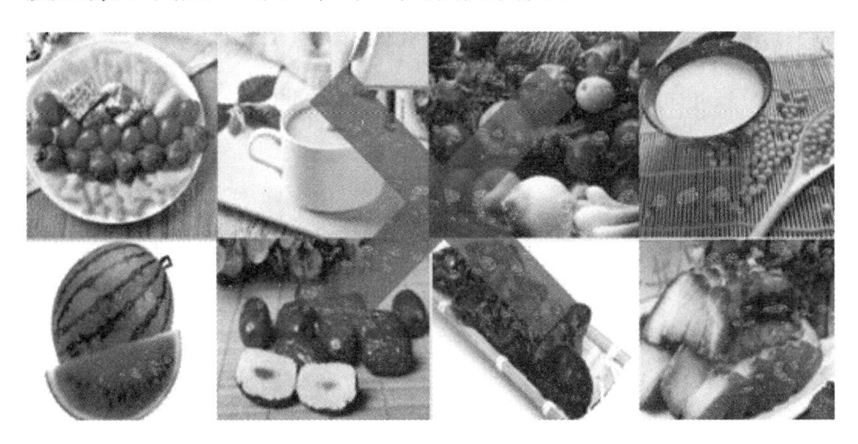

（3）检查当日禁食水 4～6 小时。

结肠镜检查前如何服用肠道清洁剂?

①按照规定的服用时间及剂量，将药品完全溶解于温水，分次服用。②患者存在特殊情况，如便秘、既往肠道准备失败等，应在预约检查时告知医生，必要时按要求调整肠道准备方案。

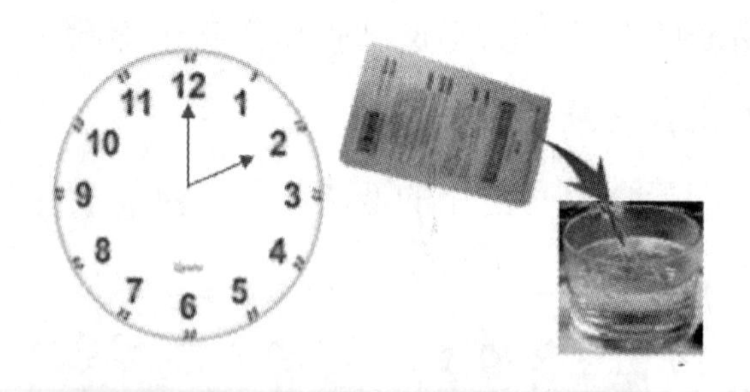
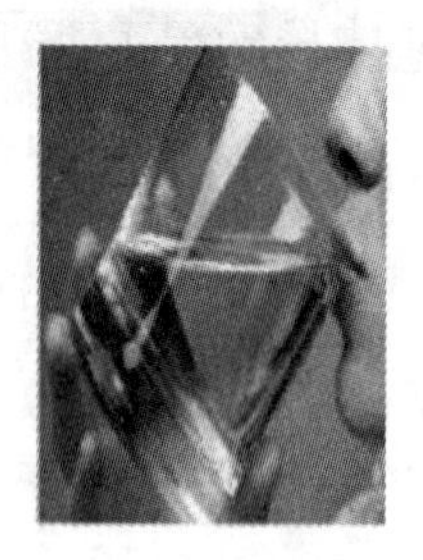

如何自我判断肠道准备是否合格?

解便至少 5 次以上，从抽水马桶观察最后一次大便性状，如下图所示。

①如果出现图中“较好”或“好”的情况，即出现无色或淡黄色无渣水样便，为肠道准备合格。

②如果出现图中“差”或“较差”的情况，应及时咨询医生，按照医生要求采取补救措施或改期行结肠镜检查。

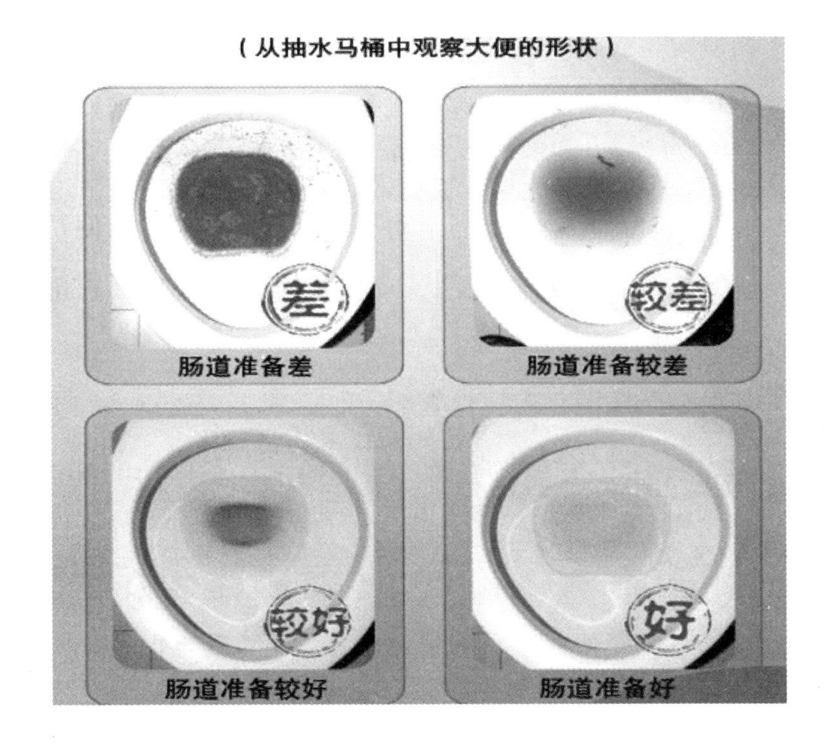

检查前还有其他注意事项吗?

①服用阿司匹林、华法林、氯吡格雷等抗凝药者，按医生要求停药一周左右，方可进行组织活检和内镜下治疗；②近期做过肠镜检查的患者请携带诊疗资料就诊；③对检查过程中产生的不适感无法耐受者，可按医生建议选择无痛结肠镜检查。

结肠镜检查中如何配合医护人员?

①姿势：换好一次性检查裤，于垫有治疗单的检查床上左侧卧位，双腿弯曲朝腹部；②放松：检查中会感到腹胀、腹痛等不适感。通过缓慢深呼吸、排气等方式保持腹部放松。③沟通：有明显不适症状后应及时告知内镜医生。

结肠镜检查后应关注哪些注意事项?

①检查后按医生要求进行饮食，一般普通结肠镜检查完毕即可进行普通饮食，病情需禁食者严格禁食。②检查后腹痛、腹胀未缓解时，可适当走动、环形按摩腹部、蹲便帮助排气。③检查后出现异常症状不能缓解者，应立即前往正规医院就诊。

什么是无痛消化内镜检查?

①无痛消化内镜检查是指由麻醉医生从患者静脉给予镇静药物和/或麻醉性镇痛药物，使患者在镇静/麻醉条件下接受胃肠镜检查。②无痛消化内镜检查可以有效减轻患者在诊疗过程中的痛苦和不适，消除患者对检查的恐惧感，同时为内镜医生创造更良好的诊疗条件。

哪些人不适合进行无痛消化内镜检查?

①有常规内镜操作禁忌证或拒绝镇静/麻醉的患者。②未得到适当控制的可能威胁生命的循环与呼吸系统疾病的患者，如未控制的严重高血压、严重心律失常、不稳定心绞痛以及急性呼吸道感染、哮喘发作期等。③肝功能障碍、急性上消化道出血伴休克、严重贫血、胃肠道梗阻伴有胃内容物潴留的患者。④严重的神经系统疾病患者（如脑卒中急性期、惊厥、癫痫未有效控制）。⑤无陪同或监护人者。⑥有镇静/麻醉药物过敏及其他严重麻醉风险者。

无痛消化内镜检查有哪些注意事项?

①无痛消化内镜检查与普通胃肠镜检查前的准备基本

相同，检查前至少禁食 6 小时，禁水 2 小时。②检查当日患者应由家属陪同往返，检查当天禁止驾驶、高空作业和精密仪器操作。③检查后由医护人员告知患者饮食、活动和用药的注意事项，特殊病情需禁食者严格禁食。④检查后出现异常症状不能缓解者，应立即就诊，进行及时有效处理。

关于幽门螺杆菌

什么是幽门螺杆菌（Hp）？

幽门螺杆菌是寄生在胃内的细菌，黏附于胃黏膜及细胞间隙。我国目前的幽门螺杆菌感染率高达 40%～60%，也就是说，平均每两个人中就有一个感染幽门螺杆菌。

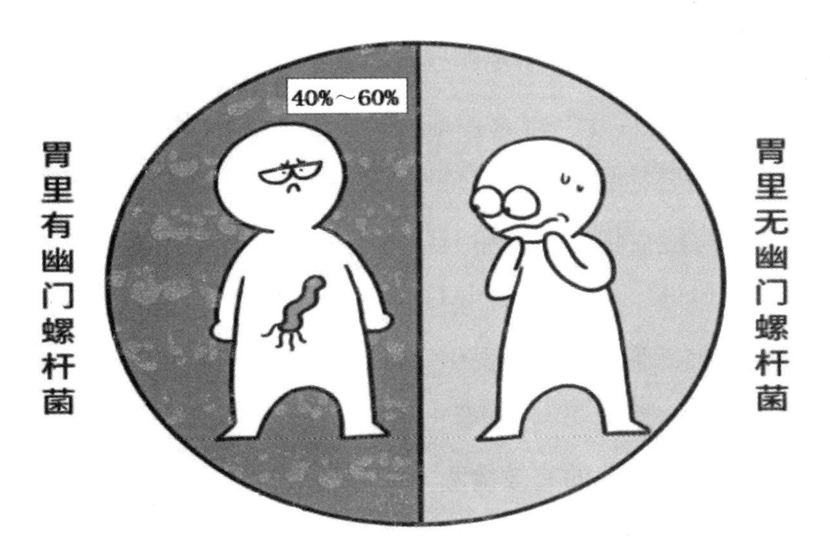

感染幽门螺杆菌（Hp）后有哪些危害?

感染幽门螺杆菌可能导致很多疾病，尤其需要强调的是幽门螺杆菌感染是导致胃癌的元凶之一，根除幽门螺杆菌可以有效预防胃癌。

疾病	感染 Hp 后发生率
慢性活动性胃炎	100%
消化性溃疡	15%～20%
Hp 相关消化不良	5%～10%
胃恶性肿瘤 （胃癌、 MALT 淋巴瘤）	1%

幽门螺杆菌通过哪些方式传播?

①幽门螺杆菌主要通过“口-口”“粪-口”途径传播。②常见传播方式包括进食被幽门螺杆菌污染的水或食物、聚餐传播、接吻传播、母婴传播等。③母婴传播包括不清洁的哺乳，口对口喂食，咀嚼后喂食，亲吻婴儿口唇，或用大人的餐具、吸管等喂食。

Hp 感染后可能出现哪些症状?

其实并非每个感染者都会有症状，可能出现的症状如下。①主要症状是反酸、烧心及胃痛、口臭。②会引起慢性胃炎，可能症状有上腹部不适、隐痛，有时发生嗳气、反酸、恶心、呕吐，病程缓慢，但是容易反复发作。③可能引起胃黏膜损害，临床疾病的发生呈现多样性，患者多出现反酸、嗳气、饱胀感等。

幽门螺杆菌的有效检测方法是什么?

①筛查方法可以采用呼气试验、血清学方法或粪便抗原检测。②呼气试验（^{13}C 或 ^{14}C）是临床最常用的检测方法，具有检测准确性高、操作方便等优点。

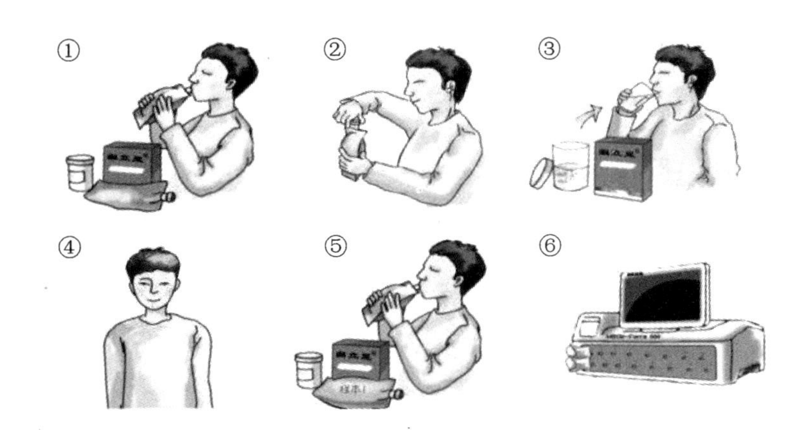

感染幽门螺杆菌的患者都需治疗吗?

根据第五次全国幽门螺杆菌感染处理共识报告，以下人群建议根除幽门螺杆菌。

幽门杆菌阳性	强烈推荐	推荐
消化性溃疡（不论是否活动和有无并发症史）	√	
胃黏膜相关淋巴组织淋巴瘤	√	
慢性胃炎伴胃黏膜萎缩、糜烂		√
早期胃肿瘤已行内镜下切除或胃次全手术切除		√
长期服用质子泵抑制剂		√
胃癌家族史		√
计划长期服用非甾体抗炎药（包括低剂量阿司匹林）		√
不明原因缺铁性贫血		√
特发性血小板减少性紫癜		√
其他幽门螺杆菌相关性疾病（如淋巴细胞性胃炎、增生性胃息肉、Ménétrier 病）		√
证实有幽门螺杆菌感染		√

如何根除幽门螺杆菌?

①应前往正规医院进行专业治疗，并于治疗后在医生指导下进行复查。②服药遵照医生要求，如果根据自行判断而擅自停药，根除治疗不但不会成功，可能还会产生耐药菌株。③治疗中，即使胃部症状有所好转，也要坚持服药。④根除治疗中，可能出现软便、腹泻及味觉障碍等副作用，出现以

上症状，请咨询主治医生或药剂师。⑤根除治疗中需禁烟禁酒，防止影响根除疗效。

预防及防止再感染的方法是什么?

①饭前便后洗手：洗手应着重清理手心、手背和指尖缝隙。②食物要经过高温：幽门螺杆菌有个弱点，就是不耐热，所以水要烧开才能喝，食物要做熟才能吃，牛奶要消毒才能饮用。③少吃刺激性食物，少食多餐，营养均衡，细嚼慢咽。④分餐：集体用餐时，使用公筷或分餐，碗筷不混用。⑤禁止口对口喂食：避免给孩子口对口喂食，禁止用大人的餐具喂食。⑥餐具勤消毒，竹木筷定期更换。⑦定期更换牙具，不与他人共用牙具。

食管和消化

耐心地回答了众多患者的问题，健康志愿者小玖觉得广大社区居民对于消化系统疾病非常关心。于是好学的它联系上了天津医科大学总医院消化科的曹晓沧主任团队。请教问题，充实自己的知识，以便更好地为社区居民服务。

曹主任，食管是做什么的?

食管一根连接口腔、咽喉和胃的管子，这个管子主要是肌肉构成的，所以我们叫食管。它是食物进入胃里面的必经之路，非常重要。就像我们平常看到的传送带一样，它不仅起到连接作用，而且还能传送。就是通过一种我们叫作蠕动的动作，把食物挤到胃里面去。食管包括：食管上括约肌、食管体部、食管下括约肌（临近贲门）。

贲门和食管下括约肌是什么？在哪里？

贲门是食管的下口和胃交界的地方，就像河流的入海口。贲门靠近食管的位置是真正发挥门户作用的部分，我们把它叫食管下括约肌。顾名思义，食管下括约肌是一个肌肉环，它的作用就像是水阀门一样，直接控制贲门口的开放和关闭。

那吞咽时食管是怎么发挥作用的呢?

其实，刚才我们大致提到了，吞咽的时候食管就像传送带一样把食物送到胃里面去。详细说一下：首先，控制食管上口的阀门（我们叫食管上括约肌）打开，允许食物被送到食管的上段，食管开始蠕动，像传送带一样把食物送到食管下段，食物到食管下段以后，会发现食管胃交界处的阀门已经打开，然后食物就被挤到胃里面去了。

好巧妙呀，那食物是怎么吃进去，后来又怎么变成粪便排出去的呢?

这个过程非常复杂，不过可以简单说一下。首先，食物在嘴里面被嚼碎；然后，在舌头和一系列咽喉部位的肌肉的帮助下，拌和唾液来到咽喉；食物到咽喉以后，食管的上口自动开放，咽喉就像一个跳板一样，把食团推进食管；食团到食管以后，就被食管通过蠕动挤到胃里。食物在胃里面待几个小时，不断地被揉来搅去，像在粉碎机里一样。被进一步粉碎后，分批次来到小肠；在小肠里，食物会被混合上消化酶、胆汁和水，同时也在不断被搅拌，混合均匀，变得很稀，这个时候食物里的好东西，就慢慢被分解成了能被人吸收的营养了；能吸收的营养逐渐被小肠吸收完毕，剩下的东西就像垃圾一样，被送到大肠了。不过大肠可不仅仅是一个垃圾站，它还是细菌的家园、餐厅和大便的贮存库。我们人吸收不了的废物可是大肠里面细菌的大餐，细菌的生命很短暂，细菌不断的死亡，很多死了的细菌就和吃剩的东西混在一起，这就是粪便（所以说，粪便里面不仅仅有我们消化后的废物，还有很多细菌的尸体）。要是没条件排便，粪便在大肠可以贮存一段时间，等到有机会上厕所排便了，才会通过肛门被排出去。这个就是简化版的食物通过消化道的过程。

麻醉做胃镜

只是吞咽困难，为什么大夫也要求做胃镜检查?

大夫的要求是对的。胃镜不光是看胃哦，还能观察食管。除了反酸、烧心这类症状提示胃食管反流病，需要做胃镜检查来明确是不是有食管糜烂以外，吞咽困难的患者特别需要做胃镜检查。有一些疾病，比如食管癌、反流性食管炎等，都可表现为吞咽梗阻感，我们必须要在诊断贲门失弛缓症之前排除它们。此外，胃镜还可以发现贲门失弛缓症之类的疾病的特殊表现。

胃镜检查太痛苦了，能不能做麻醉胃镜?

当然可以，大多数情况下，麻醉胃镜是安全的，也可以减轻痛苦，只要没有严重的心、肺疾病这类不能麻醉的情况，都是可以做麻醉胃镜的。但是有些情况不建议做麻醉胃镜，比如贲门失弛缓症。最关键的原因是，贲门失弛缓症患者食管里面一般会潴留大量的食物或者黏液，普通胃镜检查时，这些东西可以被呕出来，因为患者有知觉，不会误吸到肺里面；而麻醉胃镜检查时，这些呕出来的东西有可能会被误吸到肺里面，造成非常严重的后果！因此，除非是要做贲门失弛缓症的 POEM（经口内镜下肌切开术）治疗，必须在麻醉状态下操作，否则都不建议做麻醉胃镜。即使在这种 POEM 治疗之前，也必须事先通过反复清洗食管，保证食管里面没有潴留才可以。普通胃镜检查虽然不舒服，有恶心、咽喉不适等，但在做之前还是会用一些局部麻醉药的，这些药物可以减轻咽喉的不适感。

食管测压检查

食管测压检查是用来做什么的?

食管测压是为了了解食管的运动功能而做的一种特殊检查。检查时把带着压力传感器的细管子放在患者食管里，然后观察患者饮水时食管各部分的压力变化，通过与正常人比较，可以明确患者的食管功能出了哪些问题。图形看起来比较复查，不过在专业医生的眼睛里，这都是了解食管运动功能非常棒的数据，对诊断非常有帮助。

做食管测压之前需要做哪些准备?

一般来讲，为了防止食管内积存太多食物，增大检查的难度和痛苦程度，食管测压前需要禁食 8 小时、禁水 5 小时。最好在检查前保持正常的生活起居习惯，保持情绪稳定。

食管测压检查痛苦吗?

食管测压检查其实没那么痛苦，整个检查的过程分三步：第一步是校准设备，这个过程是不需要患者参与的，没有痛苦；第二步是插管，就是把一根很细的硅胶测压管从鼻孔缓慢插到食管里，这个过程有些不舒服，但之前会局部麻醉鼻黏膜，并且会采用患者最容易接受的体位，操作轻柔，所以，这些不舒服的感觉会减到最小的程度。第三步是进行检查，这个步骤是采用间断吞咽 5 毫升温水的方式获得测压数据，也没有什么不舒服。整个过程算下来 15 分钟就可以了。

为什么有些患者检查时感觉难受呢?

确实有少数患者做食管测压检查的时候感觉难受，其实大部分的原因是患者太紧张，没能配合。比如，插管的时候，管子头端到咽喉时，我们会嘱患者用吞咽动作配合，有些患者就不配合，想把管子吐出来，这就会造成不舒服。其实，只需要把这根细管子像面条一样吞进去，很快就适应了。还有些患者是鼻孔不舒服，特别是有鼻黏膜疾病的，这就需要提前告诉医生，以采取针对性措施，大部分也能顺利完成检查。还要提醒大家的是，由于管子在鼻腔黏膜摩擦或者患者检查时呕吐剧烈，检查结束后有可能会在鼻腔或口腔分泌物里面出现少许血丝，这是正常的，会自行恢复，不用紧张，也不需要特殊处理。

食管pH监测和阻抗检查

什么是食管pH监测和阻抗检查？听起来好神秘哦！

其实一点儿也不神秘哦。这种检查是了解食管里面是不是有从胃里面反流上来的物质的最直观的方法。通过把一个带着传感器的小管子放到食管里面，观察24小时以内食管里面酸碱度和反流情况，来明确患者的食管里面是不是有反流的东西，而且还能看反流是不是和各种不舒服相关。看图形是很复杂的，好在有专业医生帮忙，可以很清楚地了解患者的反流情况。

这样啊，那这个检查痛苦吗？

这个检查确实会让患者感到不舒服，因为需要把一根很细的管子放在食管里24小时，期间可以正常饮食，但不要吃干扰检查的食物（比如酸的东西），还要做好记录，比如什么时间吃了什么东西；什么时间躺下了；什么时候出现反酸、烧心或者其他不舒服了，等等。这个检查比较麻烦，费用也比较高，不过很重要，特别是对那些诊断上比较难或者治疗效果比较差的胃食管反流的患者就更重要了。所以呢，对于治病来说，这点不舒服还是值得的。

胃食管反流病

什么是胃食管反流病?

从名称上很容易就知道了，胃食管反流病就是胃里的东西反流到食管引起的一类疾病。这类疾病的发生一般是由于食管和胃之间一个叫作食管下括约肌的结构功能下降导致的，也有很多是由食管裂孔疝（这种病会引起食管和胃的交界部位松弛）导致的。现在得胃食管反流病的患者越来越多了。

胃食管反流病有什么症状?

胃食管反流的症状非常多，除了比较典型的症状以外，还有其他非常不典型的，很容易被认为是其他疾病，所以对这些症状的识别非常重要，不仅医生需要了解，患者朋友自己也最好提前了解一下。典型的胃食管反流病的表现主要是反酸、烧心、反流、胸骨后疼痛（见图）；不典型的表现更多，比如咽部的异物感、吞咽困难、咳嗽、哮喘等。

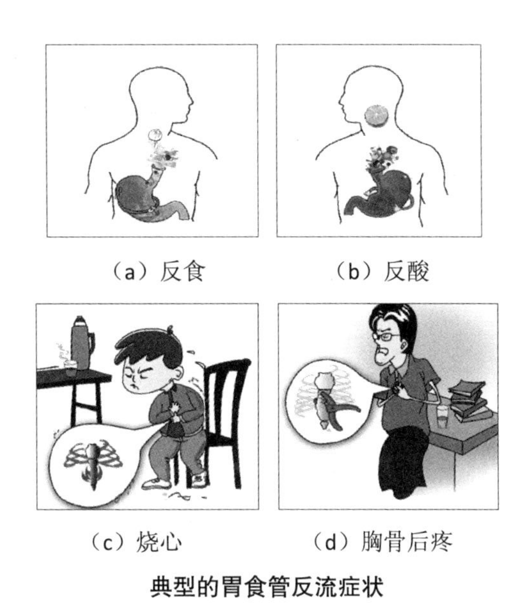

（a）反食　（b）反酸

（c）烧心　（d）胸骨后疼

典型的胃食管反流症状

为什么胃镜没发现食管有问题，却被诊断为胃食管反流病呢?

的确有这种情况，而且非常多。胃食管反流病分成三种情况，第一种是糜烂性食管炎，这在之前我们的胃镜检查部分已经提到，在胃镜下可以看到食管下段有糜烂；第二种情况叫巴雷特食管，也可以在胃镜下看到特征性的表现；第三种情况，是非糜烂性胃食管反流病，这种情况胃镜观察食管是正常的。所以你说的这种情况应该就是非糜烂性胃食管反流病。

得了胃食管反流病，该怎么治疗呢?

胃食管反流病的治疗需要综合很多手段。首先，生活起居习惯、进餐习惯要改变，比如进餐后 3 个小时不能平卧，减少高脂肪饮食，不吃辛辣刺激食物，等等；其次，需要药物治疗，最重要的药物治疗是各种质子泵抑制剂（各种拉唑类药物），通过抑制胃酸分泌减少反流物对食管的损伤；最后，如果各种非手术治疗效果不好，通过检查又能证实症状的确是由于反流引起来的，就可以考虑各种抗反流治疗（手术和内镜下治疗）。当然具体怎么治疗，一定得咨询专业医生。

贲门失弛缓症

什么是贲门失弛缓症？这个病的表现是什么？

贲门失弛缓症是不明原因的食管运动功能异常的良性疾病。这个病挺少见的，主要的表现是间歇性的吞咽困难，可以伴有反流、胸痛以及体重减轻。简单来说就是：贲门失弛缓症这个病的最主要表现是吞咽不顺畅，时间比较长，时轻时重。但是这个特征不是贲门失弛缓症特有的，有些其他疾病也可以有类似表现，不能仅仅通过吞咽不顺畅这个表现诊断贲门失弛缓症，还得根据地检查综合判断。

贲门失弛缓症是由什么原因引起的呢？

曹主任：现在医学界认为，控制食管肌肉的神经功能失调是贲门失弛缓症的直接原因。具体来说就是：本来食管肌肉被两种神经控制，一种促进收缩，一种促进舒张。正常情况下，这两种神经协调得很好，食管就能正常工作。患贲门失弛缓症的时候，这两种神经不协调了，促进收缩的神经占了优势，于是食管肌肉就以收缩为主了，食管下括约肌以收缩为主，把食管下段攥紧了，所以吞咽食物时，食物就会瘀滞在食管里下不去，进而产生了吞咽梗阻感了。

怎么治疗贲门失弛缓症呢?

因为贲门失弛缓症的病因并不清楚，所以现在也没有针对病因的特效治疗。治疗手段有很多，主要分为药物治疗和非手术治疗两大类，每一类又有很多疗法，但是治疗的目的主要都是降低食管下括约肌的紧张程度，也就是希望通过治疗，使食物通过食管下段的阻力减小。这种治疗并不会恢复食管的蠕动功能（也就是食管主动把食物排入胃中的功能）。当然，也有其他治疗，比如饮食治疗、心理治疗等。但这些治疗机制尚不明确，证据也还不充分，是否能恢复食管的蠕动功能还不清楚。说了这么多，要想治疗贲门失弛缓症还是得去专业的医生那里，专科医生会根据患者的情况选择合适的治疗方案。

胸骨后疼痛

小玫：很多人讲，胸骨后疼痛是胃食管反流病的表现，吃点儿抑酸药就好了，不过有没有可能是其他疾病引起的呢？毕竟胸部还有心、肺呢！

曹主任：非常正确！一部分胸痛可以是胃食管反流病或者是贲门失弛缓症这样的食管疾病引起来的。但是老年人，或者有冠心病、高血压、糖尿病基础病的患者，胸痛时一定要警惕心源性胸痛。心源性胸痛就是心脏来源的胸痛。这些胸痛大部分都有共同的特点，包括胸骨后方的闷痛，有的好像压了石头，可以伴有左肩、颈部甚至左上肢的疼痛，有的在劳累后出现，比如上下楼梯、干家务活、饱餐后、情绪激动，甚至用力排便后出现。一旦有这些情况，一定要去医院找医生看病，必要时做心电图检查。即使没有这些特点，我们建议，在发作胸痛的当时也应该去医院做一个心电图。除此以外，有些胸痛是肺来源的，比如肺炎、胸膜炎、肺栓塞等，这些情况一般也会有一些其他表现，比如发烧、咳嗽、咳痰、憋气以及胸痛等。所以，如果患者出现了胸痛症状，不应当想当然地认为这一定是食管病的表现，而要去医院咨询医生。

小玖：有的人胸痛的部位可不是胸骨后呢，这是咋回事？

曹主任：胸痛是个笼统的称呼，胸部范围很广，两侧是胸壁，中间是胸骨，所以，胸痛不一定就是胸骨后疼痛。而且，胸部其他部位的疼痛原因也和胸骨后疼痛不一样，因此，需要咨询专科医生帮忙鉴别。

小玖：胸骨后疼痛怎么治疗呢？

曹主任：因为引起胸骨后疼痛的病因非常复杂，不同的病因需要不同的处理，而且，一旦处理不及时就可能有生命危险，所以，建议患者朋友们出现了胸骨后疼痛时，一定要立即去医院，找专业医生鉴别。

吞咽困难

小玖：吞咽困难是怎么回事？

曹主任：吞咽困难就是吞咽食物的时候觉得费力气，食物残留在食管里面的感觉。有些人在没有吞咽东西的时候觉得有食物黏在咽喉部位或食管里面，这可不是吞咽困难哦。不过所有这些不适的感觉，如果持续了一段时间，都是需要看医生的。

小玖：吞咽困难是怎么引起来的呢？

曹主任：很多原因都可以产生吞咽困难。首先从部位上来说，从咽喉到食管和胃交界的阀门，整个食物通过的通路，哪个地方出了现问题，比如被堵了，或者该运动的地方不运动了，食物通过就会不顺利，我们就会产生吞咽困难的感觉。其次，从疾病种类上来说，炎症、肿瘤、畸形、溃疡、外压、脑血管意外都可能产生吞咽困难，还有像贲门失弛缓症这样的食管运动功能变差的疾病，甚至精神方面的问题都能引起吞咽困难。所以说，吞咽困难挺复杂的，如果有这种表现，建议咨询医生。

小玖：吞咽困难怎么治疗呢？

曹主任：吞咽困难产生的原因千差万别，所以治疗上也非常不一样，仅仅根据吞咽困难这个表现是不能确定得了什么病的。有些食管疾病，比如食管癌，如果早期发现，经过针对性治疗，患者的预后要比晚期发现好很多！因此，一旦出现吞咽困难，特别是已经持续了一段时间的，一定要去医院咨询医生，必要时做一些检查，早诊早治，千万不要自己乱吃药、拖延病情。

特别提示：

本文内容旨在普及老年人常见的消化系统疾病的一些常识性、科普性知识。提高大家对相关疾病的认识，避免一些错误的理解，并提供一些相关的保健、诊疗建议。然而，每一位患者患有的每一种疾病都具有特殊性和复杂性，非专业的判断会存在一定的片面性。如果出现相应症状，应及时到正规医院，找专科医生寻求帮助，接受规范化、个体化的诊治，以免贻误病情。

本章编者：曹晓沧、刘俊岭、柴倩文、王彬、赵威、晋弘、赵春山、张莉莉、陈秋宇、孙方圆

第十三章　老年人常见的心血管疾病

找小玖咨询健康问题的人越来越多，其知名度也越来越高。最近小玖发现社区里的老年人患有心血管疾病的比较多，而且大家的健康保健知识存在一些误区。为了更好地给广大老年人宣传防病知识，小玖请来了天津医科大学第二医院心血管内科的徐延敏主任为社区老年人作科普讲座。

血压

什么是血压?

血压是血液在血管内流动时，作用于血管壁的压力，是推动血液在血管内流动的动力。心室收缩，血液从心室流入动脉，此时血液对血管壁的压力最高，称为收缩压，也称为高压。心室舒张，动脉血管弹性回缩，血液仍慢慢继续向前流动，但血压下降，此时的压力称为舒张压，也称为低压。

什么是高血压?

高血压也称为血压升高，是血液在血管内流动时对血管壁造成的压力持续高于正常的现象。在未使用降压药的情况下，有 3 次诊室测量的血压均高于正常，即收缩压（即高压）≥140mmHg 和/或舒张压（即低压）≥90mmHg，或者有 3

次家庭自测的血压高于正常即收缩压（即高压）≥135mmHg和/或舒张压（即低压）≥85mmHg，而且这3次血压测量不在同一天，即为高血压。如果正在服用降压药，即使血压低于140/90mmHg，也诊断为高血压。

高血压是先天发生的吗？高血压是怎么分类的？

大部分高血压的病因目前仍不明确，我们称之为“原发性高血压”。有大约5%的高血压患者是由某些确定的疾病引起的，我们称之为“继发性高血压”，这类高血压可通过治疗病因从而得到根治或改善。常见的病因有：肾实质性高血压（肾小球肾炎、多囊肾等）；肾血管性高血压（肾动脉狭窄）；内分泌性高血压（原发性醛固酮增多症、嗜铬细胞瘤、库欣综合征、肢端肥大症）；心血管病变（主动脉瓣关闭不全、主动脉缩窄）；颅脑病变（脑肿瘤、脑外伤）；睡眠呼吸暂停综合征；其他原因（妊娠高血压、服用某些药物等）。

高血压有哪些危害？

高血压的危害非常大。因为人体全身遍布血管，如果所有的血管压力都增高，则会对人体造成很大危害。血压持续升高或突然升高，会造成严重的心、脑、肾等器官的损害和病变，具体包括以下危害。

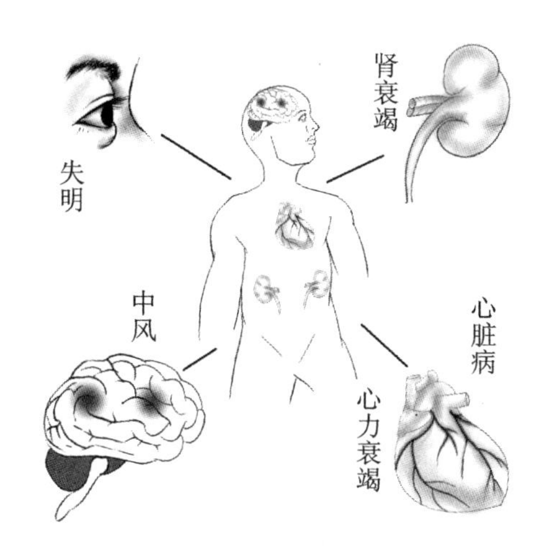

①心脏：如左心室肥厚和扩张称为高血压心脏病，常合并心绞痛、心肌梗死和心力衰竭；②脑卒中：如脑出血、脑梗死；③高血压性肾损害：慢性肾功能衰竭是长期高血压的严重后果；④眼底：如视网膜动脉硬化、渗出、出血等。

高血压该怎么治疗?

高血压治疗的主要目标是血压达标。降压治疗应该确立血压控制目标值，降压治疗的最终目的是最大限度地减少高血压患者心脑血管疾病的发生率和死亡率。另一方面，高血压常常与其他心脑血管疾病的危险因素合并存在，例如高胆固醇血症、肥胖、糖尿病等，协同加重心血管疾病危险，所以治疗措施应该是综合性的。不同人群的降压目标不同，一般患者的降压目标为140/90mmHg以下，对合并糖尿病或肾病等高危患者，应酌情降至更低。

高血压患者在生活饮食和药物使用上有什么注意事项?

（1）健康的生活方式是高血压治疗的基础，包括：①

减轻并控制体重；②减少钠盐摄入；③补充钙和钾盐；④减少脂肪摄入；⑤适量运动；⑥戒烟、限制饮酒；⑦减轻精神压力，保持心理平衡。

（2）合理使用降压药。应用降压药的基本原则：①起始选用小剂量给药，根据需要逐渐加量；②优先选择长效降压药；③单药治疗不达标应联合用药；高血压 2 级患者在开始时就可以采用两种降压药物联合治疗；④个体化差异，每位患者基本疾病或情况均不同，应注意个体化原则；⑤降压药需终身服用。

临床常用的降压药物有哪些?

①利尿药；②β 受体阻滞剂；③钙通道阻滞剂；④血管紧张素转换酶抑制剂；⑤血管紧张素Ⅱ受体阻滞剂。其他治疗：调脂治疗、抗血小板治疗、控制血糖、控制房颤发作等。

降压达标有哪些好处?

降压治疗可有效减少高血压患者心脑血管疾病和肾脏疾病的发病率和病死率，降压效益主要来自降压本身。各国高血压防治指南均将“降压达标”列为降压治疗的重要内容，根据循证医学证据和流行病学推论，制定了针对不同原发性高血压人群的降压目标和目标血压，并一致强调：降压达标是原发性高血压患者减少心脑血管疾病和肾脏疾病发生、发展的关键。

什么叫降压达标?

高血压患者的血压控制标准为：普通高血压患者的血压

应至少降至 140/90mmHg 以下；65 岁及以上老年人的收缩压应控制在 150mmHg 以下，如能耐受均应进一步降低。高血压患者必须做到“三达标”：尽早达标、平稳达标、长期达标。

得了高血压需要长期服药吗?

高血压是一种可控制但不能治愈的疾病，需要终身治疗。高血压治疗的根本目标是降低发生心、脑、肾、眼等并发症和死亡的风险，降压治疗的获益来自血压降低本身。对普通高血压患者，应该在改善生活方式的基础上，根据高血压患者的总体风险水平决定是否应用降压药物及药物治疗的方案。对大多数高血压患者，应在 4 周内将血压逐渐降至正常水平。

冠心病

什么是冠心病?

冠心病的全称是冠状动脉粥样硬化性心脏病，是指冠状动脉粥样硬化导致心肌缺血、缺氧而引起的心脏病。冠状动脉是唯一供给心脏血液的血管，其形态似冠状，故称为冠状动脉。这条血管也随同全身血管一样出现动脉硬化、狭窄甚至闭塞，阻塞血流，引起心肌缺血、缺氧，即为冠心病。冠心病是中老年人的常见病、多发病，严重的危及生命。

什么样的人群容易得冠心病呢?

这与冠心病的危险因素有关，这些危险因素包括：性别、年龄、遗传因素、吸烟、高脂血症、高血压、糖尿病等。

（1）性别：绝经女性和所有成年男性。女性在绝经期以前很少会患严重冠心病，因为有雌激素的心血管保护作用，而绝经后，体内雌激素分泌逐渐减少，血液黏稠度增加，使冠心病的发病机会显著增加。而男性作为冠心病高发人群，18 岁以上都有可能患上冠心病。

（2）年龄：冠心病，本身就是一种心血管退行性改变，随着年龄的增长，动脉粥样硬化会逐步加重。

（3）遗传因素：具体机制在目前尚不清楚。研究表明，家族有早发冠心病史（＜45 岁）的人，其冠心病的发病率高。

（4）吸烟：这是早发冠心病较显著的危险因素。尼古丁诱发血管内皮反复收缩，导致内皮受损，极大加速动脉粥样硬化进程，是一个可控的冠心病危险因素。

（5）“三高”：即高脂血症、高血压、高血糖（糖尿病），这是众所周知的冠心病危险因素，它们的危害是缓慢的、全面的，往往需要数十年才能发病，故不能引起某些患者的重视，但一旦犯病，都是复杂的、多系统的棘手疾病，如冠心病合并肾功能不全、脑动脉硬化、外周动脉硬化等。

（6）不良生活方式：久坐不动，缺乏锻炼。

危险因素越多，对血管的危害越大，发生冠心病的可能性也就越大。年龄、家族史、遗传因素无法改变，但是人们可以通过戒烟、控制血糖、控制血脂、控制血压等方法预防冠心病的发生。

什么叫急性冠状动脉综合征?

急性冠状动脉综合征是由冠状动脉粥样硬化斑块破裂，并继发血栓形成，从而造成心脏血液供应急剧减少而引起的一组临床综合征。它包括急性 ST 段抬高性心肌梗死、急性非ST段抬高性心肌梗死和不稳定型心绞痛等三种疾病形式。急性冠状动脉综合征是冠心病的一种严重类型，也是心脏科的急危重症，多数患者有较为明显的症状，常见于老年男性以及绝经以后的女性，吸烟、高血压、糖尿病、高脂血症、肥胖及早发冠心病家族史的患者，常常表现为发作性胸骨后闷痛，紧缩压榨感、压迫感、烧灼感，可向左上臂、下颌、颈、背、肩部以及左前臂尺侧放射，呈间断性或持续性胸痛，伴有出汗、恶心、呼吸困难、窒息感，可导致心律失常、心力衰竭，甚至猝死，严重影响患者的生命和生活质量。如及时采取恰当的治疗方式，则可大大降低病死率，并减少并发症。

冠心病心绞痛有哪些表现?

心绞痛是由于心肌暂时性缺血缺氧引起的一组症状。需要注意的是，心绞痛的症状多种多样，不仅仅是胸痛一种形式，还包括胸闷、憋气、心前区的压迫感或沉重感等。心绞痛有如下特点。

（1）疼痛的感觉并不是“绞痛”样，而是一种压迫紧缩感、窒息感、闷胀感或烧灼感。患者往往不自觉地停止正在做的工作，直至疼痛缓解。

（2）典型的胸痛部位常在胸骨后心前区，也可出现在上腹部至咽部的任何部位。可放射至左肩、左臂、颈部、下颌部、咽喉部、背部、牙齿或手指。一些老年人甚至会出现上腹部不适，误认为是“胃口疾病”，而耽误了治疗。

（3）疼痛持续时间较短，多为3～5分钟，通常不超过10～15分钟。疼痛可数天或数周发作一次，也可在一天内多次发作。

（4）患者通过休息或舌下含服硝酸甘油片，使疼痛在数分钟内缓解。

（5）疼痛可由体力劳动、情绪激动（愤怒、焦急、兴奋等）、饱食、快步走、逆风走、登楼、爬山、寒冷、吸烟等多种因素诱发。

老年人发生急性心肌梗死的特点有哪些?

老年人各器官退化衰老，而且可能会同时合并多种疾病，一旦发生急性心肌梗死，则会严重威胁患者生命。但是老年人的症状表现多样，容易误诊、漏诊，有报道称20%～30%的老年急性心肌梗死患者的胸痛症状并不典型。部分老年人合并糖尿病，对痛觉反应迟钝，可没有任何胸痛症状，被称为无痛性心梗。一些老年人以呼吸困难、喘息为首发症状，或表现为原因不明的低血压、心律失常，也有患者以突然昏迷、晕厥、抽搐等脑血管病症状为主要表现，甚至以上腹痛、恶心、呕吐、呃逆等消化系统症状为主要症状就诊。此外，还有一些老年人合并多种疾病，基础状况不良，心肺储备能力差，会直接出现猝死。

冠心病的治疗方法有哪些?

（1）药物治疗：是冠心病治疗的基础。大部分轻度冠心病或稳定性冠心病，可以通过单纯药物治疗而改善症状。常用药物包括：抗血小板药物（阿司匹林等）、调血脂药物（他汀类药物）、降压药、降糖药等，同时戒烟、适当运动、改善生活方式，同样有助于冠心病的治疗。

（2）介入治疗：狭窄较严重，心绞痛反复发作且药物治疗无效，可通过介入方式解决冠状动脉狭窄阻塞以缓解症状，包括球囊扩张及冠状动脉支架治疗。介入治疗属于微创治疗，对身体创伤小，操作方便快捷，术后恢复快。多数患者可以经由“脉搏”（桡动脉）处穿刺，行冠状动脉造影术及进一步支架治疗，术后佩戴压迫器压闭穿刺伤口，无须开刀，无须卧床，大大减轻了患者的痛苦及住院时间。

（3）冠状动脉搭桥：如果病变严重，比如三支血管病变或者左主干病变，药物治疗无效且介入治疗风险高，可选择心外科行冠状动脉搭桥手术治疗。搭桥手术是取患者自身的一段血管（如大隐静脉、乳内动脉），移植到主动脉根部和缺血的心肌之间，绕过狭窄或堵塞的位置建立起一条通路，从而达到重建血运的目的（类似于“桥”）。这种方法也可以有效缓解症状，缺点是开胸手术，创伤大，并发症相对多。

什么时候需要进行支架治疗?

冠状动脉造影术能直观评估冠状动脉是否通畅，是诊断冠心病的金标准。如果血管堵塞严重，单纯药物治疗效果有限，而且部分病变不稳定，则容易进展为急性心肌梗死，需要及时进行介入治疗。冠脉造影明确病变后，如果血管堵塞严重，狭窄超过75%以上，则需要对严重狭窄处进行球囊扩张，然后植入支架，通过对冠状动脉壁上粥样斑块的机械挤压及牵张作用，使冠状动脉通畅，改善心肌供血，以缓解心绞痛或心肌梗死症状。当然如果冠脉血管狭窄程度不足75%，则不必植入支架，坚持药物治疗，定期复查即可。

支架治疗后是否需要坚持服药?

冠状动脉支架是治疗冠心病的有效方法之一，特别是对急性冠状动脉综合征的患者，支架植入是立竿见影的，可恢复冠状动脉血流，有效缓解症状、挽救心肌，恢复心肌功能，提高生活质量。

但植入支架不等于完事大吉，支架植入只是冠心病治疗的一部分，支架植入术后，患者仍然需要继续规律服用治疗冠心病的药物，保障支架血流通畅，防止支架内形成血栓，同时预防和治疗其他部位动脉粥样硬化的进一步发生发展。常用的药物包括抗血小板药（阿司匹林、氯吡格雷、替格瑞洛等）、调血脂药（他汀类药物）、降压药等。

抗血小板药物需要服用多长时间?

冠心病支架术后患者需要长期服用抗血小板药物。由于植入支架后一年内，支架内发生血栓或再狭窄的概率高，所以多数情况下，支架术后一年内需要同时服用两种抗血小板药物：即阿司匹林+氯吡格雷（或者替格瑞洛），以抑制血小板的激活聚集，减少支架内血栓形成，保障血流通畅。一年后，可仅服用一种抗血小板药物，而且要坚持长期服用。

支架术后如何调整生活方式?

（1）戒烟：吸烟不但能加速动脉粥样硬化进程，还能直接导致冠状动脉内皮功能紊乱，引起不稳定斑块破裂；还与冠脉痉挛密切相关。所以，严格戒烟，包括避免吸入二手烟，至关重要。

（2）运动：运动是冠心病康复治疗中很重要的一部分。每个术后患者对运动的耐受能力不同，所以支架术后的活动量可根据个人的情况决定。循序渐进，逐渐提高运动量，直至恢复至正常健康状态。切不可盲目过度，需要劳逸结合。

（3）饮食：饮食清淡是基本原则，低盐低脂，应该多食用新鲜蔬菜、水果、鱼肉、豆制品和奶制品等，不宜常吃或大量吃动物内脏，以及高脂肪、高胆固醇的食物。

（4）积极乐观的情绪：研究证明，许多冠心病患者都有心理问题，包括焦虑、抑郁等，而且不良情绪可能会加重、诱发心肌缺血发作，所以保持平稳、乐观的情绪尤为重要。

支架术后如何定期复查?

支架术后除了规律服药，患者同样也需要定期复查。一定要注意，很多冠心病的用药剂量并非固定不变，如他汀类药物、降压药物、β 受体阻断剂等都需要及时调整。而且每种药物都可能对机体产生副作用，不同患者对药物的反应也不一样，比如抗血小板药物可能引起出血，他汀类药物可能会引发乏力、肝酶升高等，因此要随诊监测。患者一般在支架术后 2 周第一次复诊，以后可以根据情况每 1～2 月复查一次。医生会根据患者的个体情况，复查相关检查，如心电图、心脏彩超，血脂、肝功能等，并调整药物的剂量。部分患者半年或 1 年时需要复查冠状动脉造影。

过早停用阿司匹林有哪些危害?

阿司匹林可以减少冠状动脉或者支架内血栓形成的风险，同时预防急性心肌梗死的再次发作，它是冠心病的基础用药，对于支架术后的患者更是如此。支架术后，局部血管内皮裸露，内皮化不完全，会引起血小板的激活，早期容易形成血栓，而术前及术后规律服用阿司匹林等抗血小板药物能够抑制血小板激活，预防上述不良情况的发生。相反，过早停用阿司匹林，可能会导致支架内血栓形成、支架内狭窄，可再次引发胸痛症状，甚至诱发急性心肌梗死，给患者心脏功能造成严重打击，甚至会出现猝死。因此一定要遵医嘱按时规律服药。

服用阿司匹林期间发生皮肤出血，是否也会引起脑出血?

阿司匹林治疗的主要不良反应是出血性并发症，有些患者看到皮下出血会很紧张，担心引起脑出血。事实上，小剂量阿司匹林引起脑出血的发生率很低。而且冠心病患者，尤其是老年人，出现皮下瘀斑、出血点的原因有很多，单纯的皮肤出血与脑出血没有必然联系。对于合并高血压的患者，积极有效控制血压是减少脑出血的有效办法。当然，服用阿司匹林期间，还是需要注意出血情况的，比如皮下出血、牙龈出血等，更需要注意的是胃肠道的反应以及大便情况，有无黑便、便血。如果有异常，建议复查。

装入支架半年了，支架会不会移位?

冠状动脉支架送入预定部位后，通过内置球囊大压力扩张而膨胀，球囊撤压后撤出体外，支架会留在血管中，并支撑起狭窄部位。支架释放过程中，球囊会以 10 个大气压的压力扩张支架，有时还会对支架进行“整形”，压力会更高，超过 20 个大气压，以使支架更好地扩张，与血管更好贴合。冠状动脉支架有特殊的工艺，有很强的径向支撑力，自身不会回缩，同时由于血管壁有一定弹性，血管壁与支架会有很好的包裹、贴合，而不会移位。此后随着时间的推移，血管内的内皮细胞会爬满支架内壁，逐渐地与血管“长”成一体。因此无论是术后即刻，还是任何时间；无论是心脏跳动，还是日常活动、体育运动；都不会引起支架移位。

装支架 1 个月了，能否恢复正常工作和生活?

运动能够增加冠心病患者的自信心，消除紧张情绪，加快疾病的康复，还能改善心脏功能，增强体质，提高生活质量，是冠心病康复治疗很重要的一部分。同时积极乐观的情绪对冠心病患者也很重要。因此对于大多数支架术后患者，包括没有并发症的急性心肌梗死患者，应当鼓励正常的工作和生活以及适当运动，多数患者在1个月左右可逐渐恢复正常工作、生活。正常的生活和运动对于冠心病患者的生理及心理恢复有很大的帮助作用，当然还需要根据患者的具体情况，遵照循序渐进、劳逸结合的原则。有部分患者冠状动脉是多支病变，仍有其他血管的狭窄未完全解决，或者急性心肌梗死面积巨大合并心力衰竭、室壁瘤等并发症，这种情况下，患者必须根据自身情况，适当增加休息时间，让心脏充分恢复，避免过度的体力活动或者精神压力过大的工作。

支架后又发生狭窄怎么办?

部分冠心病患者，危险因素多或者未坚持长期规律服药，支架术后血管可能再次出现狭窄或堵塞。包括支架部位狭窄或者新出现其他部位的动脉硬化进展或加重。支架内再狭窄的治疗方法，应该根据患者的整体情况、冠脉病变的情况、再狭窄的程度等采取不同的处理手段。轻度再狭窄没有明显的症状，可选择药物保守治疗；重度再狭窄，视不同情况可以选择单纯球囊扩张、药物球囊扩张或者再次植入支架。但是确有一些支架内再狭窄的患者，可能失去了再次介入治疗的机会，或者说不适合再次介入治疗，这种情况下可能需要进行外科搭桥治疗。支架后再狭窄重在预防，规律服用抗血小板、调血脂药物，有效控制血压、血糖，戒烟，控制冠心病危险因素，定期门诊随访复查，定期复查冠状动脉造影，这些是预防支架再狭窄的重要手段。

可吸收支架有什么优势?

目前多数药物支架都是金属材质，近年来出现了生物可吸收支架。生物可吸收支架被认为是冠心病介入领域的第四次技术革命，是一个里程碑式的突破。这种支架的功能是初期起到支撑作用，然后在体内逐步被全部吸收，这是恢复血管自身功能理想的转归方式。可吸收支架除了可预防血管的即刻弹性回缩外，携带的抗增殖药物可解决收缩性重塑和内皮增殖，它的优势显现于完全吸收后，可以恢复血管的弹性。它具有与金属药物支架几乎相同的疏通堵塞血管、支撑狭窄血管的功能，同时可在 3 年左右被人体完全吸收，患者体内再无异物留存，能避免金属支架永久留存体内带来的极晚期安全性风险，使患者获益更多。

装了支架，身体会有哪些改变?

冠状动脉支架本身不会造成身体的损害。相反，严重的冠状动脉狭窄堵塞不解决，会频繁引起心绞痛，造成心力衰竭，影响患者的生活质量，甚至威胁生命。而支架治疗，能有效扩张冠状动脉的狭窄，增加心脏血流，从而缓解缺血症状，提升患者的生活质量。对于急性心梗患者，介入治疗手段的意义更为重要，及时的支架治疗能迅速恢复闭塞处血流，缓解胸痛症状，减少急性期心脏并发症的发生，挽救患者生命。而且及时的介入治疗能减少心肌坏死的面积及心脏功能的损伤，从而使心梗患者更快恢复，为冠心病患者重新开始正常工作、生活打下基础。

心力衰竭

心力衰竭（Heart Failure，HF）是各种心脏结构或功能性疾病导致心室充盈和/或射血功能受损，心排血量不能满足机体组织代谢需要，导致以肺循环和/或体循环瘀血，器官、组织血液灌注不足为临床表现的一组综合征，主要表现为呼吸困难、体力活动受限和体液潴留。心功能不全（Cardiac Dysfunction）或心功能障碍，理论上是一个更广泛的概念，伴有临床症状的心功能不全称之为心力衰竭（简称心衰）。

心力衰竭是很严重的病吗?

心力衰竭是否严重，取决于心脏基础疾病的种类、程度和心脏功能受损的程度。心力衰竭有A、B、C、D四期及Ⅰ、Ⅱ、Ⅲ、Ⅳ四级。在不同的分期和分级情况下，患者具有不同的临床表现和治疗方法。根据心力衰竭发生的缓急，临床可分为急性心力衰竭和慢性心力衰竭。急性心力衰竭和慢性心力衰竭患者的预后不同，如果急性心力衰竭患者积极针对病因进行治疗，一般预后较好；慢性心力衰竭患者的预后相对较差。慢性心力衰竭的预后与基础病有关，如果患者积极控制基础病，预后相对较好；如果患者有高血压、冠心病等基础病，不服用药物进行控制，导致心脏结构发生改变，则预后相对较差。一般来说，心力衰竭还是一种严重的疾病，是需要及时治疗的。

哪些疾病会导致心力衰竭?

1.常见病因

几乎所有的心血管疾病最终都会导致心力衰竭的发生，如心肌梗死、心肌病、血流动力学负荷过重、炎症等任何原因引起的心肌损伤，均可造成心肌结构和功能的变化，最后导致心室泵血和/或充盈功能低下。病因主要包括以下几个方面。

（1）心肌损害。①原发性心肌损害：冠状动脉疾病导致缺血性心肌损害，如心肌梗死、慢性心肌缺血；炎症和免疫性心肌损害，如心肌炎、扩张型心肌病；遗传性心肌病，如家族性扩张型心肌病、肥厚型心肌病、右室心肌病、心肌致密化不全、线粒体肌病等。②继发性心肌损害：内分泌代谢性疾病（如糖尿病、甲状腺疾病）、系统性浸润性疾病（如心肌淀粉样变性）、结缔组织病、心脏毒性药物等引发的心肌损害。

（2）心脏负荷过重。①压力负荷（后负荷）过重：见于高血压、主动脉瓣狭窄、肺动脉高压、肺动脉瓣狭窄等可使左、右心室收缩期射血阻力增加的疾病。这些疾病会引起心肌代偿性肥厚以克服增高的阻力，保证射血量，久之终致心肌结构、功能发生改变而失代偿。②容量负荷（前负荷）过重：见于心脏瓣膜关闭不全及左、右心或动、静脉分流性先天性心血管病。此外，伴有全身循环血量增多的疾病如慢性贫血、甲状腺功能亢进症、围生期心肌病、体循环动静脉瘘等，会使心脏的容量负荷增加。早期心室腔代偿性扩大，心肌收缩功能尚能代偿，但心脏结构和功能发生改变超过一定限度后即出现失代偿表现。

（3）心室前负荷不足。见于二尖瓣狭窄、心脏压塞、限制性心肌病、缩窄性心包炎等疾病，可引起心室充盈受限，体、肺循环瘀血。

2.诱发因素

在基础性心脏病的基础上，一些因素可诱发心力衰竭。常见的诱因如下。

（1）感染：如呼吸道感染、风湿热等感染性疾病。

（2）严重心律失常：特别是快速性心律失常如心房颤动，阵发性心动过速等。

（3）心脏负荷加大：妊娠、分娩、过多过快的输液、过多摄入钠盐等，可导致心脏负荷增加。

（4）药物作用：如洋地黄中毒或不恰当地停用洋地黄。

（5）不当活动及情绪：过度的体力活动和情绪激动。

（6）其他疾病：如肺栓塞、贫血、乳头肌功能不全等。

心力衰竭的程度如何确定?

1.心力衰竭分期

心衰分期全面评价了病情进展阶段，提出对不同阶段进行相应的治疗，通过治疗只能延缓而不可能逆转病情进展。

A 期 前心衰阶段（pre-heart failure）：患者存在心衰高危因素，但目前尚无心脏结构或功能异常，也无心衰的症状和/或体征。包括高血压、冠心病、糖尿病和肥胖、代谢综合征等最终可累及心脏的疾病以及有应用心脏毒性药物史、酗酒史、风湿热史或心肌病家族史等。

B期 前临床心衰阶段（pre-clinical heart failure）：患者无心衰的症状和/或体征，但已出现心脏结构改变，如左心室肥厚、无症状瓣膜性心脏病、既往心肌梗死史等。

C期 临床心衰阶段（clinical heart failure）：患者已有心脏结构改变，既往或目前有心衰的症状和/或体征。

D期 难治性终末期心衰阶段（refractory end-stage heart failure）：患者虽经严格优化的内科治疗，但休息时仍有症状，常伴心源性恶病质，须反复长期住院。

2.心力衰竭分级

（1）心力衰竭的严重程度通常采用美国纽约心脏病学会（New York Heart Association，NYHA）的心功能分级方法。这种分级方案的优点是简便易行，但缺点是仅凭患者的主观感受和/或医生的主观评价，短时间内变化的可能性较大，患者个体间的差异也较大。

Ⅰ级：心脏病患者日常活动量不受限制，一般活动不引起乏力、呼吸困难等心衰症状。

Ⅱ级：心脏病患者体力活动轻度受限，休息时无自觉症状，一般活动下可出现心衰症状。

Ⅲ级：心脏病患者体力活动明显受限，低于平时一般活动即引起心衰症状。

Ⅳ级：心脏病患者不能从事任何体力活动，休息状态下也存在心衰症状，活动后加重。

（2）6 分钟步行试验。这种方法简单易行、安全方便，通过评定慢性心衰患者的运动耐力来评价心衰严重程度和疗效。要求患者在平直走廊里尽快行走，测定 6 分钟步行距离，根据 US Carvedilol 研究设定的标准，＜150 米、150～450 米和＞450 米分别为重度、中度和轻度心衰。

治疗心力衰竭的药物有哪些?

1.利尿剂

利尿剂是心力衰竭治疗中改善症状的基石，是心衰治疗中唯一能够控制体液潴留的药物，但不能作为单一治疗。原则上在慢性心衰急性发作和明显体液潴留时应用，利尿剂的适量应用至关重要，剂量不足则体液潴留，将减低 RAAS（Renin Angiotension Aldosterone System，肾素血管紧张素醛固酮系统）抑制剂的疗效并增加 α 受体拮抗剂的负性肌力作用；剂量过大则引起血容量不足，将增加 RAAS 抑制剂及血管扩张剂的低血压及肾功能不全风险。

2.RAAS 抑制剂

（1）血管紧张素转换酶抑制剂（Angiotensin Converting Enzyme Inhibitors，ACEI）：临床研究证实 ACEI 早期足量应用除可缓解症状，还能延缓心衰进展，降低不同病因、不同程度心力衰竭患者及伴或不伴冠心病患者的死亡率。ACEI 以小剂量起始，如能耐受则逐渐加量，开始用药后 1～2 周内监测肾功能与血钾，后定期复查，长期维持终身用药。ACEI的副作用主要包括低血压、肾功能一过性恶化、高血钾、干咳和血管性水肿等。有威胁生命的不良反应（血管性水肿和无尿性肾衰竭）、妊娠期妇女及 ACEI 过敏者应禁用；低血压、双侧肾动脉狭窄、血肌酸明显升高（＞265μmol/L）、高血钾（＞5.5mmol/L）者慎用。另外，非甾体类抗炎药会阻断 ACEI 的疗效并加重其副作用，应避免使用。

（2）血管紧张素受体拮抗剂（Angiotensin Receptor Blockers，ARB）：ARB 较少引起干咳和血管性水肿等副作用。所以心衰患者治疗首选 ACEI，当 ACEI 引起干咳、血管性水肿时，不能耐受者可改用 ARB；但已使用 ARB 且症状控制良好者无须换为 ACEI。研究证实 ACEI 与 ARB 联用并不能使心衰患者获益更多，反而增加不良反应，特别是低血压和肾功能损害的发生，因此目前不主张心衰患者将 ACEI 与 ARB 类药物联合应用。

（3）血管紧张素受体脑啡肽酶抑制剂（ARNI）：通过沙库巴曲代谢产物 LBQ657 抑制脑啡肽酶，同时通过缬沙坦阻断血管紧张素（AT1）受体，抑制血管收缩，改善心肌重构，显著降低心衰住院和心血管死亡风险，改善心衰症状和生活质量，推荐用于射血分数下降的心力衰竭（HFrEF）患者。

（4）醛固酮受体拮抗剂：螺内酯等作为保钾利尿剂，能阻断醛固酮效应，抑制心血管重塑，改善心衰的远期预后。但必须注意血钾的监测，近期有肾功能不全、血肌酐升高或高钾血症者不宜使用。依普利酮（eplerenone）是一种选择性醛固酮受体拮抗剂，可显著降低轻度心衰患者心血管事件的发生风险、减少住院率、降低心血管病死亡率，且尤其适用于老龄、糖尿病和肾功能不全的患者。

（5）肾素抑制剂：血浆肾素活性是动脉粥样硬化、糖尿病和心力衰竭等患者发生心血管事件和预测死亡率的独立危险因素。阿利吉仑（aliskiren）为直接肾素抑制剂，并阻断噻嗪类利尿剂、ACEI/ARB 应用所致的肾素堆积，有效降压且对心率无明显影响。但最终的疗效，有待进一步研究以获得更广泛的循证依据。

3. β 受体拮抗剂

β 受体拮抗剂可抑制交感神经激活对心力衰竭代偿的不利作用。心力衰竭患者长期应用 β 受体拮抗剂能减轻症状、改善预后、降低死亡率和住院率，且在已接受 ACEI 治疗的患者中仍能观察到 β 受体拮抗剂的上述益处，说明这两类药物的联合应用具有叠加效应。β 受体拮抗剂的禁忌证为支气管痉挛性疾病、严重心动过缓、II 度及 II 度以上房室传导阻滞、严重周围血管疾病（如雷诺病）和重度急性心衰。所有病情稳定并无禁忌证的心功能不全患者，一经诊断均应立即以小剂量起始应用 β 受体拮抗剂，逐渐增加达最大耐受剂量并长期维持。其主要目的在于延缓疾病进展，减少猝死。对于存在体液潴留的患者应与利尿剂同时使用。患者突然停用 β 受体拮抗剂，可致临床症状恶化，应予避免。

4.正性肌力药

（1）洋地黄类药物：洋地黄类药物作为正性肌力药物的代表，用于治疗心衰已有200余年的历史。研究证实，地高辛（digoxin）可显著减轻轻、中度心衰患者的临床症状，改善生活质量，提高运动耐量，减少住院率，但对生存率无明显改变。洋地黄制剂应用过程中应警惕洋地黄中毒的发生。心肌缺血、缺氧及低血钾、低血镁、甲状腺功能减退、肾功能不全的情况下更易出现洋地黄中毒。其最重要的表现为各类心律失常，其中快速房性心律失常伴传导阻滞是洋地黄中毒的特征性表现。胃肠道症状如恶心、呕吐，以及神经系统症状如视物模糊、黄视、绿视，而定向力障碍、意识障碍等则较少见。患者一旦发生洋地黄中毒后应立即停药。

（2）非洋地黄类正性肌力药：①β受体兴奋剂，多巴胺与多巴酚丁胺是常用的静脉制剂，两者均只能短期静脉应用，在慢性心衰加重时可起到帮助患者渡过难关的作用。连续用药超过72小时可能出现耐药，长期使用将增加死亡率。②磷酸二酯酶抑制剂，通过抑制磷酸二酯酶活性促进Ca^{2+}膜蛋白磷酸化，Ca^{2+}增加，从而增强心肌收缩力，短期应用可改善心衰症状。

5.硝酸酯类药物

（1）扩张外周血管，改变血流动力学。

（2）改变心肌血液的分布，有利于缺血区供血。通过改善心肌顺应性，减少对心内膜下血管的压力，增加心内膜下的血液供应区；选择性扩张心外膜较大的输送血管；开放侧支循环；增加缺血区的血液供应。

6.选择性特异性窦房结 If 电流抑制剂

伊伐布雷定（ivabradine）减慢窦性心律，延长舒张期，改善左心室功能及生活质量，对心脏内传导、心肌收缩或心室复极化无影响，且无 β 受体拮抗剂的不良反应或反跳现象。

7.钙离子增敏剂

通过改变钙结合信息传递而起作用。可直接与肌钙蛋白相结合，使钙离子诱导的心肌收缩所必需的心肌纤维蛋白的空间构型得以稳定，从而使心肌收缩力增加，而心率、心肌耗氧无明显变化。同时具有强力的扩血管作用，当大剂量使用时，具有一定的磷酸二酯酶抑制作用，可使心肌细胞内环磷酸腺苷（cAMP）浓度增高，发挥额外的正性肌力作用。

8.重组人脑利钠肽（rhBNP）

与特异性的利钠肽受体相结合，引起细胞内环单磷酸鸟苷（cGMP）的浓度升高和平滑肌细胞的舒张，从而降低心脏的前后负荷，并迅速减轻心衰患者的呼吸困难程度和全身症状。脑利钠肽参与了血压、血容量以及水盐平衡的调节，增加血管通透性，降低体循环血管阻力及血浆容量，从而降低了心脏前、后负荷，并增加心输出量。没有正性肌力作用，不增加心肌的耗氧。

9.中医中药

需辨证论治，运用得当，疗效显著。

慢性心力衰竭还有哪些治疗方法?

心衰的治疗目标是防止和延缓心力衰竭的发生发展；缓解临床症状，提高生活质量；改善长期预后，降低病死率与住院率。心衰的治疗原则是采取综合治疗措施，包括对各种可致心功能受损的疾病，如冠心病、高血压、糖尿病的早期管理，调节心力衰竭的代偿机制，减少其负面效应，如拮抗神经体液因子的过度激活，阻止或延缓心室重塑的进展。

一、一般治疗

1.生活方式管理

（1）患者教育：心衰患者及家属应得到准确的有关疾病知识和管理的指导，内容包括健康的生活方式、平稳的情绪、适当的诱因规避、规范的药物服用、合理的随访计划等。

（2）体重管理：日常体重监测能简便直观地反映患者体液潴留情况及利尿剂疗效，帮助指导调整治疗方案。体重改变往往出现在临床体液潴留症状和体征之前，部分严重慢性心力衰竭患者存在临床或亚临床营养不良。若患者出现大量体脂丢失或干重减轻，则称为心源性恶病质，往往预示预后不良。

（3）饮食管理：①心衰患者血容量增加，体内水钠潴留，减少钠盐摄入有利于减轻上述情况。但在应用强效排钠利尿剂时，过分严格限盐可导致低钠血症。心衰患者应适当控制每日盐的摄入量，应比一般食盐量偏少。轻度心力衰竭患者：每天摄入钠盐量限制在 2 克，实际相当于食盐 5 克；

中度心力衰竭患者：每天摄入钠盐量限制在1克，实际相当于食盐2.5克；重度心力衰竭患者：每天摄入钠盐量限制在0.4克，实际相当于食盐1克。减少含盐高食品的摄入，比如腌制、熏制的食品，如酱菜、咸肉、香肠等；添加小苏打的面食和糕点等；咸味浓的快餐：汉堡包、油炸土豆等；含钠调味品：番茄酱、蛋黄酱、酱油、沙拉酱等；含盐饮料。②宜低脂饮食，戒烟。③肥胖患者应减轻体量。④严重心衰伴明显消瘦（心脏恶病质）者，应给予营养支持。⑤心衰患者应该注意限水，心衰会导致身体内的水钠潴留，即过多的水分存留在心脏又会促进心衰症状的出现。限水原则，轻中度症状患者：常规限制液体摄入并无益处；严重低钠血症患者：液体摄入量应小于2L/天；严重心衰患者：液体摄入量限制在1.5～2.0L/天。限水方法：腿肿、心衰加重的患者，应保证每天的入量比出量略少或平衡。患者和家人应学会记录每天出入量，把喝水的杯子做好刻度记号；不口渴时，不要饮水；如果嘴干，可以尝试含一块冰、糖等；需要关注每天所吃的药物、水果中的含水量。

2.休息与活动

（1）急性期或病情不稳定者应限制体力活动。卧床休息，以降低心脏负荷，有利于心功能的恢复。但长期卧床易发生深静脉血栓形成甚至肺栓塞，同时也可能出现消化功能减低、肌肉萎缩、坠积性肺炎、压疮等，适宜的活动能提高骨骼肌功能，改善活动耐量。因此，应鼓励病情稳定的心衰患者主动运动，根据病情轻重不同，在不诱发症状的前提下从床边小坐开始逐步增加有氧运动。

（2）有氧运动是慢性心衰患者运动康复的主要形式，可改善患者的心肺功能；根据实际情况，选择适合自己的运动形式。运动形式：走路、踏车、游泳、骑自行车、爬楼梯、打太极拳等。运动时间及频次；热身运动 10～15 分钟，真正运动 20～30 分钟，整体运动 30～60 分钟；推荐每周运动 3～5 次。

3.病因治疗

（1）病因治疗：对所有可能导致心脏功能受损的常见疾病，如高血压、冠心病、糖尿病、代谢综合征等，在尚未造成心脏器质性改变前即应早期进行有效治疗。对于少数病因未明的疾病，如原发性扩张型心肌病等亦应早期积极干预，延缓疾病进展。

（2）消除诱因：常见的诱因为感染，特别是呼吸道感染，应积极选用适当的抗感染治疗。快心室率、心房颤动应尽快控制心室率，如有可能应及时复律，注意排查及纠正潜在的甲状腺功能异常、贫血等。

4.注意心力衰竭患者的心理变化

抑郁、焦虑和孤独在心衰恶化中发挥重要作用，也是心衰患者死亡的重要预后因素。心理疏导可改善心功能。必要时酌情应用抗焦虑或抗抑郁药物。

二、非药物治疗

1.心脏再同步化治疗（CRT）

部分心力衰竭患者存在房室、室间和/或室内收缩不同步，进一步导致心肌收缩力降低。CRT 通过改善房室、室间和/或室内收缩同步性增加心排量，可改善心衰症状、运动耐量，提高生活质量，减少住院率并明显降低死亡率。

慢性心力衰竭患者 CRT 的Ⅰ类适应证包括：已接受最佳药物治疗仍持续存在心力衰竭症状的窦性心律患者、心力衰竭的 NYHA 分级Ⅱ—Ⅳ级、左心室射血分数 LVEF≤35%、心电图 QRS 波呈 CLBBB 图形、QRS 间期＞130 毫秒。对于有高度房室传导阻滞和心室起搏指征的射血分数减低的心衰患者，无论 NYHA 分级如何，均推荐使用 CRT，包括房颤患者。Ⅱa 类适应证包括：已接受最佳药物治疗仍持续存在心力衰竭症状的窦性心律患者、NYHA 分级Ⅱ—Ⅳ级、LVEF≤35%、QRS 波呈非 CLBBB 图形、QRS 间期＞150 毫秒。但部分患者对 CRT 治疗反应不佳，完全性左束支传导阻滞是 CRT 有反应的最重要预测指标。

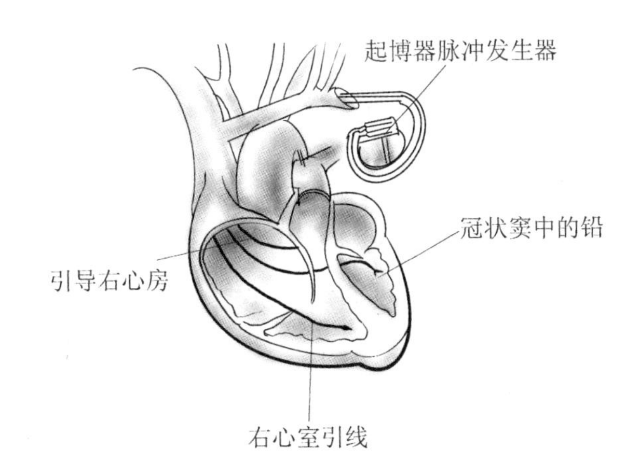

2.植入型心律转复除颤器（ICD）

中至重度心衰患者逾半数是死于恶性室性心律失常所致的心脏性猝死，而 ICD 可用于 LVEF ≤35%，优化药物治疗 3 个月以上 NYHA 仍为Ⅱ级或Ⅲ级患者的一级预防，也可用于 HFrEF 心脏停搏幸存者或伴血流动力学不稳定、持续性室性心律失常患者的二级预防。

3.左室辅助装置（LVAD）

LVAD 的小型化、精密化、便携化已可实现，有望用于药物疗效不佳的心衰患者，成为心衰器械治疗的新手段。适用于发生严重心脏事件后的患者，或准备行心脏移植术患者的短期过渡治疗，以及急性心衰患者的辅助性治疗。

4.心脏移植

心脏移植是治疗顽固性心力衰竭的最终治疗方法。但因供体来源及排斥反应等问题而难以广泛开展。

5.其他非药物治疗

一些非药物治疗手段，如经导管二尖瓣修复术、经皮左心室室壁瘤减容术、心血管再生及基因治疗等，目前仍处于临床试验阶段，未来可能将为心衰治疗提供新方法。

急性心力衰竭还有哪些治疗方法?

急性左心衰竭时的缺氧和严重呼吸困难是致命的威胁，必须尽快缓解。所以对于急性左心衰竭的治疗目标是改善症状，稳定血流动力学状态，维护重要脏器功能，避免复发，改善预后。

1.一般处理

（1）体位：半卧位或端坐位，双腿下垂，以减少静脉回流，

（2）吸氧：立即予以高流量鼻管给氧，严重者采用无创呼吸机持续加压（CPAP）或双水平气道正压（BiPAP）给氧，增加肺泡内压，既可加强气体交换，又可对抗组织液向肺泡内渗透。

（3）做好救治准备：静脉通道开放，留置导尿管，做心电监护及经皮血氧饱和度监测等。

（4）做好出入量管理。

2.药物治疗

（1）镇静：吗啡 3～5mg 静脉注射不仅可以使患者镇静，减少躁动所带来的额外的心脏负担，同时也具有舒张小血管的功能。必要时每间隔 15 分钟重复 1 次，共 2～3 次。老年病人可减量或改为肌内注射。

（2）快速利尿：呋塞米 20～40mg 于 2 分钟内静脉注

射，4 小时后可重复 1 次。除利尿作用外，还有静脉扩张作用，有利于缓解肺水肿。

（3）氨茶碱：解除支气管痉挛，并有一定的增强心肌收缩、扩张外周血管的作用。

（4）洋地黄类药物：毛花苷丙静脉给药最适合用于有快速心室率的心房颤动，合并心室扩大伴左心室收缩功能不全者，首剂 0. 4～0. 8mg，2 小时后可酌情续用 0. 2～0. 4mg。

3.血管活性药物

（1）血管扩张剂：须密切监测血压变化，小剂量慢速给药并合用正性肌力药物。

1）硝普钠：为动、静脉血管扩张剂，静脉注射后 2～5 分钟起效，起始剂量为 0.3μg/（kg·min），根据血压逐步加量。因含有氰化物，用药时间不宜连续超过 24 小时。

2）硝酸酯类：扩张小静脉，降低回心血量，使左室舒张末压及肺血管压降低，患者对本药的耐受量个体差异很大，常用药物包括硝酸甘油、双硝酸异山梨醇酯。后者耐药性和血压、浓度稳定性优于硝酸甘油。

3）α 受体拮抗剂：选择性结合 α 肾上腺受体，扩张血管，降低外周阻力，减轻心脏后负荷，并降低肺毛细血管压，减轻肺水肿，也有利于改善冠状动脉供血。常用药物为乌拉地尔（urapidil），其扩张静脉的作用大于动脉，并能降低肾血管阻力，还可激活中枢 5-羟色胺 1A 受体，降低延髓心血管调节中枢交感神经冲动发放，且对心率无明显影响。

4）重组人脑利钠肽（rhBNP）：奈西立肽（nesiritide）可扩张静脉和动脉，降低前、后负荷，并具有排钠利尿、抑制 RAAS 和交感神经系统、扩张血管等作用，适用于急性失代偿性心衰。

（2）正性肌力药物

1）β 受体兴奋剂：小到中等剂量多巴胺可通过降低外周阻力，增加肾血流量，增加心肌收缩力和心输出量改善症状。但大剂量可增加左心室后负荷和肺动脉压而对患者有害。多巴酚丁胺起始剂量同多巴胺，根据尿量和血流动力学监测结果调整，应注意其致心律失常的副作用。

2）磷酸二酯酶抑制剂：米力农兼有正性肌力及降低外周血管阻力的作用，在扩血管利尿的基础上短时间应用米力农可能取得较好的疗效。

3）左西孟旦（levosimendan）：通过结合于心肌细胞上的肌钙蛋白 C 增强心肌收缩，并通过介导腺苷三磷酸敏感的钾通道，扩张冠状动脉和外周血管，改善顿抑心肌的功能，减轻缺血并纠正血流动力学紊乱，适用于无显著低血压或低血压倾向的急性左心衰患者。

（3）血管收缩剂

去甲肾上腺素、肾上腺素等对外周动脉有显著缩血管作用的药物，多用于正性肌力药无明显改善的心源性休克。收缩外周血管重分配血流但以增加左室后负荷为代价提高血压，保证重要脏器灌注。

4.非药物治疗

（1）机械通气包括无创机械通气和气管插管机械通气，应用于合并严重呼吸衰竭经常规治疗不能改善者及心肺复苏患者。

（2）连续性肾脏替代治疗（Continuous Renal Replacement Therapy，CRRT）在高容量负荷且对利尿剂抵抗、低钠血症且出现相应临床症状、肾功能严重受损且药物不能控制时，可用于代谢废物和液体的滤除，维持体内稳态。

（3）机械辅助循环支持装置

急性心衰经常规药物治疗无明显改善时可应用。

1）主动脉内球囊反搏（Intra-Aortic Balloon Counterpulsation，IABP）：可用于冠心病急性左心衰患者，有效改善心肌灌注，降低心肌耗氧量并增加心输出量。

2）体外膜式氧合（Extracorporeal Membrane Oxygenation，ECMO）：在心脏不能维持全身灌注或者肺不能进行充分气体交换时，提供体外心肺功能支持。急性心衰时可替代心脏功能，使心脏有充分的时间恢复，可作为心脏移植过渡治疗。

3）可植入式电动左心室辅助泵（impella）：在急性心衰时通过辅助心室泵血来维持外周灌注并减少心肌耗氧量，从而减轻心脏的损伤。可用于高危冠心病的患者和急性心肌梗死的患者。

5.病因治疗

应根据条件适时对诱因及基本病因进行治疗。

心力衰竭可以被治愈吗?

心衰的治疗目标是防止和延缓心力衰竭的发生发展；缓解临床症状，提高生活质量；改善长期预后，降低病死率与住院率。发生心衰时，如果心脏结构也就是心肌的结构，没有受到损害，这时候解除急性病因，心衰是可逆的，也不用长期的规范用药。但是，绝大部分的心衰因为有明确的病因，而导致了心脏的心肌功能的破坏。这种心衰，心肌损害是不可逆的，也就是说，这种心衰是不能被治好的。此类患者经过规范治疗，只能达到“临床上的治愈”，也就是说患者临床症状缓解，不出现心衰的症状，而不是真正的治愈。

心力衰竭患者可以从事正常工作吗?

在疾病早期，由于心肺功能的代偿作用，患者活动后没有明显的气短及呼吸困难等症状，因此患者可以工作。但是建议患者选择轻体力或脑力劳动，工作期间最好定时休息，计划好每天的活动量，以工作时不感觉疲劳为宜。这样做可以尽量减少心肺功能的负荷。但肺心病患者如果已有心力衰竭，就不宜参加工作了。另外，凡是用力过猛、劳动强度大、精神高度集中、竞争意识很强的工作都不适合心力衰竭患者。

心力衰竭患者在日常生活中应注意什么?

心衰患者及家属应了解准确的相关疾病知识和管理的指导内容，身体包括健康的生活方式、平稳的情绪、适当的诱因规避、规范的药物服用、合理的随访计划等。日常体重监测能简便直观地反映患者体液潴留情况及利尿剂疗效，帮助指导调整治疗方案。心衰患者血容量增加，体内水钠潴留，减少钠盐摄入有利于减轻上述情况，但在应用强效排钠利尿剂时，过分严格限盐，可导致低钠血症，应当小心。急性期或病情不稳定者应限制体力活动，卧床休息，以降低心脏负荷，帮助于心功能恢复。但长期卧床易发生深静脉血栓甚至肺栓塞，同时也可能出现消化功能减低、肌肉萎缩、坠积性肺炎、压疮等，适宜的活动能提高骨骼肌功能，改善活动耐量。因此，应鼓励病情稳定的心衰患者主动运动，根据病情轻重不同，在不诱发症状的前提下从床边小坐开始逐步增加有氧运动。

心力衰竭加重时有什么临床表现?

①疲乏加重；②运动耐力降低；③静息心率增加≥15～20 次/min；④运动后气急加重；⑤水肿（尤其下肢）再现或加重；⑥体质量增加。如有以上症状的加重，提示心衰恶化，需及时就诊。

心力衰竭患者应避免哪些不利因素?

①过度劳累和体力活动、情绪激动和精神紧张；②感冒、呼吸道及其他各种感染；③不遵从医嘱，擅自停药、减量；④饮食不当，如食物偏咸；⑤未经专科医生同意擅自加用其他药物。

洋地黄中毒真的是药物中毒了吗?

洋地黄类药物通过抑制 Na^{+}-K^{+}-ATP 酶发挥药理作用，促进心肌细胞 Ca^{2+}-Na^{+}交换，升高细胞内 Ca^{2+}浓度而增强心肌收缩力。细胞内 K^{+}浓度降为洋地黄中毒的重要原因。一般治疗剂量下，洋地黄可抑制心脏传导系统，对房室交界区的抑制最为明显。当血钾过低时，更易发生各种快速型心律失常。临床上洋地黄较为常用且用量较大，在服用洋地黄期间，出现任何类型的心律失常均应按地高辛中毒处理。应注意患者的自身情况与洋地黄使用的相关注意事项，口服地高辛的吸收率为50%～70%，个体差异较大，且与地高辛的赋形剂、崩解度，甚至生产批号有关。毒性反应与患者的身体状况、心功能、电解质、风湿活动、血浆蛋白结合率、肾功能等有关。患者在合并心肌缺血、缺氧及低血钾、甲状腺功能减退、肾功能不全的情况下更易出现洋地黄中毒。此外，还应注意心电图上常有 ST-T 呈鱼钩样改变，称为洋地黄影响，这是由于洋地黄类药物缩短了动作电位 1、2、3 时相所引起的，而不是洋地黄中毒的表现。

特别提示：

本文内容旨在普及老年人常见的心血管疾病的一些常识性、科普性知识。提高大家对相关疾病的认识，避免一些错误的理解，并提供一些相关的保健、诊疗建议。然而，每一位患者患有的每一种疾病都具有特殊性和复杂性，非专业的判断会存在一定的片面性。如果出现相应症状，应及时到正规医院，找专科医生寻求帮助，接受规范化、个体化的诊治，以免贻误病情。

本章编者：徐延敏、王媛媛、徐志强、王卫定

第十四章　合理用药

很多老年人患有数种慢性病，用药品种多、时间长，甚至每顿一大把地吃，药物副作用和药物之间的冲突以致发生药品不良反应的概率较年轻人高。老年人的药动学和药效学有其特点，小玖专门请来武警特色医学中心门诊部主任、老年医学专家程晨给社区的老人们科普宣教。

老年人的药动学特点

吸收

随着年龄增加，老年人胃酸分泌减少，胃液的 pH 值升高，胃排空减慢，肠蠕动也相对减慢，小肠吸收面积减少，肠道及肝血流量减少，从而影响药物吸收的速度和程度。

（1）胃酸缺乏：老年人得胃酸量比年轻人减少 25%～35%。胃酸减少和胃内容物 pH 值的升高使片剂崩解延缓，溶出度降低。这种变化使弱酸类和弱碱类药物的解离度与脂溶性发生变化，从而影响吸收，如弱酸性药物苯巴比妥因解离度增加而使吸收减少。

（2）胃排空和肠蠕动速度减慢：老年人胃排空减慢，使药物进入小肠的时间延迟，血药达峰时间延迟，峰浓度降低。这主要影响口服固体剂型药物的吸收，液体药物不受此影响。另外，老年人肠蠕动减慢，则可使药物在肠内的停留时间延长，有利于药物的吸收。

（3）胃肠道和肝血流量减少：由于老年人心输出量减少而使胃肠道和肝血流量减少，使药物吸收速率和程度明显降低。如心功能不全患者对药物的吸收速度和程度将明显减少。肝血流量减少使一些首过消除明显的药物，如普萘洛尔和维拉帕米的生物利用度明显增加。

（4）胃肠道内液体量减少：老年人消化液分泌减少使不易溶解的药物如地高辛、氨苄西林等的吸收减慢。

但在一些药物的药代学研究中并未发现老年人与年轻人在药物吸收方面有显著差异。如阿司匹林、对乙酰氨基酚、劳拉西泮等的吸收无显著性年龄差异，这可能是由于老年人虽然吸收确有减少，但因其同时伴有肝、肾功能减退，从而导致药物排泄速度减慢，以致血药浓度无明显变化。

分布

影响药物分布的因素较多，如器官血流量、机体成分、体液 pH 值、血浆蛋白结合率和药物与组织的结合力等，由于年龄的差别而有不同的变化，并影响药物在体内的分布。老年人主要通过机体成分的变化和血浆蛋白的改变等影响药物分布。

（1）机体成分的改变：20～80 岁，人体总水分无论绝对值还是相对值减少约 15%，更重要的是 15～60 岁，有代谢活性的组织逐渐被脂肪取代，人体脂肪男性由 18%增至 36%，女性由 33%增至 48%。这种变化使水溶性药物更易集中于中央室，分布容积减少；脂溶性药物更易分布于周围脂肪组织，分布容积增大。如地西泮的脂溶性较奥沙西泮强，因此在老年患者中前者分布容积大，且随年龄的增加而增大。某些水溶性药物如乙醇、安替比林、对乙酰氨基酚、吗啡、醋丁洛尔等的分布容积则随年龄的增加而减少。有研究报道，50 岁以上老年人的乙醇、吗啡、哌替啶等的分布容积减少，血药峰浓度要比 50 岁以下者约高 70%。

（2）药物与血浆蛋白结合的变化：老年人血浆蛋白结合量随年龄增长而有所降低，青年人为 49%，65～70 岁者可减至 39%左右（视营养状态、疾病状态而定）。老年人药物与血浆蛋白的结合率变化较为复杂。研究显示，使老年人血浆蛋白结合率降低的药物有华法林、苯妥英钠、保泰松、水杨酸、茶碱、丙戊酸、甲苯磺丁脲、地西泮等，蛋白结合率升高的有氯丙嗪、丙吡胺、利多卡因、普萘洛尔等，也有许多药物蛋白结合率无明显改变，如奎尼丁、苯巴比妥、磺胺嘧啶、呋塞米、布洛芬、奥沙西泮等。

药物与血浆蛋白结合率降低，游离型药物增加，表观分布容积增大。药物血浆蛋白结合率降低所产生的影响取决于正常时药物蛋白结合率的高低，高结合率（＞85%）或低分布容积（0.15L/kg）的药物所产生的影响大，低结合率药物影响小。高结合率药物由于与蛋白结合减少而引起血浆游离药物增高可使作用增强，易致毒性反应。如注射等剂量的哌替啶，老年人血浆中游离药物浓度比年轻人约高 1 倍，这可能也是哌替啶对老年人镇痛效果较好的原因之一。另外老年人华法林的白蛋白结合也比年轻人少。研究显示，老年人血浆白蛋白浓度为 30g/L，年轻人为 39g/L，结合华法林的能力老年人也比年轻人少，前者为 451μmol/L±22μmol/L，后者为 561μmol/L±15μmol/L，相差近 1/5。这些结果均提示老年人使用华法林应适当减量。

药物相互作用亦影响药物蛋白结合率。同时应用多种药物，可通过竞争蛋白结合部位而引起蛋白结合率和分布容积的变化。研究显示，60～92 岁老年人服用水杨酸盐，单用时游离水杨酸浓度为 28%±6%，联用两种以上药物时浓度增至 48%±8%。对于高蛋白结合率药物通过竞争性置换，较易出现不良反应。

综上所述，药物分布的年龄相关性变化较为复杂，既取决于老年人的解剖与生理变化的影响，又取决于药物的理化性质和药动学特征。老年人药物分布容积的改变会影响给药剂量和间隔。

代谢

药物代谢主要在肝脏进行。随着年龄的增加，肝脏发生多方面的变化，肝细胞数减少，肝脏重量亦减轻，从 20～80 岁减轻约 35%，肝血流量从 30 岁后每年减少 0.3%～1.5%，在 65 岁时减少达 40%。这些变化可对某些经肝代谢的药物发生较大影响。

（1）肝血流量减少：使药物清除率降低，消除减慢。对口服药物影响尤甚，如普萘洛尔、维拉帕米等首过消除明显降低，血药浓度明显升高，口服单剂量普萘洛尔后，老年人血药浓度明显高于年轻人，多次给药后普萘洛尔的稳态血药浓度：70 岁的老者约为 40 岁的 4 倍。

（2）肝微粒体酶活性降低：老年人肝微粒体酶活性降低，受此酶灭活的药物半衰期显著延长，血药浓度明显升高。如异戊巴比妥在年轻人中约 25%在肝脏氧化，而老年人中只有 12.9%，等剂量的异戊巴比妥：老年人的血药浓度比年轻人约高 1 倍，作用时间也有所延长。

老年人药物肝代谢较为复杂，很多因素可影响肝代谢，如营养状况、环境因素、病理状态、遗传因素、联合用药等，有些药物在肝内受多重酶系统代谢，而产生不同的影响。迄今尚无令人满意的测定肝代谢的定量指标，这也是强调老年人用药方案必须个体化的原因之一。

排泄

大多数药物及其代谢产物经肾排泄。老年人肾血流量减少，40 岁以后每年减少 1.5%～1.9%，65 岁老年人肾血流量仅为年轻人的 40%～50%。老年人肾小球滤过率降低，80 岁的老年人较年轻人下降约 46%，老年人肌酐清除率也降低。因此随着年龄的增加，即使无肾脏疾病，主要经肾排泄的药物消除也逐渐减少。如青霉素、头孢噻吩、氨基糖苷类、四环素、地高辛等，肾清除率降低，半衰期延长。庆大霉素、青霉素的半衰期在老年人可延长1倍以上，苯巴比妥和地高辛也可延长约1半。故老年人应用排泄药物时，要根据其肾功能（肾清除率）调整用药剂量或调整给药的间隔时间。

老年人的药效学特点

临床经验显示，老年人对药物的效应较年轻人强，易发生不良反应甚至中毒。一方面是由于药动学作用，即血药浓度随年龄的增加而增高；另一方面是由于药效学作用，即靶细胞或器官的敏感性增加，造成相同血药浓度下的效应增强。

中枢神经系统的变化对药效学的影响

老年人大脑重量减轻、脑血流量减少、高级神经功能也衰退，因此对作用于中枢神经系统的药物特别敏感，包括镇静催眠药、抗精神病药、抗抑郁药、镇痛药等，特别是在老年病人缺氧、发热时更为明显。如地西泮对老年人产生“宿醉”等不良反应的发生率是年轻人的2倍，地西泮引起的尿失禁、活动减少症等，仅见于老年人。巴比妥类在老年人常引起精神症状，从轻度的烦躁不安到明显的精神病，因此老年人不宜使用该类药物。所以老年人出现精神紊乱时应首先排除中枢神经系统药物所致。

心血管系统变化对药效学的影响

老年人每搏心输出量心脏指数及动脉顺应性下降，总外周阻力上升，压力感受器的敏感性降低，对缺氧、儿茶酚胺等刺激的反应明显下降，对 β 受体激动药和阻断药反应性均降低，应用降压药、利尿药易引起直立性低血压。老年人肝合成凝血因子的能力衰退，血管发生退行性病变，止血反应减弱，故对肝素和口服抗凝血药物非常敏感，一般治疗剂量可引起持久血凝障碍，并有自发性内出血的危险。

内分泌系统的变化对药效的影响

老年人的许多甾体激素的受体，如糖皮质激素受体数量约减少 16%，造成老年人对糖皮质激素的反应性降低，糖皮质激素对葡萄糖的转运和代谢的抑制作用较年轻人降低 3～5 倍。老年人耐受胰岛素及葡萄糖的能力均下降，易发生低血糖昏迷。更年期后的女性可适当补充性激素以缓解不适症状和防止骨质疏松，但不宜长期大量使用。

老年人合理用药的基本原则

药物治疗的安全性

药物治疗的安全性具有两重性，即药物在产生治疗作用的同时，也可能产生不良反应。药物不良反应的发生概率在不同群体是不相同的。老年人的药物不良反应比年轻人多见，且随年龄增加而增多。研究表明，老年人的药物不良反应发生率为年轻人的 2～7 倍，20～29 岁组不良反应发生率为 3%，61～70 岁组为 15.7%，71～80 岁组为 18.3%，80 岁以上组为 24%。老年人发生药物不良反应概率高的原因有以下几个方面。

（1）剂量过大。多数药物老年人的需要量比年轻人要少，若不进行剂量调整，即可发生过量反应。

（2）相互作用多。研究发现，使用 5 种以下药物时不良反应发生率为 4.2%，联用 6～10 种药物时不良反应发生率为 10%，11～15 种药物时不良反应发生率为 28%，16～20 种药物时不良反应发生率高达 54%。

（3）依从性差。服药不足使症状不能控制，擅自增量往往导致毒性反应，突然停药在许多情况下可引起停药综合征及症状反跳。

（4）对药物敏感性增高。如某些镇静药可引起中枢过度抑制，中枢抗胆碱药可引起痴呆，抗精神病药可引起行为异常等。

（5）自身稳定机制降低。老年人许多重要器官的储备能力和对内环境的调节功能减弱，致使药物不良反应的发生率随年龄增长而增多。

在老年人临床药物治疗过程中，应注意患者的病史、既往用药史、个体差异、药物相互作用等，密切监控药物的不良反应，使药物对患者的损害降至最低程度。

药物治疗的有效性

药物效应的发挥主要是通过与靶点结合后引起机体生理生化功能改变体现的。药物作用靶点几乎涉及生命活动过程的所有环节，这些靶点包括受体、酶、离子通道、基因等。

正因为药物通过人体起作用，所以要实现理想的药物治疗效果，必须综合考虑药物和患者两方面的因素，只有在患者的实际获益大于药物带来的不适或损害的情况下，才考虑使用药物，这样药物治疗的有效性才有实际意义。如果一种药物疗效较高，但不良反应却使患者难以耐受，那么它在减轻病痛的同时可能带来比原发病更让患者难以耐受的痛苦，从而降低了用药的利弊之比。在这种情况下，只好选用不良反应较低、疗效可能更差一些的药物，以保证患者用药的利大于弊，因此医生只能在权衡利弊的基础上，尽可能追求更好的预期疗效，要达到理想的药物治疗效果，还要考虑以下因素。

（1）药物方面的因素：药物的生物学特征，药物的理化性质、剂型、剂量、给药途径，药物之间的相互作用等因素均会影响药物治疗的有效性。应根据病情选择针对病因或对症治疗的药物，选择生物利用度高，又能维持有效血液浓度的剂型和给药途径，尽量避免合用可能产生不良相互作用的药物，以取得满意的治疗效果。

①服用剂量要小：60～80 岁的老年人用药剂量约为成年人剂量的 3/4，中枢神经系统抑制药应以成年人剂量的 1/2 或 1/3 作为起始剂量：80 岁以上的老年人为成年人剂量的 1/2～2/3。老年人除维生素、微量元素和消化酶类等药物可用成年人剂量外，其余大多数的药物初始剂量一般主张从小剂量开始，根据年龄体重、体质情况，从成年人剂量的 1/4 开始，逐渐增大至 1/3、1/2、2/3、3/4，最终达到适宜于人体的最佳

剂量。

②选择合适剂型：老年患者需要长期用药时，尽可能口服给药。对部分吞咽困难的患者，可为颗粒剂或液体剂型，必要时注射给药。尽量选用控释制剂，该制剂单位时间释放固定量的药物，不受胃肠道动力和 pH 值影响。老年人尽量不选用缓释剂，因为老年人胃肠蠕动减慢，会使缓释剂吸收更多，也可因便秘而增加吸收产生毒性。急性病患者可选用注射用药（如静脉滴注、静脉注射 肌内注射、皮下注射），但老年人尽量少用肌内注射或皮下注射，因为老年人对肌内注射药物的吸收能力较差，注射后疼痛较显著且易形成硬结。

③减少用药品种：多种慢性病综合治疗时，用药品种应少而精，一般不超过 5 种。应根据病情的轻重缓急合理用药。一般先服用急重病症的治疗药物，待病情基本控制后，再适当兼顾其他，例如患有感冒发热或急性胃肠炎时，应优先治疗这些急症，暂停使用降血脂或软化血管等药物；突发心脑血管急症时，暂停慢性胃炎或前列腺肥大的治疗等。谨防出现服药一大把，样样病都一起治的现象。联用品种越多，药品不良反应发生的概率越大。

（2）机体方的面因素：患者年龄、体重、性别、精神状态、病理状态、遗传特征、生物节律等对药物治疗效果均可产生重要影响，老年人健康状况各不相同，其实际年龄并不一定和生理年龄相一致，即老龄和老化间存在差异。如有的人未到 60 岁就老态龙钟、精力衰退，而有的人八九十岁还鹤发童颜、健步如飞。由于现在还缺乏按生理年龄分组的标准，用药也不可能像婴幼儿那样有各种年龄或体重折算用药剂量的公式，这就造成了老年人用药的个体差异较其他年龄组为大。

药物治疗的经济性

药物治疗的经济性就是要以消耗最低的药物成本，实现最佳的治疗效果。但成本和效果两者都是相对的，有时高成本并不意味着好疗效。众所周知，如何控制医疗费用的快速增长现已成为世界各国共同关注的难题。我国的医疗费用以每年 30%的速度增长，远远超过同时期国民生产总值的增长速度，药品费用在整个医疗费用中占有相当大的比例，有些医疗单位甚至超过 50%，新药、进口药、高价药不断涌现，使药品费用成为医疗费用急剧增加的主要原因之一。有些老年人迷信新药贵药，认为价格贵的药就是好药，进口药一定比国产药好，尤其是老年人容易听信宣传广告，为追求延年益寿，滥用补药、贵药，其实治疗效果与药品价格不一定成正比，既便宜又对症的药才是好药。

新药在上市前常规安全性观察中，能发现最常见的不良反应，即发现 1/1000～1/100 发生率的不良反应。而上市后，在广泛人群使用下，能发现新的、罕见的、严重的、迟发的不良反应。另外受新药临床试验的局限性，缺乏老年人临床试验的安全性资料，尤其老年患者身患多病，用药复杂，容易发生严重的药物不良反应。而且上市初期，新药价格一般较同类药物贵很多，从安全性和经济性上考虑，老年人选药切忌一味求新求贵。

药物治疗的适度性原则

在药物治疗过程中，除了根据病情权衡利弊选择适当的药物品种外，确定适当的剂量、疗程与给药方案，才能使药物的作用发挥得当，达到治疗疾病的目的。如果所选择的药物种类、剂量或疗程不足，则达不到预期的疗效，对感染性疾病和肿瘤，治疗不足还可导致耐药性的产生；反之，如果所选择的药物过多、剂量过大、疗程过长，则可使机体的平衡走向另一个极端，甚至对患者的健康造成伤害。因此在药物治疗过程中，把握适度性原则也是体现药物治疗的必要性所必需的。一句话就是要根据老年人的生理病理特点，选择合适的品种，适宜的剂量、频次和疗程。

俗话说，“用药如用兵”。对老年人用药更要慎之又慎，在充分认识老年人生理、心理、病理特点以及药效学和药代学规律的基础上，做到合理用药，减少不良反应，促进老年患者早日康复是最重要的原则。

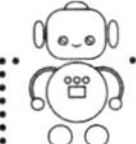

特别提示：

本文内容旨在普及老年人合理用药方面的一些常识性、科普性知识，避免一些错误的理解，并提供一些相关的保健、诊疗建议。然而，每一位患者患有的每一种疾病都具有特殊性和复杂性，非专业的判断会存在一定的片面性。如果出现相应症状，应及时到正规医院，找专科医生寻求帮助，接受规范化、个体化的诊治，以免贻误病情。

本章编者：程晨、刘春燕

第十五章　老年人护理的相关知识

我国老年人口数量及老龄化的速度都是世界之最，老年人有各种各样现实的养老、护理、保健、康复的需求。社区中有很多的老年人，他们有的岁数很大了，有的患有慢性疾病，有的有明显的功能障碍，如何满足他们的需求是我国社会发展中必须重视的问题。社区居委会刘主任和小玖请来了天津医科大学总医院泌尿外科的护士长李霞来给大家科普来年人的护理知识。

失禁性皮炎的相关问题

边大哥：我父亲卧床半年，有尿管，最近一直腹泻，每天拉 7～8 次，拉的都是水样大便，肛门周围和臀部都红了，一片一片的，我父亲这是怎么啦？

小玖：听您的介绍，应该是失禁性皮炎。主要是由于粪便反复刺激引起的皮肤炎症。尤其是稀便，粪便中的细菌、真菌和消化酶特别多，很容易造成皮肤损伤。

边大哥：我父亲每次拉完大便，我们都会用肥皂和温水清洗，还擦得特别仔细，清洗挺干净的，怎么还会得皮炎啊？

小玖：这个问题还是让李护士长给您做个专业的解

释吧！

李护士长：您好！关于清洗，可能许多家属和您一样，存在这样一个误区，习惯用肥皂，觉得肥皂洗得干净。但从专业角度讲，我们正常皮肤是弱酸性的，本身有防御功能，如果您反复用肥皂洗，就会破坏皮肤的弱酸性环境，造成防御功能下降，再加上稀便的反复刺激，就很容易发生皮炎了。而且，也不能反复地用力擦拭皮肤，应该用柔然的棉布轻轻蘸干皮肤上的水分。

边大哥：哦，这下我明白了，真是费力不讨好呀。那我应该用什么清洗皮肤呢？

李护士长：我们建议您选用弱酸性或中性皮肤清洗剂，因为专业的清洗剂里含有表面活性剂，能够比较容易地清除皮肤上残留的尿便成分，即容易洗又不伤害皮肤，是一个不错的选择！

边大哥：按照您说的，洗完了就可以了吧，还用其他的处理方法吗？

李护士长：为了更好地保护皮肤，清洗之后，建议使用一些润肤露保护皮肤，同时能修复受损的皮肤，可以使用比较好吸收的乳液，像我们洗澡后用的浴后乳液都是可以的。当大爷再拉稀便的时候，乳液可以将皮肤和粪便隔离开，这样就可以保护皮肤啦！

边大哥：为了防止再次出现皮炎，还有其他措施吗？

李护士长：首先我们需要解决失禁的问题，是疾病原因还是饮食问题，有必要应该咨询医生；其次，以预防皮肤损伤为主，及时清除粪便的刺激物，使用正确的清洁方法和保护方法，都是有效的预防手段；第三，如果环境允许，应该定期暴露皮炎部位，保持清洁干燥，对皮炎的预防和治疗都是有效的方法。

边大哥：好的好的，谢谢李护士长和小玖的介绍，这次我是真明白了，看来我父亲的皮炎能好了。

李护士长：不用客气，失禁性皮炎的皮肤损伤一般都比较表浅，只要我们用对了护理方法，很快就会好转的，希望您父亲早日康复！

尿管居家护理

甘阿姨：李护士长，您好。我老伴儿上礼拜查出来膀胱长了个瘤子，做完手术啦！主任说我们可以带着尿管回家了，我们在医院都有护士帮忙，给擦洗消毒什么的，我们家可没有，都不知道怎么照顾啦。您能给我讲讲吧？

李护士长：首先要多喝水，每天喝水量达到 2000～3000ml。保证足够的尿量冲洗尿道。其次保持尿管引流通畅，避免尿管牵拉、受压、扭曲、堵塞。不要自己拔除尿管，以免引起尿道黏膜出血。然后每天用清水清洁外阴部 1～2 次，如果有分泌物及时清理。最后尿袋每周更换，防止感染。

甘阿姨：哎呀，要注意的事情还不少，我得记下来。我们出院的时候啊，护士让我有 600ml 的尿就倒掉，明明是

1500ml 的袋子为什么没到一半就倒了呀？

李护士长：尿管内部有个水囊，起固定尿管的作用。如果不及时倾倒，尿袋重量过重，可能会发生尿管的移位或脱落。所以护士让您 600ml 时倾倒。您在家也要及时倒尿，尤其是夏天，尿袋内积尿过多也容易发酵，引起异味。

甘阿姨：哦，那我明白了。我还听护士说挂的位置也挺讲究的，这是怎么个意思？

李护士长：放置尿袋的位置要低于膀胱的位置，也就是小腹部位，所以躺时低于身体，站起时悬挂的位置在大腿上 1/3 最佳。这样是为了防止流出来的尿液反流回膀胱，引起逆行感染。

甘阿姨：我们邻居大娘偏瘫在床上，也下了尿管，大夫让她先夹闭着，过 3～4 个小时再放尿，那我们家需要不？

李护士长：长期带尿管的患者需要定期夹闭，锻炼膀胱功能。而做泌尿系统手术和手术后短期带尿管的患者不需要锻炼。具体情况您需要在出院时听大夫的指导，不能看别人怎样就学着做。

甘阿姨：那我老伴儿能洗澡不？从手术回来还没洗过澡呢。

李护士长：可以的，阿姨。但不要使用盆浴，使用淋浴就可以了。洗澡时注意保护尿管，洗完后做好清洁就可以了。

甘阿姨：还有一个问题，当时大夫告诉我带着尿管两周后拔管，我们家老伴儿腿脚不方便，都能上哪拔呀？有没有上门服务啊？

李护士长：根据出院时定好的时间，到医院找您的主管医生拔除尿管是最好的，因为医生对患者的病情最了解，可以连拔管再复查。如果您实在有困难，可以征求医生的意见，医生同意您拔管时，联系您所在社区医院，请社区医生或护士为您上门拔除尿管。

甘阿姨：对了，我老伴儿回家以后啊，这个尿一直有点儿血块，还要不要上医院去啊？

小玖：您可以先让老伴儿多喝水看看，一般术后这种情况比较正常，不用担心。如果出血较多，出现肉眼可见的鲜红色血性尿液，或者出现尿管堵塞尿液不能排出的情况，请您及时就医。

甘阿姨：谢谢李护士长！有你们在这答疑，我们在家放心多啦！

PICC 和输液港

滕大爷：老伴儿上个月尿血，来医院一查，是膀胱癌。就赶紧住院做了手术，这不出院半个月了，大夫说要准备着开始化疗了，老伴儿本来血管就不好，这又要输化疗药，大夫说得静脉置个管输液用，叫什么 PICC 和输液港，这我也不懂啊？

李护士长：滕大爷，PICC 叫经外周中心静脉置管，是从上肢的静脉置个管，管的尖端在上腔静脉，如果这个管护理好的话可以留置一年。输液港全名叫完全植入式静脉输液港，它是植入到皮下，能长期留置在体内的静脉输液装置。根据穿刺的位置不同，分为胸部输液港和手臂输液港，它的尖端也是在上腔静脉，它是可以保留一年以上甚至更长时间的。

滕大爷：我们就是输几天液，干吗还非得置个管呢？直接扎针输液不就完了吗？还用得着这么麻烦？

李护士长：您不是说大娘本来血管就不好吗，来回扎针，她也受罪不是？而且化疗药刺激性大，对血管有刺激，容易引起静脉炎。更严重的是，如果化疗药外渗严重的话，会引起局部组织坏死。PICC 和输液港都可以长时间连续输液，还可以通过它们来抽血化验，特别是能用来输高浓度的化疗药物、胃肠外营养液、血液制品等。因为它这个管的尖端在上腔静脉，所以能够快速稀释药物浓度，减少对血管的刺激和损伤，也能减少因为找不到血管反复扎针的痛苦。

滕大爷：那这两种方式有什么不一样呢？我们怎么知道应该选哪一种呢？

李护士长：这两种比较的话，输液港费用比 PICC 要高，它需要做个小手术来放进去和取出来。但是 PICC，对于血管条件差的人有可能会穿刺失败，它的日常维护也比输液港要麻烦点儿。咱们可以根据治疗方案、病情、经济状况，还有并发症这些方面，来综合选择。

滕大爷：那平时在家不输液的时候，我们也得一直带着这个管吧，那我们要注意什么呢？什么能干？什么不能干呢？

李护士长：咱先说说 PICC 啊，它不影响穿刺侧手臂的正常活动，可以做一切家务，像煮饭、洗碗、扫地等都可以。手臂也可以做一般运动，像弯曲、伸展，但是一定不能过度用力，像提重物、拄拐、抱孩子这些都不行。睡觉的时候，不要长时间压着有管的这边。换衣服的时候，一定要注意千万别把管勾出来，应该先穿有管的这一边衣袖；脱衣服的时候，先脱没管的这一边，后脱有管的这边。肘关节不要剧烈运动，衣服袖口不要过紧，可以通过握拳增加血液循环，预防并发症。穿刺部位应该清洁干燥，透明贴膜应该在置管后第一个 24 小时更换，以后至少每周维护 1 次，当贴膜被污染、潮湿、脱落、卷边时要及时更换。患者不能盆浴、游泳，但可以沐浴，沐浴前可以用塑料保鲜膜在置管的这一侧上肢缠绕两至三圈，上下边缘用胶布贴紧，外面再覆上干毛巾，或者用专用保护套，沐浴后一定要检查贴膜有没有进水，如果有问题及时来医院更换。置管一侧手臂避免测血压。如果置管期间出现剧烈的咳嗽，要坐起咳嗽避免由于胸腔压力加大，导致导管漂移。每次开始化疗之前，要拍个胸片确认 PICC 管位置。如果穿刺点出现红、肿、热、痛，出现渗血、渗液，置管侧上肢出现肿胀、疼痛，要及时来医院就诊。

咱再说说输液港，输液港在穿刺后 24 小时内，穿刺的侧肢体应减少活动，24 小时后可以酌情地增加活动，但要避免负重。伤口愈合后基本不影响日常生活，但是要避免剧烈的肩胸部运动，如球类运动、游泳等，避免做重体力工作，防止注射座翻转，导管扭转。输液港周围皮肤出现红、肿、热、痛或者渗液要及时处理。治疗间歇期每 4 周维护 1 次。

滕大爷：听您这一介绍啊，我就明白多了，太感谢了！

老年人预防跌倒坠床的常识

殷大爷：护士长，我们这些老年人年龄越来越大，身体也越来越不听使唤了，在家里、在外面都容易摔跤。我的好几个老伙伴都因为摔倒造成了外伤、骨折，有的还住院了，这可怎么办啊？

李护士长：是啊，老人家，当今社会已经步入老龄化，伴随着年龄的增长和疾病的侵袭，许多身体上的问题逐渐显现，其中一方面就表现在行动方面，今天我们就来说说一下跌倒的预防。我先来考考小玖吧，你说老年人最易发生跌倒的地点是哪里？

小玖：是床边、浴室和厕所、医院走廊、医院配膳室等。

李护士长：说得对，那最易发生跌倒的时间是什么时候？

小玖：是晚上或半夜如厕时，清晨起床时，长时间热水澡、蹲坐后（尤其注意长时间蹲坐马桶起身时）；服用降压药、降糖药、助眠药、利尿药 1 小时内……

李护士长：那你知道最易引起跌倒的活动是什么吗？

小玖：让我想想，是急于上厕所或半夜上厕所的途中；从床上俯身拿东西时；老年人骑自行车遇到紧急情况时；

还有就是急着赶路时……

李护士长：最易发生跌倒的疾病又是什么呢？

小玖：高血压，冠心病，糖尿病，中枢系统疾病，偏瘫活动不利……

李护士长：很好，刚刚小玖回答得非常好。大家还有什么关于跌倒的问题都可以问问小玖。

殷大爷：小玖，那我们该怎么预防跌倒呢？

小玖：首先室内要光线充足，地板干净、不潮湿，要经常检查桌椅、床的稳定性以确保安全。

老年人要穿大小合适的鞋和长短合适的裤子，鞋底要防滑。当觉得不舒服时，应在床上休息。对于行动不便的老年人，要教会其使用合适的助行器具，必要时加以保护，要有专人陪伴；平时主动将可能使用的物品放在随手可得之处，下床时采取渐进式，缓慢移动，如厕后应缓慢起身，防止晕倒。这些就是预防跌倒应注意的事情，大家都记住了吗？

居民：记住啦！记住啦！讲得太详细了，还都是我们平时生活的细节，我们会多加注意的。

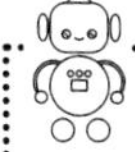

特别提示：

本文内容旨在普及老年人常见住院和居家护理方面涉及的一些常识性、科普性知识。提高大家对相关疾病的认识，避免一些错误的理解，并提供一些相关的保健、诊疗建议。然而，每一位患者患有的每一种疾病的每个阶段都具有特殊性和复杂性，非专业的判断会存在一定的片面性。如果出现相应症状，应及时到正规医院，找专科医生专科护士寻求帮助，接受规范化、个体化的诊治，以免贻误病情。

本章编者：李霞

第十六章　老年人的慢病管理与全科诊疗

人口老龄化正在加速。截至 2018 年底，我国 60 岁及以上人口达 2.5 亿，占总人口的 17.9%，65 岁以上人口达 1.7 亿，占比 11.9%。目前我国每 5 人中就有 1 位是老年人，到 2050 年则是每 3 人中就有 1 位老人，且这一比例将延续至 21 世纪末。老年人口数逐年增多引发的“后遗症”，就是慢性病患病率的攀升。我国目前已有超过 1.8 亿的老年人患有慢性病，与之伴随的是慢病多发、多病并发等情况严峻、失能率和半失能率飞速加快。人口老龄化和疾病谱变化也对医疗卫生服务提出新要求。全科医学是一个面向社区与家庭，整合临床医学、预防医学、康复医学以及人文社会学科相关内容于一体的综合性医学专业学科，其范围涵盖了各种年龄、性别、各个器官系统以及各类疾病。其主旨是强调以人为中心、以家庭为单位、以社区为范围、以整体健康的维护与促进为方向的长期综合性、负责式照顾，并将个体与群体健康融为一体。全科医生是综合程度较高的医学人才，主要在基层承担预防保健、常见病多发病诊疗、病人的康复和慢性病管理、健康管理等一体化服务，被称为居民健康的“守门人”。合格的全科医生对于人民健康管理的重要性不言而喻，全科医疗的发展对于国家健康的未来任重道远。

社区请来全科医学领域的专家们配合卫生服务站的王医生、健康志愿者小玖为居民们进行医疗卫生服务，其中有精神心理方面的罗兰兰主任，内分泌方面的专家高桦主任，和平区南营门街社区卫生服务中心的赵艳主任，还有护理方面的专家李霞护士长；等等。社区居民们非常高兴，都踊跃地来咨询了。

老年糖尿病患者容易痴呆吗?

叶大姐：刘主任，昨天听我家邻居老张的爱人说老张得了老年痴呆，以前只知道他有糖尿病，一直在吃药还打胰岛素，又得了这么个病，老张爱人真是愁坏了。

社区居委会刘主任：是啊！听听小玖给咱们讲解一下这方面的知识吧！

小玖：好的，请输入关键词“糖尿病、痴呆”，嘀嘀嘀，调取数据——

老年痴呆又称为阿尔茨海默病，多发生在老年人，早期可仅表现为记忆力下降，对日常活动和生活影响不大，容易被自己和家人忽视。我国 65 岁以上的老年人中，阿尔茨海默病的总患病率为 5.2%，这给家庭和社会都造成了沉重的负担。而糖尿病是一种常见病，我国 65 岁以上的老年人中，糖尿病患病率超过 20%。糖尿病的并发症很多，比如失明、肾衰、糖尿病足等，都是患者最担心害怕的。此外，近年来医学界已证实糖尿病与认知障碍密切相关，患有糖尿病的老年人如果出现相关认知功能减退，可能就是痴呆的早期阶段。糖尿病患者进展为痴呆的风险是没有糖尿病人群的1.5～3.0 倍。糖化血红蛋白如果超过正常值 10%，会明显增加糖尿病患者发生痴呆的风险。

社区居委会刘主任：小玖，那怎么才能知道一个患有糖尿病的老人是不是痴呆早期呢？

小玖：小玖给您连线天津医科大学总医院内分泌代谢科的高桦主任，请她具体讲一讲吧。

高主任：糖尿病患者发生认知障碍的风险为 20%～70%，发生痴呆的风险在 60%以上，而认知障碍是发展为痴呆的必经之路。老年糖尿病患者如果出现上一章张主任讲阿尔茨海默病时提到的一种或几种表现，就要提高警惕了；尤其还要注意一些解释不了的血糖不稳定现象。发现了这些异常，就要及时到医院就医，让专科医生进行全面的评估。糖尿病患者的认知障碍进展相对比较缓慢，早发现、早治疗，多数患者的预后还是比较好的。

叶大姐：高主任，那该怎么照顾老张这样有认知障碍的患者呢？

高主任：照顾认知障碍的患者是一项非常辛苦的工作，一定要注意以下几点。

（1）保持原有的生活方式和生活环境。尽量避免经常搬家或改变作息习惯，太多的变化会加剧患者对生活状况的混乱状态。

（2）维持自我照顾的能力。尽量维持患者独立生活的能力，可协助其完成洗衣、洗澡等简单的活动。过度的照顾会使患者过早地依赖别人，丧失本来保持的功能。

（3）维护患者的尊严。痴呆患者仍然是有情感的，尽量避免用不得当的言语或行动使其受到伤害。

（4）保证患者的安全。痴呆患者的记忆力、定向力和视空间能力日渐减退，在日常生活中受伤的机会也随之增加，所以要尽可能地维持居所和生活环境的安全，移开可能具有伤害性的物品如剪刀、打火机和杀虫剂等。可以给患者携带标有身份和联系方式的卡片，以防其独自外出走失。

（5）维持良好的沟通。随着病情的发展，照料者与患者之间的沟通会越来越困难，所以交谈时应该更有耐心，声调要温和，语言要简单、清晰，避免不必要的争执。

（6）保持与社会的接触。尽量让患者发挥现存的能力，从事一些简单的工作，经常参加社会和家庭活动可以增强患者的个人尊严和自我价值感。

（7）适当锻炼，合理饮食。根据患者目前的健康情况和以往的兴趣爱好安排适当的运动，维持适量的营养摄取，可以帮助其保持良好的健康状况。

（8）养成良好的睡眠习惯。患者往往在黄昏和夜晚时候症状加重，应帮助其安排好日间活动，傍晚时将居室的灯提早打开，并在睡前始终亮着。

（9）帮助记忆。一些辅助记忆法可以使患者更容易记住周围的事物，比如把家人的相片放在居室，经常提醒患者照片里的人是谁；在不同房间的门上标记不同颜色和形状的图案，使其更容易辨认哪里是厕所，哪里是厨房等等。

社区居委会刘主任：谢谢高主任的讲解，教了我们这么多好办法。

到底有没有病？老年人的惊恐发作和躯体化障碍

窦大爷：小玖，我老伴儿为了给老大不小的儿子找对象，天天忙得焦头烂额，最近总是觉得全身不舒服、心慌气短。这不，前前后后去了好多家医院，光是胸痛急诊就跑了好几趟，各项检查都没有发现异常，也没查出来个啥病，可是她总是痛苦的样子，这是怎么回事啊？

小玖：哦，您老伴儿如果确实没有器质性的疾病，那就有可能是心理方面的问题了。我还是给您连线天津医科大学总医院临床心理科的罗兰兰主任吧。

罗主任：一些老年人出现阵发性心悸、憋气、乏力伴有窒息感或濒死感，常常认为是心脏出了问题。一般都非常紧张恐惧，严重的打 120 到医院就诊，但是经过检查后却没有发现与症状相符的疾病。医生认为没有大问题，就让回家了。但患者常常频繁发作，症状越来越重，反复到心脏科、神经科或急诊科就诊。有些患者和家属要求住院检查，但医生认为患者并没有大问题，也没有特殊的治疗方法。但患者的症状持续存在，患者及家属都非常痛苦，工作与生活都不能正常进行了。那么，这些患者到底有没有问题或者说有没有病呢？ 答案是有的，但不是人们心目中的“心脏病”或“心肌梗死”等，而是精神科或者心理科常见的一种病，叫作“惊恐发作”。这个病的发病机理，目前认为是大脑的单胺递质功能下降造成的心脏自主神经紊乱。根据您老伴儿最近这段时间的症状，考虑这种情况的可能性比较大，她是因为太焦虑了，表现出了胸闷气短等心脏方面的症状，属于心理障碍躯体化的表现。

窦大爷：哦，原来是这样呀，难怪平时去医院检查也没发现什么异常，原来这都是心理问题呀。平常还以为这些心理疾病离我们老年人很远呢，原来它们还真存在于我们身边啊。那您能给我们讲讲还有哪些类似的情况吗，让我们也长长见识。

罗主任：好的。在我们周围，经常有些老年人会出现头痛、头晕、耳鸣、胸痛、背痛、四肢麻木，甚至走路不稳。他们在神经科、五官科、骨科等科室来回就诊，但在哪个科室检查也没有发现相应的病理改变。医生认为问题不大，可患者感觉各部位的不适症状持续存在，非常痛苦。这些患花很多时间和精力在各医院不停地就诊，有时候连家属都不耐烦了，称之为“逛医行为”。其实，这些患者的疾病也属于精神科或心理科的问题，可以称之为“躯体化障碍”或者“抑郁症的躯体化表现”，也是由于大脑的单胺类递质功能下降引起的。这种情况可以使用抗抑郁药和抗焦虑药治疗，但是必须到正规医院的精神、心理的专科门诊就诊，听取专科医生的诊疗意见，绝对不能自行服药治疗。

窦大爷：原来是这样啊，以前从来不知道还有这种情况，听您一讲，今天可是大有收获啊！

胖也是病？别拿肥胖不当回事

鲍大姐：我一辈子从来没关注过自己的体重，虽然从单位退休两年就胖了 10 多斤，我也没当回事，觉得自己都快 60 了，胖点“瘦点”无所谓，天天喊着减肥的那都是年轻人。这几天突然发现自己回家上五楼的时候喘得厉害，走到三楼就必须停下来歇歇，在社区医院测血糖也稍微高了点。这不赶紧来到社区问问小玖。

小玖：肥胖是指吃进的食物所含热量过多，长期超过机体的需要量，多余的热量以脂肪的形式贮存起来。当人体内的脂肪贮存量明显超过正常人的一般平均量，使体重增加，并引起机体代谢、生理、生化的异常变化，则为肥胖症。肥胖不仅是一种疾病，更是多种老年慢性疾病的危险因素。人一旦胖了，多种疾病的发病风险都会增加，如糖尿病、心血管疾病、慢性肾脏疾病、高尿酸血症以及骨质疏松等。现在全球超重和肥胖的人数越来越多，中国是全球肥胖人口最多的国家。但是大多数老年人对肥胖的认知不足。

鲍大姐：你一说我才知道，原来肥胖也是病，得治啊，那怎么才算胖呢？

小玖：目前，国内外都用体质指数来衡量体重标准，体质指数简称 BMI，是判断人体肥胖程度的指数。BMI 怎么计算呢？很简单，即体重/身高 ^{2}（kg/m^2）。我们国家成人 BMI 的标准很好记：18.5≤BMI＜24 是正常范围，24≤BMI＜28 就是超重了，BMI≥28 就属于肥胖了。

鲍大姐：哦，小玖，我算算啊，我身高 160 厘米，体重 70 千克。70 除 1.6 的平方就是我的 BMI 对吧？你看看，27.3，最多算个超重，不算肥胖。小玖你看，我就是肚子大，胳膊、腿都不粗。

小玖：鲍大姐，除了 BMI，咱们老年人更要关注腹围，腹围主要反映腹部脂肪量，在一定程度上也反映内脏含脂量。中国人腹型肥胖的标准：男性＞90cm，女性＞80cm。中心性肥胖还可导致老年人患抑郁症，并且造成认知能力下降和骨质疏松症等。因此，对于老年人来说，腹围比 BMI 更值得关注。

鲍大姐：小玖，那我都这个岁数了，减肥也不现实啊，我该怎么办呢？

小玖：您先别着急，我们请天津医科大学总医院健康管理中心的王兴主任为您解答一下吧。

王主任：老年人应该怎么瘦身呢？节食、高强度运动、减肥药等这几种常见的减肥方法，放在年轻人身上还可以，但是对于老年人就很容易影响健康，绝对不可取。唯一的途径就是科学健康的减肥法，用八个字概括为“均衡饮食+基础运动”。

（1）均衡饮食：营养均衡、荤素搭配，切不可过于素食或荤食，限制油脂摄取，尽可能清淡饮食。随着年龄增长，人的身体各种功能退化和营养吸收能力减弱，老人通常会出现某些营养素不足，所以在饮食上，还必须做到多样化，在总量不变的情况下，尽量增加食物的种类，每天要保证吃到 5 种以上的蔬菜，同时注意主食的粗细搭配，保证各种营养素的摄入。

（2）基础运动：很多老年人行动不便，并且活动能力下降，不再适合高强度、长时间的运动。但是为了维持人体的基础代谢水平，每日必要的活动量还是要有的。老年人可以选择一些温和的室外运动，比如饭后散散步、打打太极拳或者跳跳广场舞等，这些活动既能培养兴趣，丰富一下老年生活；又能锻炼身体，防止脂肪的累积。总而言之，减肥从来不只是年轻人的专利，而是所有追求健康、热爱生活人的权利，当然在“瘦”这件事上，老年人不需要过于追求。健康的生活方式、最佳的身体状态才是老年人的终极目标！

鲍大姐：谢谢王主任，我一定按您说的做，争取早日瘦身成功！

糖尿病“五驾马车”之自我监测

穆大妈：小玖，我去年年底短时间内瘦了好多，家里人担心我身体出了问题，就带我去大医院检查去了，结果大夫说我是糖尿病，那我平时在家需要怎么监测啊？

小玖：大妈，您确诊为糖尿病，那就需要随时监测血糖，空腹血糖不要超过 6.1，用餐后 2 小时不要超过 11.1。如果病情稳定，每周测 3～4 次，1 次空腹，3 次餐后；如果您的血糖忽高忽低，那么就得定期监测，要测一天中的三餐前后的血糖，必要时还要加测凌晨 3 点的血糖。

穆大妈：哦！我平时在家想起来就测一次，想不起来就不测了，听了你说的我才明白！小玖，大妈还想问你，我测血糖时需要注意什么呢？

小玖：用血糖仪监测血糖需要用酒精消毒皮肤，预防感染；待测的手指需要干燥，防止血液稀释；手指扎出血后，不要过分用力挤血；还有最重要的一点就是要及时记录监测结果。

穆大妈：如果我没有控制好血糖，那么有什么后果吗？我看我的一个老姐妹血糖高，总控制不好，眼睛都瞎了，吓死我了！

小玖：大妈，咱们社区服务中心的赵艳主任是全科医生，很擅长慢性病的管理。

赵艳主任：大妈您好，糖尿病如果不控制好，其并发症是很可怕的！可能会导致失明、中风、尿毒症、冠心病、心肌梗死、动脉硬化，甚至还会有截肢的风险。所以说要远离这些并发症就要记住，预防失明常查眼底，预防肾衰查尿蛋白，预防心梗勤监测心电图，远离截肢要爱护脚，预防中风千万不要忽视细小的症状。这些也就是控制血糖的终极意义。

大妈：太感谢您了，赵主任，我一定会努力控制好血糖，不让糖尿病剥夺我幸福生活的权利！

如何监测高血压

霍大爷：小玖，我这血压已经高了很多年了，平时也没什么不舒服，有时候头晕才想起来测，但是有时候又害怕高起来太危险，又会时不时测一下。小玖，你快告诉大爷，什么时候测血压最好、最准？

小玖：大爷，如果需要全面反应一天的血压，那就需要进行 24h 动态监测。一般建议晨起服药前和进食前，以及晚上睡觉前，这两个时间点是最方便，也最能反映血压的基础状态。当然适当地多测中午和傍晚血压也无可厚非，但如果因担心血压而测量过多，也是没有必须要的！

霍大爷：小玖，我听说电子的血压计没有水银的传统血压计准确，是吗？还有，我平时测血压是坐着测准确还是躺着测准确？

小玖：在家庭自我监测中，我们是鼓励使用用于测量肘部血压的电子血压计的，一是因为水银容易外漏，易引起水银污染及中毒；二是用水银血压计测量，一个人不方便操作而且还需要一定的技术培训才可以。您不用怀疑电子血压计的准确性，正规企业生产的且经常质控校正的一般都没有问题，不同时间测出的血压有差距也是正常的。至于是卧位还是坐位测血压，其实血压值是没有多大差异的，只要记住测量血压肘部要与心脏同一水平就可以了。

李护士长：霍大爷，我教给您一个测血压的“四定”方法：定时间、定部位、定体位、定血压计。您在日常测量血压时，要做到以上“四定”，测出来的血压才具有可比性。我具体给您解释一下：定时间就是每天测量的时间一样；定部位就是每天都测量同一侧上臂，定体位就是每天都是坐位测量或每天都是躺着测量，定血压计是每天测量使用同一血压计；这样测出的血压，可以每天对比变化，是有意义的。

霍大爷：谢谢护士长，我记住了。王医生，我儿子今年30岁，前段时间单位体检说他血压高，建议他做些检查看看有什么毛病，我们应该做什么检查呢？

王医生：霍大爷，检查高血压必做的检查还是不少的，因为高血压分原发性和继发性，您儿子这么年轻就有高血压，必须要逐一排查继发性高血压的各种可能性。所以，还是建议您孩子系统地检查一下，尽早查出原因，一定不能掉以轻心啊！

霍大爷：谢谢王医生，我们知道怎么做了。

王医生：不客气，大爷，控制好血压，可以减少因为高血压引起的靶器官损害，包括心、脑、肾、血管、眼，也可以减少心脑血管疾病的发生。毕竟您儿子的年龄不大，规范治疗，还是能避免很多不良后果的！

霍大爷：您说得对，我回家就催他去做检查。

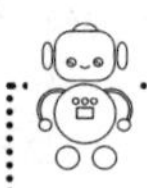

特别提示：

本文内容旨在普及老年人在健康和慢病管理方面涉及的一些常识性、科普性知识。提高大家对相关疾病的认识，避免一些错误的理解，并提供一些相关的保健、诊疗建议。然而，每一位患者患有的每一种疾病的每个阶段都具有特殊性和复杂性，非专业的判断会存在一定的片面性。如果出现相应症状，应及时到正规医院，找专科医生专科护士寻求帮助，接受规范化、个体化的诊治，以免贻误病情。

本章编者：罗兰兰、高桦、王兴、李霞、赵艳